モンティ・ライマン

皮膚、人間のすべてを語る

万能の臓器と巡る10章

塩﨑香織 訳

みすず書房

THE REMARKABLE LIFE OF THE SKIN

An Intimate Journey Across Our Surface

by

Monty Lyman

First published by Bantam Press, 2019

世界のどこかで皮膚にまつわる問題に悩み、
苦しんでいる方々に本書を捧げます

皮膚、人間のすべてを語る　目次

名称と用語について　i

プロローグ　1

第1章　マルチツールのような臓器 …… 7
皮膚の構造とはたらき

第2章　皮膚をめぐるサファリ …… 31
ダニやマイクロバイオームについて

第3章　腸感覚 …… 56
身体の内と外のかかわり

第4章　光に向かって …… 84
皮膚と太陽をめぐる物語

第5章　老化する皮膚 …… 111
しわ、そして死との戦い

第6章　第一の感覚　132
触覚のメカニズムと謎
第7章　心理的な皮膚　169
心と皮膚が互いに及ぼす影響について
第8章　社会の皮膚　196
刻んだ模様の意味
第9章　分け隔てる皮膚　221
ソーシャルな臓器の危険な側面——疾病、人種、性別
第10章　魂の皮膚　250
皮膚が思考に及ぼす影響——宗教、哲学、言語について
謝辞　264
本書に寄せて（椛島健治）　267
参考文献　xvi
用語解説　vii
索引　i

名称と用語について

ヒポクラテスの誓いには次の一節がある。

「治療の機会に見聞きしたこと、治療とは関係がなくとも患者の私生活について漏らすべきでないことは、他言してはならないとの信念をもって、沈黙を守る[1]」

医師には守秘義務があり、患者さんのプライバシーにかかわる情報を保護しなければならない。よって、本書に登場する皮膚疾患をもつ方々の名前はすべて仮名である。ひじょうに珍しい症例で個人が特定される可能性がある場合には、人名と地名を変更する二重の匿名化を行った。ただし地名については、私が実際に訪れたことがある場所、もしくは働いたことがある場所に変更した。

ある人を「ハンセン病者」「アルビノ」などと病気によって定義するのは失礼だが、皮膚の病気に苦しむ人々の日常を伝えるために、本書ではあえてそのような表現を使ったところもあることをお断りしておく。

プロローグ

ボローニャ大学の解剖学教室。骨董ファンの医者にとって、そこはまさに楽園だ。イタリアの夏の太陽が容赦なく照りつける時間帯、全面木張りの教室はサウナ同然の蒸し暑さになるが、それでも荘厳な気配が漂っている。ヨーロッパ最古の大学にあって四〇〇年の歴史をもつ解剖学教室は、床から壁、天井までモミ材で覆った上に装飾が施されたつくりだ。そんな空間にたたずむと、まるで自分がこびとになってアンティークの宝石箱の中を探検しているような感覚におそわれる。教室の中央に鎮座する大理石の解剖台の上では、何世紀ものあいだ、階段席に居並ぶ医学生を前に人体が切り開かれていた。四方の壁には古代の医学者の精巧な木像が並び、ヒポクラテスやガレノスがけわしい顔で学生を見下ろしている。彼らの人を射すくめるようなまなざしは、よき手本として多くの教員に受け継がれてきたに違いない。しかし、ここの見ものはなんといっても正面の教授席だ。教室全体を見渡すように設けられた教壇で、両袖に手を頭上に掲げた立像があり、その上には見事な細工の天蓋がのっている。二体の像はスペッラーティ（Spellati :「皮を剝がれた人」）と呼ばれ、文字通り皮膚を剝がされて筋肉や血管、骨がむき出しになった姿は、この医学の殿堂で威厳ある輝きを放っている。

いわゆるエコルシェ（écorché：こちらはフランス語の「皮を剝いだもの」から）とは、筋肉や骨の形状と配置を皮膚を除いた状態で写した模型のことだ。レオナルド・ダ・ヴィンチが革新的な解剖のデッサンを残した一五世紀以来、このようなたくましい筋骨が露出した身体は医学を象徴するものとなり、医学の教科書の表紙といえばたいていこの図案が使われてきた。ボローニャ大学で木製のエコルシェをじっと見上げていると、皮膚は人体でもっとも大きく、もっとも見やすい臓器で、ふだんから目にし触れているのにもかかわらず、それどころか私たちはその中で一生をすごすというのに、医療の分野ではずっとないがしろにされてきたことがよくわかる。重量九キロ、面積二平方メートルに及ぶ皮膚は、一八世紀に入るまでは臓器のひとつだと認められてさえいなかった。私たちが臓器について、あるいはそもそも人体について考えるとき、皮膚を思い浮かべることはまずない。丸見えなのに、見えていないのだ。

新しく知り合った人に「ご専門は？」とか「何の研究をしているんですか？」と聞かれると、いつも後ろめたいような気持ちで「皮膚科学です」と返事をする。相手の反応はだいたい決まっていて、まごまごするか、気の毒そうな顔になるか、あるいはその両方かだ。外科医の親友はよく「皮膚は包装紙で、プレゼントはその中」と言って私をからかうが、皮膚は（観察しやすいとはいえ）見かけよりもずっと複雑な構造をしている。そんなところも奥が深く、興味が尽きない。

私が皮膚というものに初めて関心をもったのは、一八歳の時だ。一二月二七日の午後、クリスマス料理の残りを家族で食べきったばかりで、ソファにごろんと横になっていた。毛布にくるまり、手には復習用のメモ。医学部に入学して最初の試験を一週間後に控え、ようやく準備に本腰を入れたのだ。だがどうも気分が悪く、肘の内側と顔がやたらとかゆかった。しばらくして鏡を見てみると、頰の赤みが目立った。それから二、三日もすると顔から首にかけて真っ赤になり、カサカサでかゆくてたまらなくな

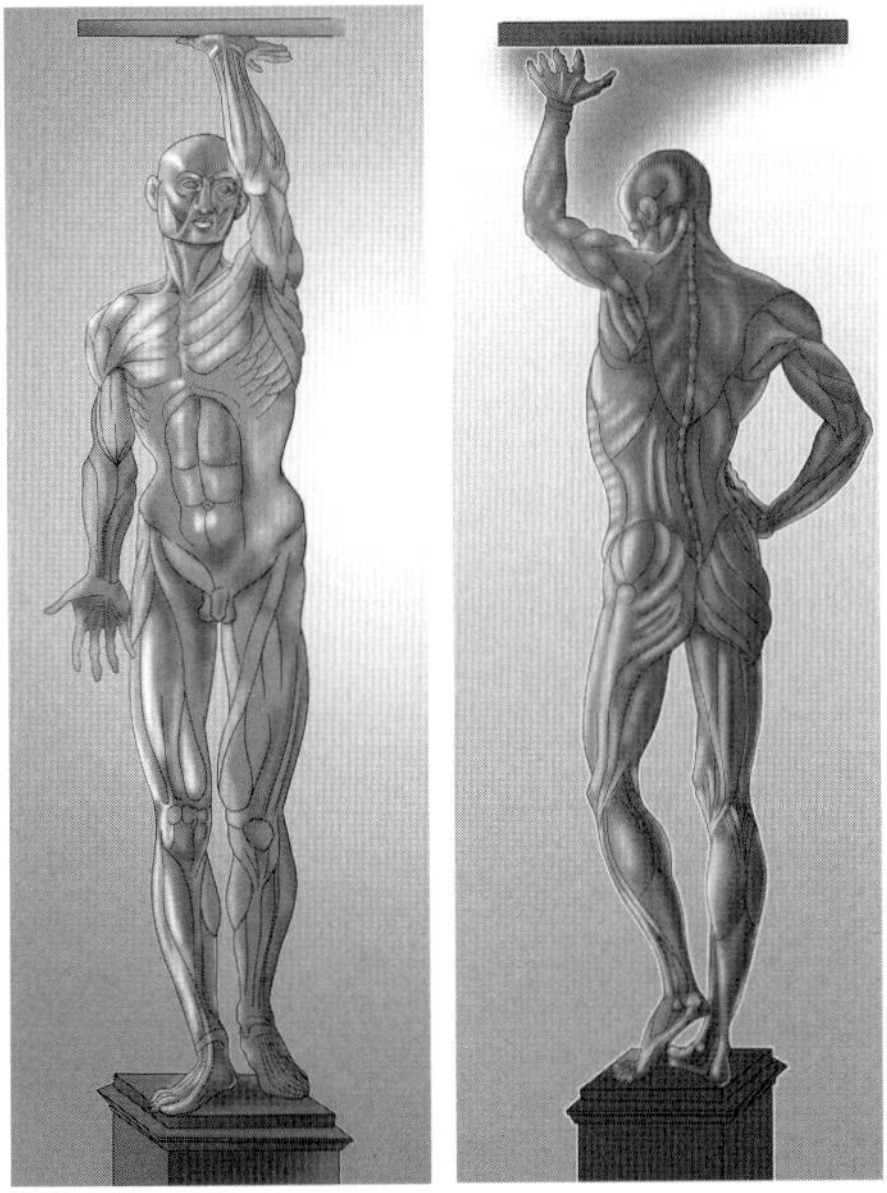

ボローニャ大学のスペッラーティ

ってきた。家族や友達は、それぞれにもっともらしい原因を見つけ出した。いわく、試験のストレスやハウスダストにはじまり、皮膚常在菌、高温のシャワー、糖質の摂りすぎまで。理由はどうあれ、一八年間何の問題もなかった肌がこの時を境に変わってしまい、以来湿疹の悩みを抱えている。

さまざまな感情や考え、あるいは問いに覆い隠された見事な謎。それが人間の皮膚だ。この未開の領域《テラ・インコグニータ》に科学が分け入り、解明が進むにつれて、皮膚は見過ごされがちだがじつに興味深い器官であることがはっきりしてきた。ほかの器官にはみられない多様な機能をもち、サバイバルから対人コミュニケーションまで幅広い活動にかかわっている点で、皮膚はいわばアーミーナイフのような臓器だ。外界の有害な環境に対するバリアとしてのはたらきに加え、何百万という神経終末で外部からの刺激を感知し、人間が生きていることとの本質への橋渡しの役割も担っている。身体の表面を物理的に覆う皮膚は「壁」であると同時に「窓」だが、この上なく心理的・社会的な意味をもつものでもある。人間の皮膚は、単に素材として優れているだけではない。それは世界と私たち自身を見通すレンズなのだ。物理的な皮膚が示す人体の複雑さや科学の不思議には驚かされる。一生の付き合いになる多数の微生物に対して敬意を払うこと。食べるものや飲むものに（適度に）気をつかうこと。そして太陽を恐れず、畏れること。いずれも皮膚が教えてくれている。ひるがえって加齢にともない肌が変化していく様子をみると、どうしても死を意識せざるを得ない。また、人間の触覚が信じられないほど複雑で微妙なものだという事実は、情報化が進み個人の孤立が深刻化する社会にあって、スキンシップの役割を見つめ直すきっかけになるだろう。心と身体のあいだ、もっと言えば心身の健康状態のあいだには、切り離せない密接なつながりがあり、それは人間の心理と皮膚との関係に如実に表れる。さらに、衣服や化粧、タトゥーのほか、肌の色をめぐる激しい議論、肌の状態から病気あるいは不潔だとされ無数の人々が苦しんできた偏見について考えてみれば、皮膚がきわめて社会的な臓器であることがわかる。結局突き詰めると、皮膚は物質的な存在を超越し、人間の信念や言語、思考を方向づけている。

　本書は、美しく健やかな肌を手に入れる方法を解説した本ではない。スキンケアに関する情報もあるにはあるが、全体としては、より科学的な立場で皮膚の本質をとらえる内容になっているはずだ。皮膚という驚くべき臓器にまつわる話題をひとめぐりするラブレターのつもりで書いた。皮膚のプリズムを通すと、時間と空間を横断的に眺める視点が立ち現れる。それは、たとえば古代史から未来の科学まで、あるいはパプアニューギニアでワニを崇拝する男たちが身体に刻む模様からマイアミビーチで日焼けにいそしむ人々の肌に起こる変化までを広くとらえる視点だ。本書では、まず皮膚の構造と機能をくわしく見た上で、食事の影響は肌に表れるか、肌の老化の原因は何か、日焼けはどこまでOKか、といった問題について、真実と嘘を区別しながら検討する。これらの問いは皮膚と心のあいだにあるまだ知られていないおもしろい領域――触れ（られ）ることによる痛みと快感の不思議から、ストレスが肌に及ぼす影響まで――へとつながっている。皮膚と心の状態は深くかかわっており、皮膚ほど人の心理に強く作用する臓器はない。自分の肌が他者の目にどう映っているか、いやむしろ「こう映っているはず」という思い込みから、精神的なダメージにつながることもある。皮膚は、ある意味一冊の本のようなものだ。傷跡やしわ、入れ墨が語る物語は他者によって読み取られる。だが皮膚はスクリーンでもあって、顔をわずかにひきつらせたり、赤面したり、抑えていた心身の状態が思わず表れたりすることで、私たちの内面の感情の動きをありありと映し出している。人体の表面をくまなくめぐるこの旅は、社会的背景を踏まえた考察で締めくくられる。皮膚は私たちを団結させる。肌に消えない傷をつけたり入れ墨を入れたりして他者とのコミュニケーションを図る生き物は人間だけだ。その一方で、皮膚は私たちを分断するものでもある。肌の色の違いや皮膚病による「けがれ」の概念は、社会をばらばらにし、歴史の流れを変えてきた。人間の皮膚は、哲学や宗教、言語にまで、単なる物質的なあり方をはるかに超えた影響力を及ぼしている。

科学への好奇心からにしろ、健康な肌づくりのアドバイスを求めているにしろ、本書を手に取ってくださった方には満足していただきたいが、それにプラスして、ご自身を含め人間という存在を俯瞰するような視点も手に入れていただけるとうれしい。本書は私の旅、かけがえのない冒険の記録だ。それは患者さんの肌やシャーレの中の皮膚片を観察するところから始まり、終わったときには世界の見方がすっかり変わっていた。皮膚は人間の生存と生活に欠かせないが、同時に人間の本質を明らかにするものでもある。ボローニャのエコルシェは一目で人間の姿だとわかる。だが体の外側を覆う皮膚がなければ、そこに人間らしさはない。人間の皮膚を理解すること。それはつまり、私たちが何者であるかを理解することだ。

第1章　マルチツールのような臓器

皮膚の構造とはたらき

大切なのは、まだ誰も見ていないものを見ることではなく、
誰もが見ていることについて、誰も考えたことのないことを考えることだ
――エルヴィン・シュレーディンガー

自分を包み、他人の表面を覆っているものとして、私たちは皮膚を四六時中目にしている。とはいえ、自分の皮膚を最後にきちんと見たのはいつだったろうか。朝晩鏡に映している、肌のチェックは習慣だという人もいるかもしれないが、じっくりと眺め、そして驚いたのはいつかという意味だ。指先に刻まれた精緻でユニークな模様、手の甲に広がるミニチュアの景色につらなる起伏。それらに見とれたことはないだろうか。このごく薄い壁一枚で、身体の中にあるべきものを守り、危険が潜む外の世界を閉め出すことができているという事実を不思議に思ったことは。皮膚は一日に何千回となくひっかかれ、押しつぶされ、引き伸ばされているのに、（少なくともそう簡単には）破れたり、すり切れたりしない。強いエネルギーをもつ太陽光線に痛めつけられているにもかかわらず、光は皮膚で遮られ、内臓まで届かない。さらに、皮膚には細菌界の殿堂入りを果たせるほど危険な細菌が付着することも珍しく

ないが、そんな細菌は体内にまではめったに侵入してこない。あたりまえのように受け止めているけれど、皮膚がつくっている砦はじつにすばらしい。これが絶えず守ってくれるから、私たちは生きていけるのだ。

皮膚の重要性を何よりも如実に物語るのは、皮膚が皮膚として機能しない場合だろう。そのような例はまれながら実際にあり、いずれも胸をつかれる。たとえば、一七五〇年四月五日の木曜日、アメリカのサウスカロライナ州チャールズタウン（現在のチャールストン）でのことだ。静かな朝の中、この地に着任して間もない牧師のオリバー・ハートは信徒の家に向かって急いでいた。ハートはペンシルベニア州の出身で、学校に行かず大工になったのだが、活動が教会幹部の目に留まり、二六歳のときにチャールズタウン第一バプテスト教会の牧師就任を請われたのだった（彼はのちにアメリカ全土で知られる指導者となる）。ハートが綴った日記は一八世紀アメリカの生活における試練――病気の流行、ハリケーンの襲来、イギリスとの摩擦など――の記録であり、ささやかなタイムカプセルともいえる。その朝の緊急事態のくわしい描写は、日記の初めのほう、チャールズタウンの牧師となって二、三か月の期間に書かれたページにある。赤ん坊が生まれたと呼び出された先で目にしたのは、ハートがかつて見たことのないものだった。

その光景を目の当たりにした者は誰であれ驚かずにはいられなかった。どう書けばよいだろうか。肌は乾ききって硬く、いくつもひび割れができていて、少しばかり魚のうろこに似ていた。大きく丸い口は開かれたまま。鼻らしいものはないが、本来鼻があるべきところに穴が二つ開いていた。血のかたまりかと思ったものは目で、スモモほどの大きさだったが、見るに堪えなかった。耳もなく、そのあたりに穴があった……それは妙な音を発していた。とても低く、なんとも表しようがない音。まる二日ほどで死んでしまったそうだが、私が見たときは生きていた。[1]

　これは道化《どうけ》師様魚鱗癬《しようぎょりんせん》という命にかかわる希少な遺伝性皮膚疾患のもっとも古い記録だ。皮膚の最上層である角層（角質層ともいう）は細胞（タンパク質）がレンガ状に積み重なった隙間を脂質がモルタルのように埋めているが、ＡＢＣＡ12という遺伝子に変異が生じると、脂質の生産量が減少する。[2] この異常のせいで皮膚の表面が部分的に厚くなり、うろこのようにめくれて亀裂を生じる。道化師様魚鱗癬で生まれた赤ちゃんは、かつては生後数日で亡くなっていた。皮膚のバリアが機能せず、身体に必要なものが外に出てしまうために大量に水分を喪失し脱水をきたす一方、感染症を引き起こす病原体など不要なものを体内に通してしまうのだ。また皮膚の体温調節がうまくいかなくなると、生命に危険を及ぼす高体温・低体温の状態になるリスクもつきまとう。[3] 道化師様魚鱗癬の根本的な治療法はまだ見つかっていないが、バリア機能を修復する対症療法が取り入れられるようになってからは、医療と縁を切ることはかなわないにしろ、成人に達する患者さんもみられるようになっている。

　私たちはふだん、生きていく上で皮膚がさまざまな役割を果たしていることを当然のように受け止めており、いまさらバリア機能にありがたみを感じたりはしない。ところが、皮膚が正常に形成されていないという事実は、場合によっては死刑宣告にも等しいのだ。さて、これから人間の身体で最大の臓器がいかに美しく、複雑なものであるかを探っていきたいが、まずは顕微鏡でしか見えないような超小型のトロッコのような乗り物に乗り込んだと想像してほしい。そして、はっきりと異なる二つの層に分け入ることにしよう。表皮と真皮、どちらも重要な組織だ。

表皮とは、身体のいちばん外側、まさに境界に位置する皮膚の層のことだ。英語で表皮を意味するepidermisはon the dermis、つまり真皮の上(を覆うもの)と解釈できる。表皮の厚みは平均すると一ミリメートルに満たないから、本書の一ページとあまり変わらない。それにもかかわらず、表皮は皮膚のバリア機能をほぼ一手に引き受け、身体のほかの組織に比べると格段に多い有害な刺激にも耐えている。その秘密は、ケラチノサイト(表皮角化細胞)と呼ばれる細胞のレンガを何層も積んだような構造にある。ケラチノサイトはケラチンという構造タンパク質をつくる細胞だが、表皮はこのケラチノサイトが二五〜五〇層重なってできている。ケラチンは驚くほど頑丈な物質で、人間の毛髪や爪の主成分であるばかりでなく、動物のかぎ爪や角《つの》にも含まれる。ちなみに、ケラチン(keratin)の語源は古代ギリシャ語で「角」を意味するケラス(keras)だ。手の甲を顕微鏡で二〇〇倍くらいに拡大すると、アルマジロの甲羅のようにしっかりと組み合わさったケラチンの層が観察できる。この生物学的な鎖かたびらは、ケラチノサイトがたどる非凡な一生の物語を締めくくるものだ。

ケラチノサイトは表皮の最下層、つまり真皮のすぐ上にある「基底層」でつくられる。細胞ひとつ分の厚みしかないことさえあり、ほとんど見えないほど薄い層だが、ここには幹細胞が含まれ、絶えず分裂と再生を繰り返している。皮膚の表面にある細胞は、元をたどればどれもこの謎めいた生命の源泉から湧き出たものだ。新たに生まれたケラチノサイトは、ゆっくりと上方の「有棘層《ゆうきょく》」に移動する。この層では、いわば青少年になったケラチノサイトが、隣接する細胞間でデスモソームというタンパク質の構造を形成して強く接合するようになる。またケラチノサイトの細胞質では、のちに皮膚の外壁を埋めるために欠かせないモルタルの役目を果たす各種の脂質が合成されはじめる。ケラチノサイトは続い

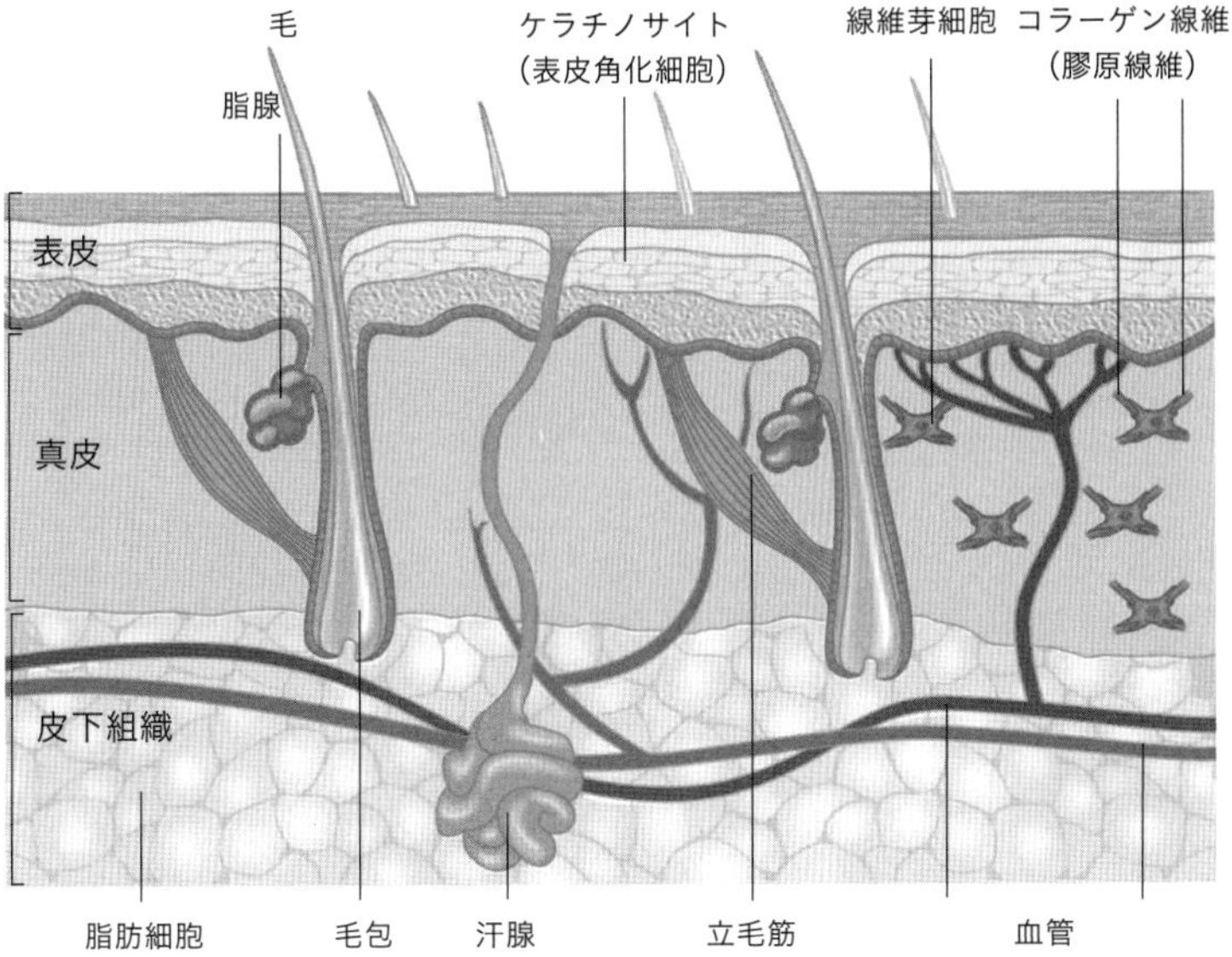

表皮を構成する層

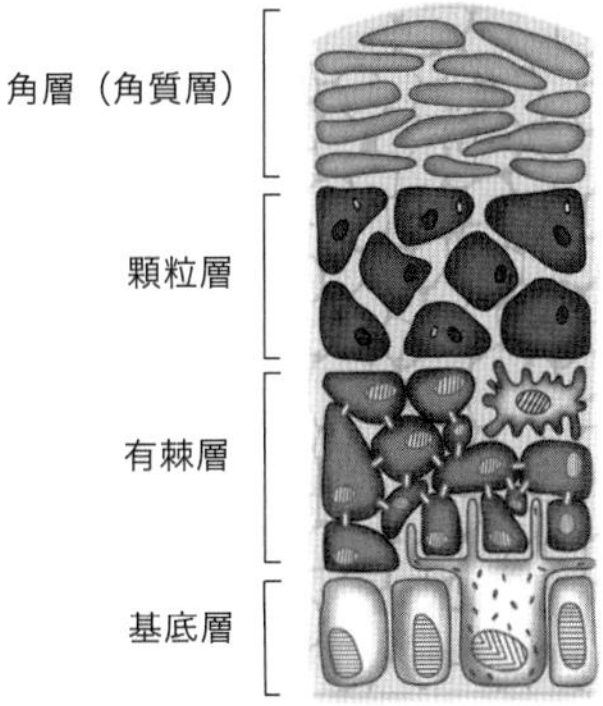

皮膚の構造

てもうひとつ上の「顆粒層」に進み、そこで尊い犠牲を払う。扁平なかたちになり、脂質を放出し、遺伝情報を担う細胞核が消失するのだ。赤血球と血小板を除き、人体を構成する細胞はどれも細胞核がなければ生きて機能し続けることができない。つまり、表皮の最上層である「角層」に達したケラチノサイトは、細胞としては死んでいることになる。だが、細胞の目的はそこで達成されている――この極薄の層こそ、私たちの身体を守るバリアなのだ。ケラチノサイトは硬いケラチンの板となって重なり合い、細胞外の空間は脂質がモルタルのように埋めているおかげで、皮膚の表面はレインコート並みの防水性をもっている。ケラチノサイトの寿命は三〇日ほどだが、最終的には表皮がこすれたりひっかかれたりしたときに剝がれ落ち、薄片は空気に紛れ込む。しかし、こんなダメージで表皮のバリアが破られることはない。若い細胞が次々と押し上げられ、世に出るチャンスをうかがっているからだ。このように、ケラチノサイトは薄いが強力な防護壁を築き上げ、体内にある膨大な数の細胞を守っている。かくも少数の細胞が、かくも多数の細胞を守り、かくも大きな恩恵を与えたことはいまだかつてない。

手のひらや足の裏など皮膚が厚い部位の表皮では、四層ではなく「透明層」を加えた五層構造がみられる。透明層は角層のすぐ下に位置し、厚みは細胞四～五個分といったところだ。エレイディンという透明なタンパク質を含む死んだケラチノサイトで形成されたこの層があるため、よく動く身体の末端部で皮膚の摩擦や伸縮を繰り返しても大丈夫なようになっている。

さまざまな酸や抗菌性の分子に覆われた表皮の最外層は、物理的にも化学的にも防御機構として機能し、虫の類から刺激物まで迷惑な来訪者を中に入れない一方、体内の水分が外に出ていかないようにしている。(4) 水を通さないバリアは生命の維持に不可欠だ。生きたまま皮を剝がれるというむごたらしい目に遭った人は（たいていは昔の話なのが幸いだが）、脱水に苦しんで事切れる。やけどで皮膚の大部分を失った患者さんには大量の輸液が必要で、一日に二〇リットル以上になることもある。皮膚という覆いがなければ、私たちは水分が抜けて死んでしまうのだ。

　表皮は確かに壁かもしれないが、基底層の幹細胞では休みなく新しい細胞が生み出され、表皮を構成する細胞は常に入れ替わっている。人間一人の身体からは毎日一〇〇万個以上の皮膚細胞が剥がれ落ちており、家の中のちりやほこりの半分くらいは皮膚だ[5]し、表皮は約一か月のサイクルですっかり生まれ変わるのだが、それでも流転のサイクルの途中で皮膚のバリアにひびが入ったりしないのは驚くべきことだ。この皮膚をめぐる大きな秘密を解く鍵は、いささか特殊な仮定によって発見されたのだった。

　スコットランドの数学者であり、物理学者でもあったケルビン卿ウィリアム・トムソンは、絶対零度の導入にとどまらず、さまざまな発見で科学に貢献したことで有名だ。後年の彼は完璧な泡の構造を求める研究に取り組み、一八八七年に次のような新しい問いを立てた。ある空間を体積が等しい立体の集合によって満たし、立体同士が接している境界の面積が最小になるとき、その立体はどのような多面体になるか――当時の人々に「時間の無駄でしかない」「まさに泡沫のごときもの」と散々な評価を下されながらも、ケルビン卿は最適解を求めて計算を進め、最終的に十四面体という答えに達し、これを組み合わせると蜂の巣のような美しい構造になることを示した[6]。

　ケルビン卿が想定した十四面体《テトラデカヘドロン》はなかなか嚙まずに言える言葉ではないし、実際一〇〇年にわたって、この多面体は材料科学の分野でも注目されず、自然界とのかかわりも薄いと考えられてきた。ところが、二〇一六年に日本とイギリスの研究者のグループが特殊な顕微鏡を用いて人間の表皮を観察し[7]、ケラチノサイトは表皮のいちばん外側に出てくる前、顆粒層に押し上げられたときにこの多面体のかたちをとることを発見した。つまり、皮膚の細胞はアカとなって剥がれ落ちていくまでずっと移動を続け

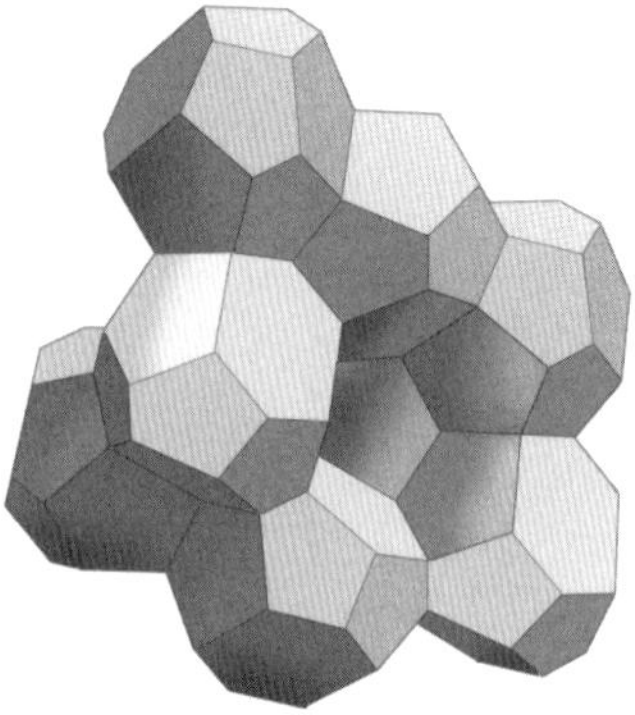

十四面体

るが、細胞と細胞のあいだは隙間なくぴったりとくっついていて、しかも細胞は決まった順番で入れ替わっていくため、水が染み出したり、染み込んだりすることはないわけだ。こうして、人間の皮膚は理想の泡であることがわかった。中世イスラム建築を彩る幾何学模様のタイル装飾さながら、皮膚は機能と形態を融合させ、優れたバリアを作り上げている。

私たちを守る外壁に繰り返し強い力が加わると、表皮はその刺激に反応して角層が厚くなる。大工にしろボートの漕ぎ手にしろ、頻繁に皮膚をこするような作業をしている人には胼胝《べんち》(たこ)があるはずだ。家の中ではギターをつま弾き、家の外ではとんでもない高さの岩肌をよじ登るのが趣味という友人がいるが、彼の手指は酷使されているおかげでケラチノサイトが増殖するペースがふつうの人よりもずっと速く、立派なたこがいくつもできている。

胼胝形成(角質肥厚・過角化ともいう)は、角層を分厚くしてその場所を守ろうとする皮膚の自然なはたらきだ。しかし、ケラチノサイトが必要以上に増殖したことで起こる皮膚疾患も多い。たとえば、さめ肌と呼ばれることもある毛孔性苔癬《たいせん》(毛孔性角化症）では、肌と同じ色のぶつぶつとした細かい発疹が主に上腕や大腿、背中、臀部に現れ、鳥肌が立ったままのような見た目でざらざらした感触になる。こんな症状の経験者はおよそ三人に一人にのぼる。[8] 遺伝傾向がみられる疾患で、過剰なケラチノサイトが毛包に詰まって角栓ができ、行き場を失った毛が毛穴（毛孔）の中で成長せざるを得なくなってしまうのだ。

毛孔性苔癬は危険な病気ではないし、生活に支障をきたすこともほとんどないが、だからといってどんな過角化でも実害はないと考えるのは間違いだ。一七三一年、イギリス王立協会の会合で披露されたエドワード・ランバートという男性は、顔と手のひら、足の裏を除く全身の皮膚が重度の過角化のために黒く硬いとげ状の角質に覆われていた。こういった症例はこの「ヤマアラシ男」で初めて報告されたらしい。ランバートは食べていくためにイギリスはもとよりヨーロッパ中を広く回る見せ物一座に加わり、ドイツでは「殻つき男《クルステンマン》」というこれまた不名誉な名前をつけられていた。なおランバートの名前は、このきわめてまれな疾患を指す「ランバート型ヤマアラシ皮状魚鱗癬」として今日まで残っている。

珍しい遺伝性疾患はさておき、なくてはならない表皮のバリア機能が低下した状態は、より一般的な皮膚疾患でもみられる。欧米諸国では、子どもの五人に一人、大人の一〇人に一人がアトピー性皮膚炎（いわゆる湿疹の診断名のひとつ）を発症している。[9] 皮膚が乾燥して軽いかゆみがあるだけの場合から、ふつうの生活が送れないほどの重症例まで、湿疹の症状には幅があるが、いずれも免疫システムが不安定になった影響が皮膚に現れる純粋なインサイドアウト（体内→体外）の症状だと長らく考えられていた。[10] ところが、二〇〇六年になって、イギリスのダンディー大学のチームが率いた研究により、湿疹の発生にはフィラグリンというタンパク質をコードする遺伝子の変異が深くかかわっていることが明らかになった。[11] フィラグリンは角層のバリアが正しく機能するために欠かせないタンパク質で、角層を保湿する作用のほか、死んだ細胞であるケラチノサイトの重なりをひとつにまとめる役割を担っている。このタンパク質が欠損すると角層にひび割れが生じてバリアのはたらきが弱まり、アレルゲン〔アレルギー反応を引き起こす抗原物質〕や微生物が外界から侵入しやすくなったり、水分を保持できずに逃がしてしまったりするようになる。このアウトサイドイン（体外→体内）のモデルによれば、湿疹（の多く）は体内の免疫機構の異常というよりも、むしろ皮膚バリア構造の欠陥が原因で生じるものだ。湿疹の症状が季節によって変化する理由もこれなら説明がつく。二〇一八年にイギリス皮膚科学会誌 *British Journal of Dermatology* で発表された研究では、（少なくとも北半球の）冬季はフィラグリンの産生量が減少し、なおかつ角質細胞の表面形状が変化することから、バリアの効果が弱まることがわかった。[12] 冬の寒さの中で湿疹が悪化するのはこのためでもあり、症状が出そうな人はこの時期エモリエント剤〔水分の蒸発を防ぐ外用剤〕を使い、皮膚をいつも以上にしっかりと保護するよう勧める研究者もいる。重度のアトピー性皮膚炎の患者さんは約五〇パーセントにフィラグリン遺伝子の変異がみられる〔日本人では約三〇パーセントという報告がある。清水宏著『あたらしい皮膚科学』より〕。アトピー性皮膚炎は複雑な疾患で、発症には外的環境や免疫システムといった要素もかかわっているが、今日ではバリア機能の異常が第一の病因とされている。

人体でもっとも目につきやすい臓器である皮膚の中でも表皮はとりわけ観察しやすい部位だが、この組織のしくみやはたらきはまだ十分に解明されていない。表皮が想像以上に動的な存在であるとわかってきたのは最近のことだ。たとえば、さまざまなデータが示唆するところによれば、皮膚の細胞には脳の視床下部にある「親時計」と同調して二四時間のリズムを刻む複雑な時計が備わっているらしい。[13] ケラチノサイトは夜間に速やかに再生し、翌日の太陽光その他の物理的刺激に耐えられるように表皮のバリアの状態を整える。そして日中は太陽の紫外線（UV）から皮膚を守るしくみに関与する遺伝子の発現を選択的に調節する。このような体内時計の考え方は二〇一七年の研究でさらに一歩進み、少々意外ながら、夜食を食べると日焼けのダメージを受けやすくなる可能性が示された[14]。夜遅くにものを食べると、皮膚の時計はそれが夕食の時間だと勘違いして、翌朝UVから皮膚を守る遺伝子をオンにするタイミングを後ろにずらす。結果として次の日はより多くの紫外線にさらされてしまうのだという。睡眠不足が心身に悪影響を及ぼすことを指摘する研究は増える一方だが、たっぷり眠れば、どうやら皮膚も恩恵を受けるようだ。表皮は身体の外の世界に立ち向かうためにつくられたものかもしれないが、身体の中にも目配りをしていて、私たちが何か食べようとするときでさえ、その状況に応じて変化していることが明らかになりつつある。

表皮の下にはまったく異なる層があり、これは真皮と呼ばれる。真皮は皮膚の厚みの大部分を占め、その内部ではさまざまな活動が休みなく行われている。ここで、表皮を工場の屋根だと考え、そこから忙しい現場を見下ろしていると想像してみてほしい。背の高いタンパク質の構造物のあいだを神経線維や血管・リンパ管が走り、これまたいろいろな役割を担当する特殊な細胞が各持ち場に配置されている。

表皮は主にケラチノサイトで構成されていたが、真皮でもっとも重要な細胞といえば線維芽細胞（フィブロブラスト）だろう。さしずめ建設現場の作業員というところだ。この細胞は「足場」、すなわち皮膚の構造を支えるコラーゲン（膠原線維）やエラスチン（弾性線維）などのタンパク質をつくる。ロープ状のコラーゲンは皮膚に強度とハリを与え、エラスチンは皮膚に力が加わったときに伸び、変形しても元に戻るようにしている。このようなタンパク質の支持組織の隙間は、ヒアルロン酸など、日焼けによるダメージの修復をはじめ皮膚のさまざまな機能に欠かせない分子を豊富に含むゲル状の基質で満たされている。皮膚の血管系は全長一八キロメートル弱なので、ヨーロッパとアフリカを隔てるジブラルタル海峡〔いちばん狭い区間で一四キロ〕に十分橋が架けられる長さだ。この血管からは、上層に位置し増殖を続ける表皮だけでなく、真皮内の多くの構造にも栄養が届けられている。

真皮にはさらに小器官が存在する。汗腺や脂腺、毛包などだが、これらの器官があることで、私たちの皮膚は断然人間らしくなっている。ホモ・サピエンスが生き残って繁栄し、ついには地球を支配することを可能にした特徴は何かという話になると、よくある答えは脳の発達や親指を器用に使えることだろう。しかし、ヒトの歴史は、皮膚に備わったユニークな性質なしにはありえなかった。真実はロマンのかけらもなく、裸で汗をかけることなのだ。

外気温が何度であろうと、人間の体温は摂氏三六度から三八度の狭い範囲で調整されなければならず、四二度を超えれば命にかかわる。ヒトの脳は高度に発達しているが熱に弱いので、暑いなか長距離の移動に耐えられる身体がなければ、世界各地に広がることは無理だっただろう。これができたのは、ひとえにエクリン汗腺（エクリン腺）の勤勉さのおかげだ。この汗腺は全体としてはスパゲティのように細長く、一端は真皮の深いところでコイル状に巻き、残りの部分（汗管）は表皮の表面まで延びて汗孔として開いている。ヒトの皮膚には四〇〇万個のエクリン汗腺が散在し、一日に文字通りバケツ何杯分もの汗を分泌できる。一時間に三リットルの汗を出せる人もいるほどだ。暑い日に内臓の温度が上昇しはじめると、脳の視床下部という敏感な部位がそれを察知し、自律神経（意思とは無関係にはたらく神経）を経由してエクリン汗腺に「皮膚表面に汗を出せ」という信号を送る。汗は基本的に水と微量の塩類からなるが、裸の皮膚の表面で外気にさらされるとすぐに蒸発する。この気化の過程でエネルギーが大きく熱をもった分子が奪われ、体表と真皮中の血管の温度が下がるわけだ。冷やされた静脈血はそのあと皮膚から内臓のほうに戻り、身体の中心部の温度が危険なレベルにまで上昇することを防いでいる。

エクリン汗腺は全身の皮膚にあるが、とりわけ密集しているのは手のひらと足の裏だ。ただし、気温の高い場所にいたり、運動をしたりしても、手のひらや足の裏からの発汗が増えたとは感じない。この部位の汗腺は、むしろ別の原因――ストレス――で自律神経が刺激されたときに強く反応する。面接試験の順番を待っているあいだ、べつに暑くないのに手が湿ってくる理由もこれでわかるだろう。意外かもしれないが、手のひらと足の裏に汗をかくと皮膚表面の摩擦が大きくなるため、ものをつかんだり押さえたりしやすくなる。敵と鉢合わせしたとき、相手に組みつくにしろ、木に登って逃げるにしろ、身体は汗を出して準備を整えているわけだ。この意味で汗は防御の役にも立っている。

しかし、発汗は皮膚の温度調節機構の一部分にすぎない。真皮の血管も神経の刺激によって拡張と収縮を繰り返し、身体から熱を逃がしたり、逆に熱を蓄えたりしやすくしている。哺乳類の体表面はたいてい毛で覆われているが、人間にそんな体毛はなく、かえって異彩を放っている。熱を逃がす必要があるとき、毛が生えていないことは蒸発にきわめて有利だ。その反面、暖かくしていたい状況でも、ふさふさした毛の層はない。もっとも、そのときは毛包が一致団結して反応し、一種の保温カバーがつくられる。人間の皮膚表面の毛はふつう寝ているが、真皮中で毛包一本一本にくっついている立毛筋は寒くなると収縮する。このために毛が立ち上がり、皮膚に接して暖かい空気の層ができて、上着を一枚羽織ったような格好になるわけだ。このように、皮膚の温度維持のしくみはかなり繊細で、体温に応じて絶えず微調整をしながら私たちの命を守ってくれている。

真皮に存在する汗の工場には、もうひとつアポクリン汗腺（アポクリン腺）がある。見た目はエクリン汗腺とさほど変わらないが、アポクリン汗腺の分泌物には皮脂成分が含まれ、人類の繁殖においてまったく別の目的を果たしてきた。ヒトのアポクリン汗腺は腋《わき》の下や乳首のまわり、外陰部に分布することから、性機能とのかかわりがうかがえる。

アポクリン汗腺から分泌される汗は無臭だが、タンパク質やステロイド、脂質などを豊富に含み、皮膚表面にいる多くの細菌にとってはごちそうだといえる。そして、これらの細菌によって汗が分解されると、芳香とは言い難いにおいを発するようになる。いわゆる体臭だ。自然ににじみ出るこのオーデコロンにはフェロモンという化学物質が含まれ、別の個体の生理状態に影響を及ぼしたり、社会的な反応を引き出したりしていると長らく考えられてきた。相手から魅力を感じるときに作用するにおいの分子はまだ特定されていないものの、人間はパートナーの体臭、いわば「臭紋」をじつにうまく嗅ぎ分けることができる。家族や恋人のにおいをしばらく嗅いでいると楽しい記憶が呼び起こされ、ストレスが軽減するという。(15)

アポクリン汗腺から出る汗は「惚れ薬」でもある。汗のにおいが性的関心に影響する可能性が示唆されているのだ。二〇一〇年にフロリダ州立大学で行われた研究では、女性が着ていたTシャツのにおいを男性のグループに嗅いでもらった（男性陣を勇気あるボランティアとたたえるべきか、それとも大学が謝礼をはずんだのだろうか）。するとおもしろいことに、排卵期の女性が着ていたTシャツを嗅いだ男性だけにテストステロン血中濃度の上昇がみられた。(16) このような汗臭いTシャツ実験を考案したのはスイスの生物学者クラウス・ヴェーデキントで、彼が一九九五年に行った初の実験でも興味深い結果が得られている。四四人の男性が入浴せずに二日間着続けたTシャツを別々の箱に入れて、四九人の女性がそれをひとつひとつ嗅ぎ、においの強さ、好ましさ、セクシーさについて順番をつけてもらうというものだ。その結果は、女性が自分とは異なる主要組織適合遺伝子複合体（ＭＨＣ）をもつ男性のにおいに強く惹かれる傾向をはっきりと示していた。[17] ＭＨＣは身体にとっての異分子（すなわち危険な微生物など）を認識する能力を制御し、実質的に免疫システムの限界を決めている。ヒトの個体はＭＨＣの完全なセットを備えているわけではない。それどころか、ヒトの集団には個体間で異なる型（バリアント）が無数に存在する。この多型性のために、未知の微生物が体内に侵入したとき、少なくともいくつかの個体の免疫システムではそれを認識できるようになっている。遺伝子の型に差があるパートナーを好む傾向は近親交配を避ける意味で当然といえるが、ＭＨＣの型がかけ離れた両親から生まれた子は、相違が少ない両親から生まれた子に比べて免疫システムが多様で、たいていの場合強いことを示す研究もある。[18] アポクリン汗腺の活動に始まる皮膚と鼻のコミュニケーションは、じつは人類を絶滅から救っているのかもしれない。

真皮にある三つ目の分泌腺は脂腺（皮脂腺）、つまり皮膚の油井だ。小さな袋のような器官で、毛包に付属している。これが分泌する皮脂は毛根を伝わって皮膚の表面に排出され、毛と皮膚に油を行き渡らせてなめらかにし、表皮の優れた防水コーティングに一役買っている。また、皮脂に含まれる酸によって皮膚の表面は弱酸性（pＨ４・５〜６）に保たれ、皮膚につく潜在的に危険な細菌の繁殖を抑えている。また、もし皮膚表面の環境に適応した細菌がバリアを突破して体内に入ったとしても、血液は弱アルカリ性なのでたやすく繁殖できないようになっている。汗腺は神経の支配を受けるが、脂腺のはたらきは主に性ホルモンの影響で調節される。このため思春期にテストステロンが増えて皮脂の分泌が過剰になると、ニキビができやすくなることもある。

真皮にはたくさんの機能がありそうだが、その全容はまだ解明されていない。二〇一七年にケンブリッジ大学とスウェーデンのカロリンスカ研究所が行った研究では、マウスの皮膚に血圧をコントロールする作用が認められた。おそらくヒトでも同じだと考えられる。皮膚には低酸素誘導性因子（ＨＩＦ）というタンパク質が存在し、真皮中の血管の収縮と拡張に影響を及ぼしている。血管抵抗を変化させているわけだ。皮膚への酸素供給が不足すると、このタンパク質は素早く血圧と心拍数を上昇させ、一〇分で正常値に戻ったあとは四八時間以上その状態が継続する。[19] ヒトの高血圧の九割程度は原因が不明といわれるが、もしかすると皮膚に答えが見つかるものもあるかもしれない。[20]

真皮という街に暮らす多種多様な細胞の働き手の中で、もっとも大きな役目を担っているのは免疫細胞だろう。皮膚は無数の微生物に日々攻め立てられており、だからこそ特殊なはたらきをする免疫細胞をさまざまにそろえ、物々しく守りを固めている。皮膚の免疫細胞は、もともと真皮中にいるか、あるいは真皮で「戦闘」が起きたときの現地採用組がほとんどだが、いずれにしてもこれらの細胞の仕事は、侵入者の到来を警告するために外壁である表皮の中で待機している歩哨が頼りだ。この見張り役は一八六八年にドイツの病理学者パウル・ランゲルハンスが弱冠二一歳で発見したもので、ランゲルハンス細胞と呼ばれている。潜在的に危険な細菌が表皮に侵入を始めると、ランゲルハンス細胞はそれを異物だと認識する。[21] 続いてその細菌の一部を自分の体内に取り込み、さらに小さく分解する。このようにして分解された異物の断片をエピトープ（抗原決定基）というが、エピトープは細菌の種類によって異

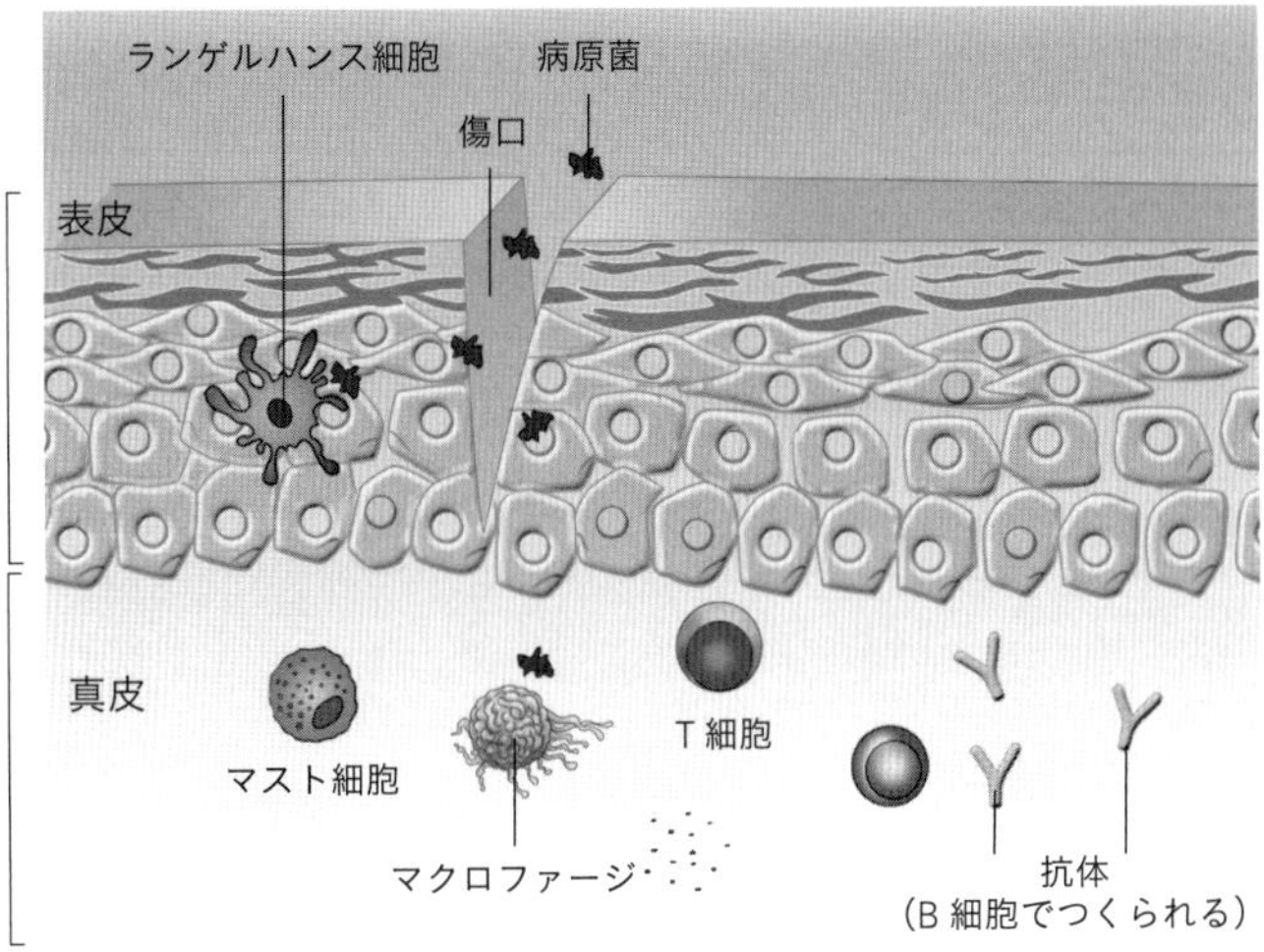

免疫細胞

なる。これを固有のバーコードのように使い、ランゲルハンス細胞はエピトープをひとつ細胞表面に移動させる。

この次に起こることには驚くほかない。ランゲルハンス細胞は、捕獲した細菌のバーコードを表面につけたまま、はるばる皮膚から身体の奥にあるリンパ節に向かうのだ。このあたりのびっくりするほど複雑な機構についてはまだわかっていないことも多いが、ランゲルハンス細胞はいわば現場写真をT細胞という免疫担当細胞に提示して、皮膚のどこで戦闘が起きているか、侵入者は誰かを教える。T細胞は、ほかの細胞を活性化し、侵入者に対する免疫反応を統率する。[22] さらにすごいのは、この反応で抗体をつくるB細胞はともかくとして、T細胞の一部もこの種類の細菌を「記憶」し、今後同じものが皮膚の防御を破って侵入してきたときに、より素早く対応できるようになることだ。

免疫システムによる精密攻撃の複合的なしくみを示すもうひとつの例としては、ツタウルシが原因のかゆくて痛い発疹がある。いわゆる「かぶれ」だ。ツタウルシの葉に触れると、ウルシオールという樹脂分がわずかに皮膚につき、表皮から真皮に入っていく。その一部は皮膚細胞の表面にあるタンパク質と反応するが、ヒトの免疫システムはほぼ例外なくこの樹脂化合物を危険な外来微生物だと認識するようにできている。細菌のタンパク質を捕捉するときと同じように、表皮に存在するランゲルハンス細胞はこの化合物の分子を取り込み、体内のリンパ節に移動してT細胞に提示する。ツタウルシに初めて触っても皮膚にアレルギー反応は現れないが、じつはこの時点で身体は刺激に反応しやすい状態になっている。そして、二回目に皮膚のどこかがツタウルシに触れると、その人のT細胞は病原菌が侵入してきたと誤解して全面攻撃を仕掛ける。戦いに駆り出されたT細胞は、ウルシオールの分子を取り込んだランゲルハンス細胞だけでなく周辺の健康な皮膚細胞も破壊する。こうして炎症経路が刺激され、皮膚には感染症のときと同じ反応が起きる。すなわち、かゆみや腫れ、水疱の出現だ。

皮膚の免疫システムにはほかにもたくさんの武器があり、ひとつひとつが特定の状況で反応することで身体を異物の攻撃から守っている。たとえば、真皮にはマスト細胞（肥満細胞）と呼ばれる丸みを帯びて中に顆粒をもつ細胞がたくさんある。この細胞は皮膚に埋められた地雷のようなもので、炎症やアレルギーを引き起こすヒスタミンなどの物質があふれんばかりに入っている。試しに、手の甲を爪や鉛筆など先がとがったものでひっかいてみてほしい。三つのことが必ず起こるはずだ。まず、数秒のうちに赤い線が現れる。これはその場所でマスト細胞が炎症性物質を放出するために生じる。ヒスタミンは真皮の毛細血管を拡張させ、ひっかいた場所への血流を増やすからだ。その後一分ほどすると、線の縁から赤みが広がってくる。これは軸索反射と呼ばれ、ヒスタミンによって神経終末が活性化され、皮膚から脊髄に向かったインパルス（刺激）が再び皮膚に送られる結果、線の周辺で真皮の血管がますます拡張するという反応だ。最後に、もとの赤い線に沿って「みみず腫れ」ができる。拡張して透過性が高まった血管から血漿〔血管の中で血球が分散している血液の液体成分〕が周辺の組織に漏れ出した結果だ。こういった腫れはほぼ必ず炎症をともなうが、この炎症反応は創傷や感染症との闘いで重大な役割を果たしている。ダメージを受けた場所に通じるすべての血管の透過性を高めることによって、皮膚では免疫システムがそのダメージの原因にいち早く対応できるのだ。

医学部時代のなんとも退屈な授業中、私はクラスメイトの一人に誘われて妙な遊びをしていた。彼の皮膚は鉛筆でごく軽くなぞるだけで跡がついたから、いたずら書き程度では終わらず、前腕で〇×ゲームをすることもよくあった。線状の腫れは一時間たってもひかなかったが、それは彼が皮膚描記症という、マスト細胞からヒスタミンが過剰に放出される体質だったためだ。このような過剰反応は世界の人口の五パーセント程度に認められるとされるが、背後にある理由はまだ解明されていない[23]。

ヒトの免疫システムについては日進月歩で研究が進んでおり、皮膚はすばらしい実験室でもある。新しい相互作用が続々と明らかになっていて、新たな細胞まで発見されているほどだ。私はオックスフォード大学の皮膚免疫学研究室で自然リンパ球という皮膚の免疫細胞の役割を研究する機会を得たが、この細胞の存在は二〇一〇年代に入るまで知られてさえいなかった[24]。近年では生物学的製剤を用いて特定の免疫分子の機能を制御する治療法が可能になり、皮膚科学は大きく変わってきている。たとえば、乾癬《かんせん》でみられるプラーク（局面型皮疹）は、免疫システムの異常で表皮が通常よりもずっと速いスピードで増殖して形成されるものだ。この発疹は多少かゆいだけの場合もあるが、病変が目立つ重症の例では生活に支障をきたしかねない。生物学的製剤を用いた治療では患者さんの七五パーセントで症状が軽減された[25]。新薬開発に期待できる状況であることに加え、ひとりひとりの遺伝子コードに適応したオーダーメイド医療の可能性を考えれば、こういった生物学的製剤の有効性を示す数値は今後右肩上がりを続けるだろう。重症の乾癬が近い将来過去のものになることも大いにあり得る。

表皮と真皮はまったく異なる組織だが、しっかりと結合されている。いずれも、ネジのような形をした太いタンパク質の構造によって、両者のあいだにある薄い基底膜につなぎとめられている。表皮と真皮は波を描くようにかみ合い、真皮が表皮側に突出した部分では線状の隆起がみられる。この線がいちばんよくわかるのは手（と足）の指先で、そこに現れる特徴的な曲線が指紋だ。親指の先に目を向けてみてほしい。ぐっと寄って、指の腹に広がる丘陵と谷間からなる景色も眺めてみよう。生まれつき指紋がない先天性指紋欠如疾患という遺伝性疾患は世界でもわずか五つの家系でしか確認されていないが、読者がその一員でなければ、次に示す模様のどれか（複数の場合もある）が見えるはずだ。指紋の種類は大きく三つあり、円または渦巻き状のものを「渦状紋」、左右どちらかの方向に蹄の形をして流れているものを「蹄状紋」、一方の側から他の側へ弓形に走るものを「弓状紋」という。

指紋は胎児の頃に形成され、そのパターンは遺伝子とそれ以外の要因の組み合わせで決まる。血縁の近い人の指先と比べるとわかるように、指紋の全体的な形が似ているのは遺伝子の影響だ。しかし、たとえ親子や兄弟姉妹のあいだで似たような模様になっているといっても、細かい部分はひとりひとり違う。一卵性双生児でも指紋は同じではない。ところで、指紋は何のためにあるのだろうか。ものをつかみやすくするためという昔からの説は、指紋の凸部はじつは指と物体の表面との摩擦を減らしていることの研究が出たことで疑問視されている。[26] 別の考えとして、ものに触ったときの感度をよくしているという説もある。さらに、この隆起した部分に水ぶくれ（水疱）はめったにできないことから、表面をずら

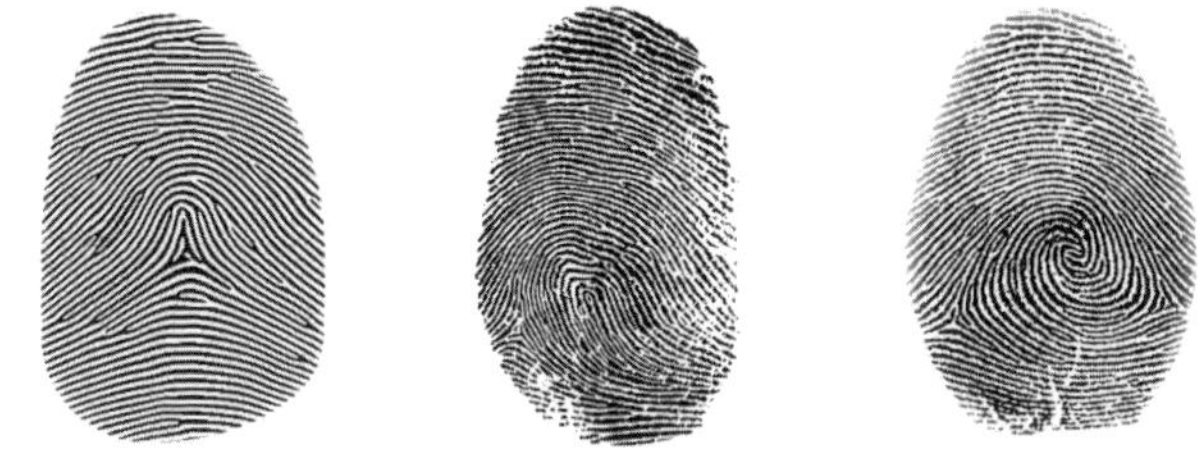

弓状紋　蹄状紋　渦状紋

指紋

すようにはたらく力（剪断力）を減らし、皮膚の剝離を防いでいる可能性も議論されている。とはいえ、指紋の役割はまだ解明されておらず、人によって異なる理由と同じく謎に包まれている。現時点ではっきりしているのは、指が成長してどれだけ大きくなるにしても、指紋は生まれてから死ぬまで変わらないということだ。

真皮と表皮がぴったり結合していることがいかに大事かは、その密着を保てない病気の例をみれば痛いほどよくわかる。かゆいところをかいたり、テーブルに足をちょっとぶつけたりするたびに皮膚が剝がれてしまうと想像してみてほしい。足に直径二センチ〔五〇円硬貨〕ほどの水ぶくれができただけでも相当つらいのに、全身の皮膚の八〇パーセントがただれているとしたら、どんな思いをするだろうか。

ドイツに暮らすシリア出身の男児ハッサン（七歳）は、表皮と真皮を強固に接着させるタンパク質がつくられない表皮水疱症という遺伝性疾患をもって生まれた。このため、皮膚をこするような力が加わると、たとえそれがドアの取っ手を回す程度の軽いものであっても、表皮が擦りむけてしまう。そうなるとひどく痛むだけでなく、大切なバリア機能が損なわれ、水分を流出させる一方で微生物の侵入を許すことになる。ハッサンの身体で症状がないのは顔と左腿、胴部の数か所だけで、このままでは長くは生きられそうになかった。重症の表皮水疱症の場合、約半数の子どもは思春期を迎えられない。

ドイツのボーフムにあるルール大学小児病院でハッサンを担当した医師のチームは、従来の治療として父親の皮膚を用いた移植手術を試みるが、拒絶反応が起きてしまう。そして二〇一五年、イタリアにあるモデナ・レッジョ・エミリア大学のミケーレ・デ・ルカ博士と彼が率いる研究室の助けを求めることにした。この研究室では正常な皮膚を培養する優れた手法を開発していたが、ヒトでの検証はほとんどなされていなかった。しかもハッサンは表皮の八割を失った子どもなのだ。それにもかかわらず、左腿に残る水疱のない領域から皮膚片が採取され、研究室で培養が開始された。表皮水疱症は、表皮と真皮にはさまれた基底膜を構成するLAMB3という遺伝子の変異によって発症する。そこで、イタリアの研究チームはハッサンの皮膚細胞を正常に機能するLAMB3遺伝子をもつウイルスに感染させ、細胞の遺伝子を組み換えて培養を続けた。こうして健康な皮膚のシートをつくり、それをハッサンのただれて傷だらけの身体に移植したのだった。三回の手術で移植された皮膚の面積は八〇〇〇平方センチメートル以上に及ぶ。この取り組みには全体で八か月ほどを要した。

ハッサンの身体は新しい皮膚を拒絶せず、彼は生まれて初めて正常な表皮のバリアを手に入れた。しかし、最大の成果はそのことではない。この実験的な治療の例は手術から二年後に発表されたが、その時点でハッサンの皮膚にはまったく問題がなかった[27]。移植された皮膚の幹細胞から表皮の基底層が新たにつくられ、正常な細胞を永続的に生み出せるようになっていたのだ。遺伝子治療と幹細胞治療はいずれも医学を根本から変えようとしている発展途上の分野だ。ハッサンに施された画期的な治療では、ふだんはその存在を忘れられている皮膚が、この二つを組み合わせた実験の現場になったといえるだろう。

表皮、真皮ときて、さらに内側に入っていくと、どこまでが皮膚で、どこからが皮膚以外の身体なのかの区別がつけづらくなる。真皮ではコラーゲンやエラスチンのあいだを基質が埋めているが、この構造は下方に向かうと脂肪細胞が集まった特徴のない組織に変わっていく。皮下組織（皮下脂肪組織）と呼ばれるこの部位を皮膚の三層構造の最下層とみるか、皮膚の組織には含めないと考えるかは、つまるところ好みの問題だ。あらずもがなの存在で、さして価値がないように思えるかもしれないが、この層に含まれる脂肪細胞はエネルギーの貯蔵や断熱・蓄熱の機能のほか、衝撃を吸収するクッションという重要な役割も果たしている。また皮下組織には血管が多く、インスリンなどの薬物はここに注射される。

とはいえ、たいていの人が皮下組織を初めて意識するのは、「セルライト」が気になりだしたときだろう。脂肪細胞が大きくなり、皮膚の表面にオレンジの皮のようなくぼみができた（あるいはカッテージチーズのようにぼそぼそした手触りになった）状態を指すが、これは病気ではなく、思春期以降の女性の大半に生じる自然な変化だ。女性の九割にみられる一方、セルライトができる男性はわずか一割にすぎない。この差は皮下組織の構造の違いから説明できる。真皮からは皮下組織を貫き線維組織や筋肉までコラーゲン線維が走っており、皮下脂肪はこの線維で区切られた構造の中に収まっている。女性の場合、コラーゲン線維は平行するように上下をつないでいる。ギリシャ神殿の柱のイメージだ。ホルモンバランスや遺伝子の状態、年齢、体重増加など、さまざまな要因で脂肪細胞が真皮の側に盛り上がってくることがあるが、その結果皮膚がでこぼこになってしまうわけだ（ただし若い女性、日常的に運動をしている女性、スリムな体型の女性でもセルライトはよくみられる）。これに対して男性のコラーゲン線維はゴシック様式の尖ったアーチのように縦横に交差し、脂肪細胞は皮下組織の外に出にくい構造になっている。

皮膚はじつに驚くべき器官だ。身体のいちばん外側にあって、私たちを外界から守り、同時に外界に結びつけている。よく知っているようで、謎に包まれた存在。科学の手を借りて近づけば近づくほど、私たち自身にかかわる新しい発見がある。そう、探検はまだまだこれからだ。

第2章　皮膚をめぐるサファリ

ダニやマイクロバイオームについて

大事は寄せ集められた小事によってなされる
——フィンセント・ファン・ゴッホ

手の甲をしげしげと眺める。それは高度一万メートルを飛ぶ飛行機から地上を見下ろしているようなものだ。傷跡やほくろ、筋の出っ張りがつくる尾根や峡谷は、こぶしの関節の大山脈に比べればどれも小さく見える。ひょっとしたら静脈で川の流れを、毛深ければ腕に向かって深まる森をイメージできるだろうか。はるか上空から眺めているときと同じく、地形はわかるが生き物の気配は感じられない。しかし、飛行機が下降を始めると、建物や道路がはっきりし、走っている車を目で追えるようになる。そして無事に着陸し空港を出れば、通りを行き交う人々の群れを目の当たりにする。人間がうごめいている様子は飛行機の窓からは見えなかったのだが。

皮膚の表面の起伏にこんなふうに接近できるとしたら、多種多様な微生物がうごめく不思議で刺激的な世界に足を踏み入れることになるだろう。実際、人間の皮膚二平方メートルには、真菌（カビ）やウイルス、ダニはもちろん、一〇〇〇種類以上もの細菌がいる。(1)この細菌のほとんどは「共生菌」と呼ばれる友好的なタイプで、人間の皮膚で幸せに暮らしている。宿主である人間にとっては毒にも薬にもならない存在だ。人間に利益をもたらす細菌は相利共生菌と呼ばれ、皮膚という社会をかたちづくる要素となっている。しかしながら、堂々と悪事をはたらく「病原菌」もいる。もっとも、敵味方の線引きは、病原性片利共生菌と呼ばれるものになるとはっきりしなくなってくる。これは、ふだんは害なく皮膚の表面にすみ着いているが、特定の条件下で病気を引き起こすこともあるという巧妙な二面性をもつ細菌のことだ。このように善玉、悪玉、卑劣漢が入り乱れた状態で人体に付着して生活する集団のことを「皮膚マイクロバイオーム（皮膚微生物叢）」という。これまた複雑で、興味深い世界だ。二〇一二年、ヒトマイクロバイオーム計画（HMP：Human Microbiome Project）の研究成果として、人体（皮膚表面、腸管、口腔・鼻腔、膣）に生存する微生物群を分析するための参照用データベースが初めて発表された[2]。今日、ヒトの体表面と体内には、人体を構成する細胞と少なくとも同じ——おそらくはそれを超える——数の生物が定着していることがわかっている。皮膚マイクロバイオームに含まれる微生物の数を調べるといっても、それは浜辺の砂粒の数を見積もるようなもので、三九兆〜一〇〇兆個と推定には幅がある（ちなみに人体の細胞数は三〇兆個だ）[3][4]。HMPは現在も進行中で、体表と体内にいる無数の微生物がヒトの健康に大きな役割を果たしていることを示す結果が得られている。また、この集団の構成に人為的な変更を加え、革新的な治療法につなげる可能性にも期待がかかっている。

地球上には、海や砂漠、熱帯雨林など、根本的に異なる生態系や生育環境が存在する。人間の皮膚も同じで、いくつもの環境があり、それぞれにまったく違う生物が定着している。たとえば、温かく湿った足の指のあいだは、砂漠のように乾燥したすねのあたりとは似ても似つかない。このような皮膚の「地勢」から説明できる疾患もたくさんある。一例を挙げると、顔と頭皮には脂腺が多い（触ると油っぽいのはこのためだ)。マラセチアという皮脂を好む真菌にとっては格好のすみかだが、脂漏性皮膚炎はこの真菌が過剰に増殖するために起こると考えられている。脂漏とは皮脂腺の分泌が過剰な状態のことで、じつはよくある疾患だ。症状としては、鼻や眉の周辺の皮膚がかゆみをともなって赤くなり、乾燥して剝がれ落ちる。頭皮に出現するとフケの量が増える。いわゆる湿疹と間違えられやすいが、適切な治療法は異なり、脂漏性皮膚炎ではマラセチアの活性を抑える抗真菌薬が使われることが多い。(5) 顔のテカってベタつく場所にブツブツができる病気といえば、ニキビもそうだ。ニキビの原因はひとつではないが、皮膚常在菌のアクネ菌が増えすぎると発症しやすい。アクネ菌は棒状の細菌で、脂腺導管や毛包の奥で皮脂や毛孔に落ちてきた角質を食べて生きている。通常は無害だが、思春期に入ってホルモンのバランスが変化すると、すべてが一変する。皮脂の分泌が急に増えるため、皮膚表面から剝がれていくケラチノサイト(表皮角化細胞)が皮脂で糊づけされたような状態になり、毛孔を詰まらせる。これがニキビの最初の段階、コメド(面皰《めんぽう》)だ。このうち、表面が閉じていて内容物が皮膚内にあるものを白ニキビ(閉鎖面皰)と呼ぶ。一方、黒ニキビ(開放面皰)は、毛孔に空気中の汚れが詰まった状態で、洗顔が足りないせいでできるという誤解が広まっているが、実際には死んだ細胞と皮脂のかたまりが毛孔の出口まで押し上げられ、空気にさらされるために酸化して黒っぽくなったものだ。

アクネ菌は面皰の内部、酸素が少なく栄養が多い環境下で急激に増える。毛孔が詰まった状態でアクネ菌が繁殖して皮脂の分解が過剰になると、免疫システムが炎症反応を起こし、腫れあがった赤ニキビ(丘疹)ができる。(6) アクネ菌は、長いあいだ皮膚マイクロバイオームを構成する微生物の中でも小物だとみなされていたが、二〇一四年の研究で意外にもワイン好きだということが判明する。(7) ブドウの木のマイクロバイオームで新型のアクネ菌が発見されたのだ。このアクネ菌がヒトからブドウに宿主を乗り換えたと考えられるおよそ七〇〇〇年前は、人類がワインの魅力に目覚めた時期に一致する。

皮膚にすみ着く常在菌の中でアクネ菌よりたちが悪いものとしては、黄色ブドウ球菌がある。およそ三人に一人が皮膚にもっている細菌だ。顕微鏡で観察するとブドウの房のような集合体が見えるだけでさして危険とは思えないのだが、じつは私たちを守る鎧《よろい》のほころび、わずかな隙間に忍び込んで悪さをする。湿疹ができるなどして皮膚のバリア機能が弱まると、黄色ブドウ球菌はそこから体内に侵入し、痛みを生じさせたり、炎症を長引かせたりすることがあるのだ。(8) これは菌が産生する手榴弾のような各種の毒素によって起こる症状で、たとえばエクスフォリアチン（表皮剝脱毒素）は、表皮の細胞間をつなぐタンパク質を切断し、表皮がつくっている壁を破壊してしまう。六歳までの乳幼児では、同じ毒素によってブドウ球菌性熱傷様皮膚症候群と呼ばれる全身性の疾患が起こることもある。表皮がひどいやけどのようにむけ、びらん（ただれ）となるので見た目はかなり痛々しいものの、よく効く抗生物質のおかげで重症になることはほとんどない。しかし、黄色ブドウ球菌には、さらに意地の悪い切り札がもう一枚ある。それはエンテロトキシンBという毒素だ。人体がこの毒素を認識すると免疫システムが過剰に反応し、トキシックショック症候群（TSS）と呼ばれる激しい症状が現れる。日焼けのような発疹、発熱、血圧低下、多臓器障害が特徴で、死に至ることも多い。TSSは幸いきわめてまれだが、黄色ブドウ球菌は多くの人の皮膚にダメージを与える可能性があるし、危険な状態につながることもないとはいえないので、科学者たちはこの細菌を打ち負かす新しい手法の開発に取り組んでいる。二〇一七年七月、ヴァンダービルト大学のエリック・スカール博士は「黄色ブドウ球菌がヴァンパイアのように人間の血を飲む気なら、太陽の光を浴びせてやっつけてやれ」とツイートした。博士のチームがつくり出した光反応性の小さな分子《882》は、黄色ブドウ球菌の中にある酵素を活性化し、菌の光耐性を極端に弱める。皮膚に特定の波長の光があたると、この分子のはたらきでブドウ球菌はたちどころに死んでしまうわけだ。[9] まだ実験段階にあるとはいえ、微生物を標的にして疾患の治療を目指す画期的な方法であることは立証されている。

黄色ブドウ球菌の有害性は明白だが、ほとんどの細菌では、安全と危険の境目はそれほどはっきりとしたものではない。表皮ブドウ球菌が示す二重性がよい例だ。この細菌は人間の皮膚表面に付着し、宿主の生涯にわたって悪影響を一切及ぼさずに生存できる。それだけでなく、表皮ブドウ球菌が産生する脂肪酸に黄色ブドウ球菌などあまり好ましくない細菌の増殖を抑える効果を認めたという報告もある。二〇一八年三月にカリフォルニア大学サンディエゴ校が発表した研究によれば、表皮ブドウ球菌が産生する化合物は、ある種の皮膚がんの細胞を正常な細胞を傷つけずに殺すことさえできるという。[10] しかし、表皮ブドウ球菌にはプラスチックの表面にくっつきやすい特性もある。だからどうしたと思うかもしれないが、たとえば病院で静脈カテーテルが挿入されるときにこの細菌が付着し、血管に入ってしまうとすれば問題だ。連中はプラスチックにくっついてひとかたまりになり、バイオフィルム（粘着物質）に居心地よく包まれる。バイオフィルムとはタンパク質でできた一種の粘膜で、細菌を静脈カテーテルのプラスチックに定着させ、免疫システムや抗生物質が細菌を攻撃するのを妨げるバリアの役目を果たす。[11] 表皮ブドウ球菌が人工弁などに付着して体内に侵入し、バイオフィルムの下で増殖すると、命にかかわることにもなりかねない。医療技術の進歩にともない手術時の対策にも改良が重ねられたため、このようなバイオフィルムが人工弁に形成される可能性は比較的少なく、一パーセントに満たないほどだ。[12] ただし、皮膚表面では無害な表皮ブドウ球菌が心臓の内壁に感染して感染性心内膜炎が生じた場合、約五〇パーセントの割合で重大な合併症が起こる。細菌が心臓の内部で繁殖して大きな群落を形成することもあり、それがちぎれて脳の血管に詰まると脳梗塞につながる。[13]

ところで、ヒトの皮膚マイクロバイオームを構成しているのは、一般的な細菌だけに限らない。カリフォルニアのバークレー研究所による最近の研究では、ヒトの皮膚には「古細菌」と呼ばれる謎の多い微生物もたくさんうごめいているという〔古細菌は細菌(＝真正細菌)や、菌類(＝真菌・カビ)とは進化的に異なる生物である〕。古細菌は極限環境で生息できる生物として知られ、たとえばピュロロブス・フマリイは深海の熱水噴出孔の中、摂氏一一三度に達する高温で生育するし、また別の株〔ゲオーゲンマ・バロッシイ121株〕は一二一度で一〇時間の加熱に耐えられることがわかっている。[14] これらの古細菌は極限環境微生物に分類されるが、厳しい環境で増殖できることから、宇宙探査でほかの惑星に持ち込まれないように細心の注意が払われている。じつは火星でほぼ確実に生息できそうな株も見つかっているからだ。ところが、そんな無敵のイメージにもかかわらず、古細菌はほかの生物に対してはいつも優しく接しているようで、人間や動物に病気をもたらした例は報告されていない。古細菌が皮膚で発見されたのは二〇一七年のことだが、この研究を統括したホイ・イン・ホルマンは、古細菌には皮膚の状態を整えるはたらきがあると考えている。[15] タウム古細菌という門に属する古細菌は人間の汗から生じるアンモニアを酸化し、皮膚表面の窒素代謝に重要な役割を果たしているようだ。皮膚を酸性に傾け、病原性の細菌が繁殖しづらい環境をつくっている可能性もある。不思議なことに、極端な条件を好む古細菌は、一二歳未満の子どもと六〇歳以上の高齢者という極端な年齢層の皮膚に多い。思春期や成人期の初めに多い皮脂は苦手で、より乾燥した皮膚が好みなのかもしれない。

皮膚にすみ着いている生物には、一見安全そうなものもあれば（その代表は黄色ブドウ球菌だ。実際にはやっかいな細菌だが）、見た目からしておぞましく、顕微鏡でないと見えないサイズでよかったと思わずにはいられないようなものもある。じつは、いまこの瞬間にも、ニキビダニというクモともカニとも言い切れない体にミミズの細長い尻尾がついたような生き物が、まず間違いなく読者の顔面をはい回り、眉毛の毛包に入り込んでいる。オスのニキビダニは夜になると皮膚の表面に移動し、八本の太く短い脚を使って皮脂と汗の中を不格好に動き回る。速度は時速一六ミリメートル。そうやってメスを探すというと簡単そうだが、ニキビダニの寿命はわずか二週間だから、それなりに急を要することだ。しかもメスのニキビダニは汗腺や毛包の奥深くに生息しており、たまに外に出てきて交尾をすると産卵のためにまた戻っていくので、なおさら難しい。交尾以外の時間、ニキビダニは皮脂や死んだ皮膚を貪欲に食べ続けるが、この動物は肛門をもたないため、食べたものは体内に蓄積し、結局それが原因で死んでしまう。まさに太く短い生き様といえるだろう。マイクロバイオームを構成する微生物の中でニキビダニは格別に大きいが、ふつうは無害だし、死んだ組織を片づける上でも一役買っている。もっとも、ニキビダニは酒皶《しゅさ》という病気への関与が疑われている(16)。顔面に赤みが出て腫れ、進行すると皮膚がでこぼこになって瘤《こぶ》ができたりする炎症性の疾患で、珍しいものではない。ニキビダニの体内には、たいていバチルス・オレロニウスという細菌が寄生している。毛包につながる脂腺の中でニキビダニが死ぬとこの細菌も死ぬのだが、その際に炎症性タンパク質が放出されて免疫反応が起こり、酒皶の症状が現れると考えられている。

醜悪な見かけによらず、ニキビダニは人間の皮膚を通した歴史の語り手でもある。このダニは、おそ

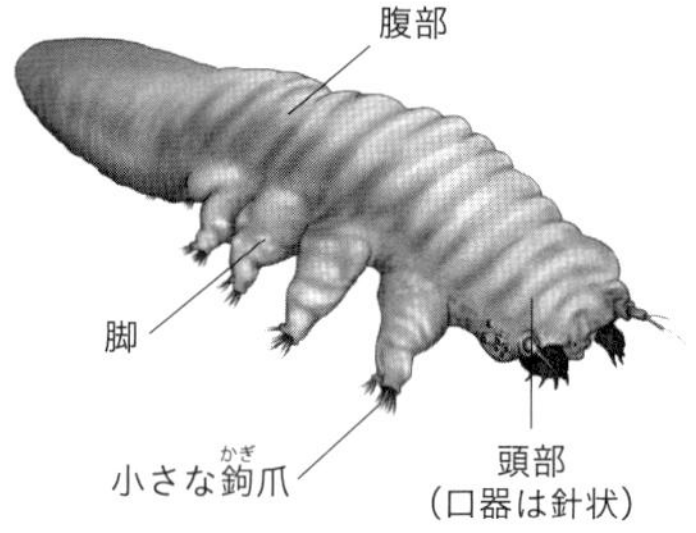

ニキビダニ

らく授乳などの接触を通じて人から人へ、家族間で引き継がれ、ある家族に特有の系統は何世代にもわたって存続する。たとえ系統の異なるダニが生息する別の大陸に移住したとしても、その家族の系統は代々受け継がれていく。別のルートによる宿主の乗り換えはめったに起こらない。この意味でダニがもつ特定のDNAは一種のタイムカプセルであり、海を越えた私たちの祖先の足跡を追うことに使える可能性がある。[17] ニキビダニはこれまで何千年にもわたって人類とともに旅を続けてきたのだから、私たちが何者であるか、どうやってここまで来たかを教えてくれるかもしれないというわけだ。

ニキビダニは皮膚に定住しているが、ほかの微生物には、歓迎されてはいないものの足繁く通ってくる連中もいる。皮膚の表面に付着したり、皮膚の内部に入り込んで栄養を吸収する生物、すなわち外部寄生生物には、さまざまな形や大きさのものが含まれる。たとえばシラミ、トコジラミ、ノミは三対六本の脚をもつ昆虫、一方ダニとマダニの脚は四対八本で蛛形《ちゅけい》類に分類される。読者が新進気鋭のシラミ学者（そう、シラミの研究者は実在する）だとか、シラミに悩まされた経験があるとかでないかぎり、こんな体長数ミリの生物の存在に気づかなくても無理はない。シラミは、人間の皮膚にみられる微生物の世界では桁外れに大きく、毛が生えた部位に寄生している。ヒトを宿主とするシラミは三種で、脚の先端の爪はそれぞれ生息する場所に応じて一定の太さの毛や繊維をつかみやすい形になっている。アタマジラミはヒト以外にはつかず、一生を通してヒトの頭部から離れない。成長するといっても針の先ほどのものがマッチ棒の頭くらいになる程度だ。幼虫は卵から孵化し、抜け殻を残して頭皮に移動するのだが、その途端に容赦ない環境での過酷な一か月が始まる。扁平で翅《はね》がない極小サイズの体で毛から毛へ、あるいは頭皮の上をもぞもぞと動き回りながら、日に一度皮膚に口器を突き刺して血を吸い、必要な栄養を体に入れる。とはいえ、こんな食事でさえも危険をはらんでいる。血を吸いすぎて腸壁が破れ、個体が死んでしまうこともよくあるからだ。

アタマジラミのメスが成虫になり、下生えのあいだでパートナーを見つけたとしても、ときには数時間に及ぶ交尾が命取りになることもある。それを生き延びた運の強いメスが毎日一〇個弱の卵を産むのだが、毛髪のどのあたりに産みつけるかは周囲の温度に左右される。寒い気候下では毛が皮膚から出てくるところが選ばれ、暑ければ、メスは髪の毛を慎重に一五センチ近くもよじ登って卵を産むと、さらにタンパク質を多く含む糊状の物質を分泌して卵を固定する。

このようにアタマジラミの生活は相当に厳しいが、最大の敵は何といってもその宿主、つまり人間だ。今日、アメリカだけで一二〇〇万人(18)、イギリスでは就学児童の約一〇パーセントがシラミをもっているという。もっとも、これは新しい問題ではない。ハドリアヌスの防壁〔イギリス北部にあるローマ帝国時代の塁壁跡。二世紀にローマ皇帝ハドリアヌスにより建設された〕の発掘調査で二〇〇〇年前のローマ人兵士のくしが出土したことがあるが、それには体長三ミリのシラミがしっかりくっついていた。アタマジラミが人体に害を及ぼすことはないものの、吸血によって激しいかゆみが生じることと、(じつは誤りだが)不潔さを連想させることから、学校やクラス単位での一斉駆除といった対策がとられている(19)。シラミには駆除薬があるほか、ジメチコンなどのシリコンオイルを主成分としたローションで窒息死させることもできる。専用のくしを使って卵と虫体を取り除く方法も有効だ。

「頭に虫が湧いている」「シラミ野郎」といった表現があるように、アタマジラミの評判は一般に芳しくないが、この小さな寄生虫が長いあいだ人間と仲よく共存していた可能性を指摘する声もある。人間は親しみや愛情の表現として恋人や家族の頭を触ったり、鼻を押しつけたりするが、このような行為はほかの霊長類の動物にはみられないからだ。ハンガリーの研究チームは、頭を触り合うことはその人たちのあいだでアタマジラミを定着させるための適応行動であるという仮説を立てた。ヒトの免疫システムはアタマジラミを異物と認識するので、皮膚から侵入した場合は抗原刺激を与えることになり、シラミをうつし合っていれば、そのグループの全員に免疫反応が起こるようになる。ところが、アタマジラミ自体は無害であるために免疫システムの標的とはならず、その代わりに近縁だがずっと危険なコロモジラミが攻撃されるというわけだ。[20] コロモジラミはアタマジラミと見分けがつかない。実際、これら二種は遺伝的に共通点が多いことがわかっており、実験室レベルでは互いに交配できるので、アタマジラミとコロモジラミはひとつの種であると主張する科学者も多い。[21] このことは、人間の皮膚がある異物に対して免疫反応性をもつと、それに近い別の異物に対しても反応を示すようになるという考えを裏づけている。とはいえ「野飼い」の状態では、二種のシラミは交尾はおろか、互いの生息の場に入り込むこともしない。

アタマジラミとは異なり、コロモジラミは首から下に点在する体毛の少ない部位に生息し、毛髪ではなく人間が着ている衣類に卵を産むように適応している。もっとも、宿主にとって最大の違いは、コロモジラミは悪い知らせの使者、つまり重篤な感染症を媒介する生物であることだ。コロモジラミが運ぶ病原体としては、発疹チフスを起こすリケッチア、回帰熱の原因となるスピロヘータのほか、第一次世界大戦中に前線兵士のあいだで流行した塹壕《ざんごう》熱の犯人であるバルトネラ・クインターナなどが知られている。いずれも特徴的な症状として高熱がみられ、しばしば発疹をともなう。

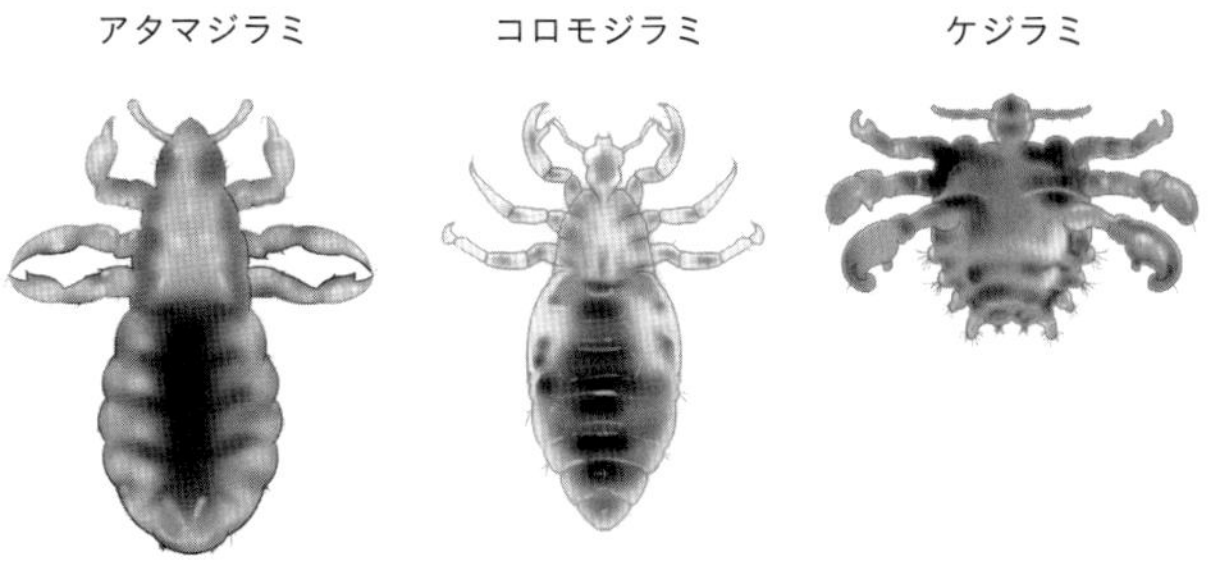

シラミ

一四世紀のヨーロッパで猛威をふるい、人口の三分の一を死に追いやったペスト（黒死病）の流行は、これまではペスト菌に感染したネズミを吸血したノミが媒介したとする説が主流だった。だが、二〇一八年の研究によると、コロモジラミが「ヒト→衣服→ヒト」と広がり、主な感染経路となった可能性も明らかになっている[22]。コロモジラミは不衛生な環境で繁殖し、人間同士の密な接触がなければ感染には至らないため、感染症の発生は一定の地域に限定され、コロモジラミが再びペストのような真の世界的流行《パンデミック》を媒介することは考えにくい。しかしながら、今日世界の貧困地域、あるいは紛争地域で暮らす多くの人々にとっては、コロモジラミは依然として健康にかかわる重大な懸念事項となっている。

ヒトに寄生する三種のシラミのうち、三つ目はケジラミだ。その名が示す通り、股間や腋の下、ひげ、まつげなど、毛が濃い部位に好んで生息している。横幅が広くずんぐりした見た目で、剛毛をしっかりつかめるように爪も大きく発達していることからカニジラミという別名もある。ほかのシラミと同じく、ケジラミも跳ねたり飛んだりはできないので、ある宿主から別の宿主に移動するには濃厚な接触の機会を待つしかない。病気は媒介しないが、感染部にかゆみや不快感が出ることがあり、そのことを大っぴらには言えない雰囲気もある。これまでのところ国を挙げてケジラミを駆除しようといった取り組みはないものの、じつはケジラミと人間の関係は新たな局面を迎えている。それは生息域の減少だ。この問題に初めて警鐘を鳴らしたのはリーズ大学付属病院所属の泌尿生殖器専門医のチームで、彼らは『〝ブラジリアン〟はケジラミを殺したのか』という秀逸なタイトルの論文を発表し、男女ともに陰部の脱毛をする人が世界的に増えた結果、ケジラミが絶滅の危機に瀕していることを指摘したのだった。[23] ケジラミの消滅を歓迎する人も多い中、オランダの生物学者ケース・ムーリカーは逆にケジラミ個体の収集と保存を始めた。標本はロッテルダム自然史博物館に収められているが、そのうちのひとつは彼がBBCラジオ4の《*The Museum of Curiosity*》(好奇心博物館)にゲスト出演した際に番組に寄贈された。とはいえ、ムーリカーはもっぱらケジラミの窮状に心を痛めているわけでもない。むしろ、自分のかなり奇特な趣味が注目され、現在同じように急速に進行中で、より緊急性の高い問題に関心が向けられることに期待しているという。その問題とはすなわち、森林破壊によって野生動物の生息環境が脅かされていることだ。

皮膚の外部寄生虫は、体毛に覆われた表面だけでなく、裏側にもいる。医学生時代の格別な思い出は、ある異色の開業医の先生のお世話になれたことだ。懐かしい一コマだが、診断をどう進めていくかを理解する上でも大いに影響を受けた。先生は、蝶ネクタイといい、マホガニー材の両袖机といい、いかにも変わり者の英国紳士という雰囲気をまとっていた。私が実習にお邪魔していたある日、診察室に患者さんが入ってきた。ジェンという教師の女性で、五〇歳。手の指のあいだをやたらとかきながら椅子に腰を下ろし、両手を先生の机に載せる。さあ診てくださいと言わんばかりだ。小さな赤いブツブツが縦横にたくさんできていたが、先生の目はこれを見るとぱっと輝き、もっともらしい顔で上着の内ポケットから拡大鏡を取り出した。

「湿疹だと思ったかね。しかし、疥癬虫《かいせん》がいるかどうかを知りたければ、隠れているところを確かめなければ……これはどうやらヒゼンダニの仕業だな」

先生はジェンの手の甲を拡大鏡で見るように私をうながす。かさついて色が変わっている部分があり、真ん中には小さく穴があいているようだ。その斑を中心にして赤い丘疹が四つ五つ並ぶまっすぐな線が出ている。隣で先生が万年筆をインクつぼに浸したので、私はてっきり診断書を書きはじめるのだと思った。ところが、先生はペン先の裏をジェンの手に押しつけて線を描く。除菌ティッシュで余分なインクをさっと拭うと、ジェンの手の甲には青く染まったトンネルのネットワークが浮かび上がった。ヒトヒゼンダニが寄生しているときに典型的にみられるものだ。メスのヒゼンダニは表皮の中に潜り、角層を掘り進めながら一日に二～三個の卵を産みつけるが、その跡は特徴的な曲がりくねった線になる。この線の先端では、たまに皮膚の下に小さな黒い点が見えることもある。それこそメスのダニだ。一方、オスは自分が入って休み、栄養を摂るための浅い穴を掘り、交尾をするときにメスのトンネルを探しにいく程度で、メスのようにしゃかりきには働かない。

疥癬は激しいかゆみを生じることで知られている。英語では scabies というが、語源はラテン語の動詞 scabere で「かく、こする」という意味だ。ただし、トンネルのあたりがかゆくなりはじめるのは感染から四～六週間後、身体の免疫システムがダニによるアレルゲンを認識したときだ。そしてここで、将来また感染した場合に備え、体内ではダニに対する抗体という兵器が確保される。再びダニに感染すると、この抗体は素早くアレルゲンに結合し、わずか二四時間以内にマスト細胞からヒスタミンが一気に放出されて、強烈なかゆみを生じることになる。疥癬のかゆみは知られている疾患の中でも最高度であり、どうにも我慢できずに表皮やその下の組織までひどくかきむしってしまい、危険な感染症につながることも多い（その筆頭は黄色ブドウ球菌によるものだ）。かゆみのあまり錯乱状態に陥った例もある。

ヒゼンダニの幼虫は孵化するとトンネルを出て皮膚の表面を動き回り、その皮膚に直接接触した人に感染する。なお、ヒゼンダニはタオルや寝具などの上でも次の宿主が現れるまで生きられる。病原体が別の宿主を感染させる能力を感染力というが、疥癬の感染力は宿主の皮膚に潜伏しているヒゼンダニの数に応じて決まる。一五匹以下というケースが大半ながら、桁違いに多くなることもたまにある。私はオーストラリアに行った時、現地の皮膚科医から体験談を聞く機会に恵まれた。彼はある日、内陸部にあるアボリジニの集落に往診を頼まれた。突然発生した出所不明の疥癬のために、総勢四〇〇人の村の暮らしが立ちゆかなくなっているという。患者の治療と感染拡大予防のために運び込んだ資材を整理すると、皮膚科医は村民の健康診断に取りかかった。最後のほうで棒のようにやせた高齢の男性がやって来た。全身が白っぽく厚みをもったかさぶたに覆われ、乾癬の症状のように見えた。ところが診察してみると、この人が「ペイシェント・ゼロ」（〇号患者）に違いないということがわかった。男性は栄養不良に年齢も相まって免疫システムが弱く、皮膚でヒゼンダニが爆発的に増殖してしまったのだ。もともとはさらに奥地の小さな村に住んでおり、最後に医者にかかったのは何十年も前とのこと。寄生するダニの数はおそらく一〇〇万匹を超えていたはずだ。このような重症の感染は角化型疥癬という（かつては「ノルウェー疥癬」とも呼ばれた）。その村で疥癬が流行して危機的な状況になったのは、この男性が到着してほんの二、三週間後のことだったそうだ。

しかし、じつは疥癬のかゆみでも「皮膚寄生生物掻痒《そうよう》感大賞」には手が届かない。そんな最悪のかゆみを引き起こす寄生生物とは、（マトリョーシカ人形のように）ハエ目の昆虫／の中にいる虫／の中にいる細菌のことだ。アフリカのサハラ砂漠以南の地域では、メスのブユに一回刺されただけで人生が変わってしまうこともある。ブユが回旋糸状虫という線虫の幼虫に感染していると、そのブユが人を刺し、血を吸うときに、何百という幼虫が真皮の奥とその下の脂肪組織に侵入する。幼虫はそこで成虫となって交尾し、その後メスは一日一〇〇〇匹に達する幼虫（ミクロフィラリア）を皮下組織に産出する。ミクロフィラリアは夜間には皮膚の奥に潜んでいるが、日が高くなると表面近くに移動し、宿主がブユに刺される機会をうかがう。ちなみに吸血するのはメスだけで、夜間は活動しない。

だが、このミクロフィラリアの多くはブユの体内に移動して飛び去ることはかなわず、そのまま人間の皮膚組織の中で死んでしまう。(24) ミクロフィラリアが死ぬと、その体内にいた細菌は宿主である人間の皮膚に放出される。ただ、寄生虫にとって役に立つ細菌が人間にとっても有益とは限らない。糸状虫の体内にはたいていボルバキアという共生細菌が生息しているが、人間の皮膚の免疫細胞はたちまちこの細菌を認識し、猛烈なかゆみをもたらす。オンコセルカ症の典型的な症状だ。ミクロフィラリアによって目に病変が起こり、放置すれば失明に至る場合もあることから、オンコセルカ症は「河川盲目症」の通称でも知られている。私は東アフリカで、患者さんがあまりのかゆさに爪はもちろん陶器の破片や鉈《なた》のような刃物を使ってまで皮膚を何週間もかき続け、筋肉が露出してしまったというような話をよく耳にした。オンコセルカ症が直接の原因で死亡することはないが、絶え間ないかゆみのために身体的・社会的な問題が生じる結果、感染した人の平均寿命は健康な人に比べて一三年も短くなっている。(25)

皮膚に寄生する微生物と人間の関係から、意外な治療法への道も開けてきた。チリダニ（室内塵性ダニ）というと人畜無害な印象だが、じつはかなりやっかいな存在だ。寝具やじゅうたん、ソファの中など、温かく湿った環境に生息し、剝がれた人間の皮膚に目がない。折があれば人間の皮膚にとりつき、炎症や湿疹を引き起こすこともある。私が在籍していたオックスフォード大学の研究室では、チリダニがつくるホスホリパーゼという酵素が皮膚の脂質を分解し、免疫システムを刺激していることを発見した。このためにダニがいる部位の免疫反応が増幅され、かゆみや赤みをともなう炎症や湿疹を生じるのだという[26]。これは一例だが、皮膚微生物の研究では多くの成果が出ており、新しい治療法への展開に期待がかかっている。

人間の皮膚に定住しているにしろ、時々やって来るだけにしろ、あれほど多くの微生物がいる中で、さまざまな病気の画期的な治療法開発に向けて特に有望視されているのがマダニの唾液だと聞かされても、にわかには信じられないのではないだろうか。空腹のシカダニ（クロアシマダニ）は、人間の皮膚に噛みつくと、硬い頭部の先を真皮に潜り込ませて血液を摂取する。これらのマダニの一部は、消化管にボレリアと呼ばれるらせん状の細菌をもっている。人間以外の哺乳動物から吸血した際に感染したものだ。この菌がマダニから人間の皮膚に入って周囲に広がると、赤い発疹（紅斑）が現れてくる。静かな池に小石を投げ入れたときの波紋のように、この紅斑は輪を描いて大きくなり、中心部の色が抜けていく。特徴的な同心円状になるのは、逃げていく細菌に必死になって追いつこうと炎症反応が起きているためだ。これは慢性遊走性紅斑と呼ばれ、この症状があればそれだけでライム病の診断が下せる。一般的には発熱や激しい関節痛、記憶力低下、動悸などがみられる疾患だ。ボレリアが全身に拡散できる原因は、人間の免疫反応を抑制する分子を豊富に含むマダニの唾液にある。謎の多い唾液中には何千というユニークなタンパク質が存在し、人間の免疫分子を制御したり、免疫細胞を攪乱したりしている。マダニが一週間以上も人体に吸着していることを気づかれずに血を吸い続けられるのは、これらの作用なのだ。科学者たちはそこに注目し、マダニの唾液で人間の免疫システムが抑制されるなら、唾液中の分子には炎症の沈静化や自己免疫疾患の治療に使える物質があるのではないかと考えた。二〇一七年、マダニの唾液という宝の山から、オックスフォード大学の研究チームが単一のタンパク質を分離した。《P991_AMBCA》という名前はあまり印象に残らないものの、このタンパク質は心筋炎（命にかかわる危険性のある病気）で放出される特定の化学物質に結合し、そのはたらきを阻害することがわかっている。[27]人間の皮膚には微生物その他、ごく小さな生き物が一生すみ着いていたり、チャンスに恵まれて一週間だけとりついたりするわけだが、現代の科学はそれらの能力をより広く役立てる新たな方法を見いだしつつある。いわゆる「ばい菌」から薬をつくることもそのひとつだ。

皮膚のマイクロバイオームは皮膚の健康状態にも影響を及ぼしているので、その構成に手を加えることができれば、皮膚疾患の治療が変わるかもしれない。ヒトの誕生の瞬間からみていくと、分娩様式の違い（経膣分娩か帝王切開か）によって皮膚と腸のマイクロバイオームの将来に差ができる可能性が示されている。外の世界に出てくるときの赤ちゃんのぬるぬるした肌はほぼまっさらなキャンバスのようで、微生物の定着を待ち受けている状態だ。そんな生まれたばかりの赤ちゃんの体表面に、経膣分娩なら母親の膣内にいる細菌、帝王切開の場合は切開部の皮膚に生息する細菌に加えて分娩室の空気に混じる細菌の一部が早々と乗り込んでくる。新生児の皮膚に先駆者として降り立つ細菌が正確にどんな種類のものかは重要で、長期的な影響を及ぼすこともあるが、それはこれらの細菌がたちまち支配的な地位を固め、ほかの細菌があとから足場を得るのが難しくなるからだ。[28]やっかいな黄色ブドウ球菌がいる母親の腹部の皮膚や分娩室の空気に比べると、膣由来の微生物には「身体によい」細菌が多い。帝王切開で生まれた赤ちゃんは成長してアレルギーを発症するリスクが高いように思えるのはこのためかもしれない。それでは、新生児には必ず母親の膣粘液を塗りつけるようにすべきなのだろうか。膣液植えつけ(vaginal seeding)と呼ばれるこの処置はまだ一般的とはいえないが、希望者は確実に増えている。たとえばデンマークでは、産科医の九〇パーセントが出産を控えた女性から問い合わせを受けたことがあるという。[29]しかし、その裏づけとなる科学的なエビデンスは現在のところ十分ではない。長期にわたる影響も不明だし、帝王切開児のアレルギー率が高いのは、母親が抗生物質を服用しなければならない状態にあるなど、出産時に手術が必要になる要因のためだとする研究もある。[30]

赤ちゃんが生まれて数日後には、制御性T細胞がまとまって皮膚に移動してくるようだ。[31]これはほかの免疫細胞の分化を調節する細胞で、細菌に対する過剰な反応を抑えたり、免疫系が自己の分子を攻撃して自己免疫疾患に陥ることを防いだりする。私たちの人生のスタート時点で皮膚に付着していた微生物のタイプは、この制御性T細胞をはじめとする免疫細胞の分化に影響を及ぼしているかもしれない。成長してかかる病気に対する作用はまだ明らかではないが、このように早い時期に皮膚の状態がプログラミングされることで免疫のネットワークに連鎖反応が起き、消化器や脳といった臓器の機能に影響を与えている可能性もある。肝心なのは、免疫細胞と皮膚にすみ着いている細菌のあいだに健全な相互関係が築かれていることだ。それがなければ、私たちの身体の表面では混迷が続くだろう。免疫不全の患者さんは、いわば外敵による攻撃から身体を守る戦闘員があちこちで足りていない状態で、免疫細胞が十分に機能しないために皮膚から細菌が侵入しやすく、健康な人よりも多様な菌をもっている傾向がみられる。[32]こういった発見からは、たとえば母親の妊娠前・妊娠中の栄養状態や抗生物質の使用が赤ちゃんの免疫システムの発達とその後のマイクロバイオームの定着に及ぼす影響の有無など、興味深い疑問がいくつも生まれている。

これら極小サイズの微生物は皮膚にくっついているだけなのだから、そのうち風に吹き飛ばされたり、汗で流れたり、毎日剝がれ落ちる無数の皮膚細胞と一緒に空気中に舞い上がったりしそうなものだ。おもしろいことに、コネチカット州ジャクソンラボ・ゲノム医学研究所のチームによると、外界の環境にさらされているにもかかわらず、皮膚に定着している微生物の構成は時間がたってもほとんど変化しない[33]。手についている微生物は水で洗い流されたり、握手で交換されたりするはずで、ずっとそこにとどまってはいないだろうと思うかもしれないが、じつは手の微生物の構成はかなり高いレベルで安定性が保たれている。皮膚の細菌と聞くと、真っ平らな面にバイキン虫が群がっているイメージが浮かびがちだが、一ミリの何千分の一というサイズの小さな生物が皮膚の無数の凹凸に隠れて生息しているというのが本当のところだ。皮膚にいる微生物の個体数は時間の経過とともに確かに増減するが、かといって連中は私たちがシャワーを浴びるたび、必死になって皮膚にしがみついているわけではない。

皮膚マイクロバイオームが大きく変化するのは思春期だ。脂腺のはたらきが活発化して皮膚表面が油っぽくなると、プロピオン酸菌など脂質を好む細菌が繁殖しやすくなり、それまでの共生細菌に取って代わりはじめ、ニキビができやすくなる。この状態は大人になるとほぼ落ち着き、ひとりひとり異なる署名のようなマイクロバイオームが決まるが、それ以降に微生物の出入りは一切ないというわけではない。二〇一三年にオレゴン大学で行われた異色の研究は、ローラーゲーム（ローラーダービー）の選手を対象にこの点を調査したものだ。ローラーゲームとは、ローラースケートをはいた選手が二チームに分かれて屋内のトラックを周回するスポーツで、相手チームを追い抜くとポイントが入るため、滑走中は妨害やもみ合いが絶えない。練習では皮膚を直接触れ合わせる機会が多いので、ひとつのチーム内では選手の皮膚マイクロバイオームに共通するパターンがあった[34]。だが試合で二チームがぶつかると、対戦後は両チームともそれまでとは異なるパターンがみられるようになった。つまり相手チームの細菌をもらったということだ。

好むと好まざるとにかかわらず、ひとつ屋根の下で暮らしはじめると、マイクロバイオームも共有されるようになる。[35] 二〇一七年の研究によれば、不特定多数の人から、皮膚マイクロバイオームの分析データだけを頼りに同居しているセックスパートナーを九割の正解率で選び出すことができるという。[36]「夫婦は一心同体」とはいえ、これはちょっと微妙なところだ。なお、この研究では、カップルごとにマイクロバイオームがいちばん似ているのは足首から下、逆にいちばん似ていないのは大腿部の皮膚だということがわかった。また、実験参加者の生物学的な性別が大腿部のマイクロバイオームから簡単に識別できたのは、おそらく膣内マイクロバイオームに特有の細菌が移ってきていたためと考えられる。

こういった世帯単位の微生物構成、つまり署名は、都市のレベルでもみられるようだ。北米の三都市（アリゾナ州フラッグスタッフ、カリフォルニア州サンディエゴ、カナダのトロント）にある複数のオフィスでサンプルを採取し、構成を比較した研究がある。[37] 各オフィスに勤めている人たちの皮膚も調べたのだが、興味深いことに、どの都市も独自の署名をそこで働く人たちに記しており、たとえ別々のオフィスでも同じ都市なら微生物の構成が似通っていた。つまり、皮膚のマイクロバイオームを分析すれば、それだけである人がどの街に住んで働いているかが特定できたのだ。剝がれ落ちる皮膚にくっついた何百万という微生物が閉めきったオフィスの中を漂っていること、あるいは地下鉄のつり革や手すりには大勢の人がつかまっていることを考えれば、周囲の人々とは意外と共通するものがあるといえるのではないだろうか。ロンドンで地下鉄に乗り合わせた人に話しかけるのはほぼタブーだが、じつはお互い知らず知らずのうちに「縁もゆかりもない」関係ではなくなっているのかもしれない。

数年前の寒い冬の夜、私は免疫学者の友人たちとオックスフォードの小さなパブで飲んでいた。私が皮膚マイクロバイオームの話題を持ち出すと、常々いい質問をする一人が口を開いた。「マイクロバイオームは他人と共有できるんだね。だけど、もし自分の皮膚にいる微生物の組み合わせが特別まずくて、そのせいで湿疹がひどくなったりしているとしたら、そんなのを一緒にいる誰かにゆっくり伝染《うつ》していることにならないかな？」じつをいうと、二〇一七年にペンシルベニア大学のチームがこの疑問の答えにつながる発見をしている。(38) マウスの皮膚をリーシュマニアという寄生虫に感染させたところ、皮膚マイクロバイオームの構成に変化がみられた。このマイクロバイオームは、さらに同じケージの中にいた別のマウスに広まり、リーシュマニアに感染していなかったマウスもそれまでとは異なるマイクロバイオームをもつようになった。本格的な解明はこれからだが、皮膚のマイクロバイオームの状態に奇妙な変動があることは徐々にわかってきており、それにともなって生命に対する私たちの見方も変わりつつある。

いわゆる先進国では衛生状態が格段に改善され、一〇〇年前ならどこにでもいた病原体にいまの子どもが接触することはほとんどなくなった。これは感染症予防の観点からすれば朗報に違いないが、その反面、幼いうちに細菌類に暴露されないと、免疫システムの正常な発達、特に免疫寛容（免疫トレランス）の成立が妨げられる可能性が指摘されている。(39) 免疫寛容とは、自己の構成成分その他、身体にとって危険ではない抗原に対して免疫システムが反応しないことだ。このしくみが十分に発達しなかった場合、皮膚の免疫システムが過敏になり、アレルギーや炎症が起こりやすくなってしまう。これは衛生仮説と呼ばれる考え方で、湿疹や花粉症、喘息を発症する人がなぜ先進国に多いかをうまく説明している。[40] それでは、細菌の多様性が乏しく、免疫寛容が弱いと悪化するといわれる疾患、たとえば湿疹などはどうすれば治るのだろうか。その答えのヒントは、お風呂場にある。

人間は太古の昔から温泉に親しんできた。温泉に入ることで得られる健康効果と幸福感はつとに知られており、温泉源の近くには保養地として町がつくられたばかりか、大きく発展した都市もある。イギリスの南西部にあるバースも、そんなふうにしてできた有名な都市だ。二〇〇〇年前にローマ帝国の支配下にあった頃、一日の仕事を終えた市民が、あるいはブリタンニアの野蛮人との激戦に疲れた兵士たちが、この地の公衆浴場に集まってくる様子を想像してみてほしい。身体を温めて全身にオリーブオイルを塗ったあと、ストリジルという金属製のへらのような器具で汚れや汗をかき取る。皮膚疾患には温泉水に含まれるミネラルが効くというのは昔からよくいわれていることだが、最近の発見によると、これはローマ人よりもずっと前からお湯を使っていた微生物の効果かもしれない。たとえばビトレオシラ・フィリフォルミスは微小で透明な細菌で、皮膚の表面を滑るように動き回り、湿疹の炎症を抑えるはたらきがあることが示されている。二〇一四年の研究では、この細菌は複数のシグナル伝達経路を介して身体の免疫システムに情報を伝え、これを受けた免疫システムは制御性T細胞を増やし、免疫反応を沈静化させて湿疹を和らげることが明らかになった。[41] 湿疹の免疫反応を抑えたいとき、いまはまだ主にステロイドクリームに頼っているが、そのうちビトレオシラ菌などの細菌を含むクリームが開発され、長期にわたって副作用を心配せずに使える治療薬となるかもしれない。

私たちの体内にすみ着いている微生物と同じか、またはそれらと同類の生きた微生物を指して「プロバイオティクス」と呼ぶ。この一〇年でプロバイオティクス製品の市場は急激に拡大し、「善玉菌」が入ったヨーグルトを毎日欠かさず食べているという人はいまやごまんといる。腸内マイクロバイオーム

（腸内フローラ）に細菌を送り込んで健康状態を改善することには科学的に不確かな部分もあるが、その背後にある理論はしっかりしたものだ。クロストリディオイデス・ディフィシル（クロストリジウム・ディフィシル）という細菌による感染症では小腸が冒され、水様の下痢と腹痛の症状が出て、進行すると腸に穴があいたり、敗血症を併発するなどして命にかかわることもある。近年、この菌による腸炎の治療として、便微生物移植——実質的には健康なドナーの便を凍結乾燥したものを内服し、病原菌を無害の菌に置き換える方法——がきわめて有効であることが示されている。[42] このような治療法は多くの点で皮膚にも適している。皮膚の場合は細菌を酸で殺してしまいかねない胃を経由しないこともプラスだ。[43] 現在研究が進んでいるものとしては、表皮ブドウ球菌ともうひとつの常在性ブドウ球菌を皮膚に定着させ、湿疹などの疾患を起こす悪役の黄色ブドウ球菌と置き換える方法がある。[44] また、別の研究ではニキビに悩む一〇代の若者はニキビのない若者に比べると皮膚マイクロバイオームの細菌の種類が多いことがわかってきており、マイクロバイオームを調整すればニキビにも効果が期待できる。[45] 皮膚への微生物「移植」もあながち夢ではないわけだ。

プロバイオティクスを用いた皮膚治療の開発が進むと、体臭の悩みさえ解決できる可能性がある。二種類あるヒトの汗腺のうち、エクリン汗腺はほとんど全身の皮膚に分布し、体温調節のために水っぽくサラサラとした汗を出す。一方アポクリン汗腺は腋の下や外陰部、乳首のまわりに集中しており、断続的に脂っぽい汗を大量に分泌する。アポクリン汗腺からの汗は無臭だが、皮脂成分が細菌（特にコリネバクテリウム）によって分解されると嫌な臭いが生じる。臭いの原因となる物質のひとつである酪酸は、腐ったバターの臭いを放つ（ちなみに酪酸はバターで最初に発見された）。嘔吐物の独特の悪臭もこの酸によるもので、たとえば一回に吸い込んだ分子中に酪酸が〇・〇〇一パーセントしか含まれていなくても、私たちの鼻はこの臭いを嗅ぎ分けられる。アポクリン汗腺とコリネバクテリウムの組み合わせの威力がいかに強烈かは、どちらもほとんどもっていない人を見れば明らかだ。東アジア人、中でも韓国・朝鮮人は、遺伝的にアポクリン汗腺が少なく、腋の下にいる細菌の構成も異なるため、それ以外の地域出身の人々に比べて体臭がかなり弱い[46]。体臭が強いことで精神的・社会的な問題を抱えている人にとって、腋の下にプロバイオティクスを塗り広げることが解決策となる日がいつか来るかもしれない。

二〇一七年にスウェーデンのストックホルムで開催されたカロリンスカ皮膚科学シンポジウムでは、世界初の腋窩細菌移植の成果が報告された[47]。カリフォルニア大学サンディエゴ校のクリス・カレワート博士は、この試験のために、一人は体臭がほとんどないが、もう一人は相当体臭が強いという一卵性双生児を探し出した。博士は体臭がないほうの双子に、腋の下の臭いのもと（というより臭わないもと）となる細菌を十分に増やすため、四日間身体を洗わないように指示した。同時にもう片方には、新しい微生物を迎え入れる準備として、四日の間、毎日しっかり腋の下を洗うように伝えた。その後、臭わないほうから死んだ皮膚をこすり取り、もう片方の双子の腋の下に塗布したところ、驚くべきことに移植を受けたほうの体臭が消え、しかもその効果は一年間持続した。結論に飛びつくのはまだ早いが、さらに一八組で試験を行い一六組で同じ結果が得られたことには大いに期待がもてる。そのうち臭わない友達に皮膚を分けてもらい、制汗剤ともおさらばできるということだろうか。

皮膚は一見すると何もない吹きさらしの土地のように映る。だがじつは、私たちの身体はドキュメンタリー映画が撮れそうなほど多彩な生物の生息地で覆い尽くされている。そこで暮らす「野生の」生物たちにとっては、私たちの皮膚こそが世界なのだ。皮膚マイクロバイオームと皮膚疾患の関係については今後さらに理解が深まっていくはずだが、現時点でも皮膚にいる微生物のバランスを調整すれば解決できる問題がかなり多いことは明らかになっている。

皮膚は外界に面しており、身体の中でもっとも手近な実験の場所といえる。皮膚マイクロバイオームの研究がほかの臓器や身体の機能に影響を及ぼす病気を調べる上で大いに役に立つ可能性を秘めていることを考えれば、これは大きな利点でもある。逆に、離れたところにあるような気がする臓器のマイクロバイオームに変化が起きた結果、皮膚に直接的な影響が現れることもある。今度はそれについて見ていこう。

第3章　腸感覚

身体の内と外のかかわり

どんなものを食べているか言ってみたまえ。君がどんな人か言ってみせよう
——ジャン・アンテルム・ブリア＝サヴァラン

医学生の頃、病院実習で最初に教わったのは腹部の診察だった。患者さんにお腹を出してもらい、胃腸や肝臓の病気を示す兆候がないかをまず目で見て判断する。そのあと、腸を中心に触ったり、軽くたたいたり、音を聴いたりする。もっとも、私たちが患者さんの痛いところや異常の有無がわかるようになるずっと前にさかんに言われたのは、皮膚の状態をよく見て、それが何を物語っているかを考えろということだった。身体の外側を覆うものに現れるさまざまな変化は、その下で何が起きているかを知る手がかりになる。たとえば皮膚が黄色くなるのは黄疸のサインだし、手のひらが赤いときは肝臓の異常が疑われる。腋の下が黒く変色しているのは胃がんの症状かもしれない。私がいちばん興味を引かれたのは、肝臓病の患者さんの胸や背中にみられる「クモ状血管腫」だった。小さな赤い点の周囲に毛細血管が放射状に拡張し、クモが長い足を広げたような見た目になる。ほかの赤い皮疹と区別する検査がまたおもしろい。中心部をやさしく押さえると周囲の血管枝が消え、圧迫をゆるめると再び血液が流れる

ようになるかを確認する簡単なものだ。皮膚を「読む」ことで、身体の奥にあって直接見ることができない内臓の様子を知らせるメッセージを受け取る。その考えに私は心を奪われた。

身体の内側の状態が多少なりとも外側に影響を及ぼすというのは、誰もが本能的に感じていることだ。イースターのチョコレートを食べ過ぎてニキビが大量発生とか、水をたくさん飲んで肌がきれいになったとか、食べ物で肌の調子が変わったように思うことはよくある。皮膚と腸はいわばまったく別々の大陸だが、多種多様で大部分が未知の交易路を介して確かに情報交換をしていることが、科学の手によって徐々に明らかになっている。このうちのいくつかは直行のルート、つまりアレルゲン（アレルギーの原因となる物質）を含む食べ物を食べて出る膨疹（部分的なむくみ）や皮疹（赤みやブツブツ）のように、目的地にまっすぐ向かう道だ。一方、たとえば健康的な食事が肌にもたらす影響となると、遺伝子はもちろん環境的要因（いうなれば貿易風）の影響を受けるので、こちらは曲がりくねった、しかも物議を醸す経路になる。「食生活は肌に出るか」という一見単純そうな問いに答えようとすると、科学的な研究論文はもちろん、どちらかといえば非科学的な研究も含め山ほどある賛否両論の文献に目を通す必要があるだろう。とはいえ人体の複雑性を踏まえれば、いくら研究室レベルの実験で明確なデータが得られていても、それが生きている人間に必ず当てはまるとは限らない。「セレブ御用達」の品物や話題の健康食に世間の人々が（ときには専門家も）飛びつくのはいつものことで、売らんかなの食品・製薬業界の影響も無視できない。食生活について皮膚科医の意見が割れているのは当然だ。このあたりは医学の先端をいく複合的な領域で、科学としての成功もあれば失敗もある。それればかりか（じつはこちらのほうが重要なのだが）、私たちの皮膚と腸の関係が驚くほど込み入っていることを表してもいる。

南太平洋に位置するパプアニューギニア。ニューギニア本島からおよそ一六〇キロ東の沖合に小さな熱帯の楽園が浮かんでいる。面積二五平方キロメートル弱、人口は二〇〇〇人ちょっと。キタヴァ島という名前を聞いたことのある人はほとんどいないだろう。スウェーデン・ルンド大学のスタファン・リンデベリ教授率いるチームは、このこぢんまりとした島を画期的な研究の対象に選んだ。フィールドワークを始めた当時、キタヴァの人々は地球上で欧米型の食生活の影響が及んでいない残りわずかな民族のひとつで、島民のほとんどは果物と根菜類（ヤムイモやサツマイモ）、ココヤシ、魚を食べて暮らしていた。植物性の食品が圧倒的な比重を占め、グリセミック指数（ＧＩ値）が低い炭水化物の摂取量が多いものの、低脂肪ではなかった。リンデベリ研究ではキタヴァの人々に心臓疾患や脳卒中が少ないことが明らかになり、この結論をめぐっては多少議論もあったが、いわゆるパレオダイエットが再び注目されるきっかけになった。驚くべき報告はほかにもあり、たとえば調査した一二〇〇人の島民にはニキビが一切ない――「対象者全員において、丘疹、膿疱、開放面皰はいずれも皆無」――こともわかった。こうして、欧米型の食生活にある何かが、少なくとも皮膚疾患の一因になっている可能性が高まった。

キタヴァ島での調査結果を裏づけるように、食生活が欧米化するとニキビがひどくなることは明白になっている。特にニキビにつながるという強力なデータがあるのは、ＧＩ値が高いもの、つまり食後に血糖値を急上昇させる食品だ。体重、年齢、性別を考慮しても、ＧＩ値が高い食品の摂取量が多い人ほどニキビができやすい[1]。甘い食べ物や特定の炭水化物は、インスリンとインスリン様成長因子１（ＩＧＦ-１）という物質の濃度を急激に上げる。いずれもフォークヘッド転写因子Ｏ１（ＦｏｘＯ１）と呼ばれる調節遺伝子を阻害するホルモンだが、この濃度が上昇する過程で皮膚にさまざまな影響がもたらされる。皮膚での脂質合成が増加し、皮脂産生細胞が増殖、そしてアクネ菌の数を制御できなくなってしまうのだ。[2]ＩＧＦ－１は、ジヒドロテストステロン（ＤＨＴ）やいくつかの成長因子とともに牛乳にも含まれており、牛乳の摂取がニキビの発症に関係していることを示唆する研究もある。中でも低脂肪牛乳はよくないようで、脂肪が少ない分、問題のホルモンが弱められないからだという説がある。とはいえ、牛乳とニキビの関係は、ＧＩ値が高い食品の場合ほど確実に証明されているわけではない。イギリスの皮膚科医ステファニー・ウィリアムズは、ニキビに限らず、食生活が肌に与える影響に関する意識が高まっていることについて、次のように述べている。「欧米では低脂肪信仰が広まっていますが、同時にでんぷん質を多く含む穀物ベースの甘い食品に過度に依存している状況では、皮膚によいことは何もありません[3]」

そんなにチョコレートを食べるとニキビができるよ！――子どもの頃に毎日のように言われていた人もいるかもしれない。これはよく聞くが、じつは誤解に基づいた説だ。研究データの大半では、チョコレートを食べても特にニキビが増えるわけではないことが示されている。チョコレートは甘いが、脂質を多く含み、それが糖質の吸収を阻害するのでＧＩ値は低い。ただおもしろいのは、チョコレートを食べてもニキビはできないとするエビデンスのほとんどは一九六九年に行われたある研究のもので、その結果が四〇年間にわたって何の疑いもなく受け入れられていたことだ。[4]この研究については公正性に関する問題点が多々指摘された（具体的にはアメリカのチョコレートメーカー協会から資金提供を受けていた）ため、最近同じテーマが再度検討されている。[5]カカオ一〇〇パーセントのチョコレートを大量に食べた男性はニキビが悪化したという研究も一件あるが、この試験の参加者はわずか一三人だった。[6]サンプル数が小さい研究の場合、母集団の特性の分布を正しく反映しているとは考えにくいことから、解釈には注意が必要だ。とはいえ、いまのところチョコレートとニキビの関係を示す十分なデータがないとすれば、いつもチョコレートが悪者扱いされるのはどういうわけだろう。よくある間違いだが、相関関係と因果関係を混同している可能性はないだろうか。ひとつ興味深い事実を挙げるとすれば、女性は平均して月経が近づくと甘いものが食べたくなる傾向がみられるが、この時期はちょうど血中のアンドロゲン（男性ホルモン）濃度が上昇し、ニキビが増えることだ。「チョコレートを食べるといつもニキビができる」（相関関係）は、「チョコレートを食べるからニキビができる」（因果関係）と同じではない。その一方、月経周期にともなうホルモンの変動がニキビができやすくなる理由のひとつであることは証明されている。

ニキビの場合、代謝やホルモンの変化を通じて腸が皮膚とやりとりできることははっきりしている。しかし、食べたものの粒子が皮膚にそのまま届き、影響を及ぼすことがあるのかというのはまた別の問題だ。イギリス人のカレー好きは有名で、チキンティッカマサラは国民食といわれるほどだ。私は一時期、バーミンガムのカレー街「バルチ・トライアングル」に辛いもの好きの友達と通っていたことがある。彼は週に一度はジャルフレージー（トウガラシが入った辛いカレー）を食べていたが、食べると二、三日は身体からかすかにニンニクのような香りがする、オーデコロンならぬオーデバルチだと話すのだった。本人はカレーに入っているスパイスの分子が汗に混じって出てくると主張したものの、私はそれがどんなにおいであろうと、食べているあいだにお皿から立ちのぼってきた香りが服や皮膚についているだけだと思い込んでいた。ところで、辛いものを食べると汗をかくというのは本当だ。トウガラシの辛味成分であるカプサイシンは舌と皮膚の受容器を活性化するが、これは焼けつくような高温の刺激で活性化される受容器とまったく同じものなので、脳が暑くなったと勘違いし、体温を下げようとして汗が出るわけだ。そうはいっても、食べ物が汗となって出てくることはあり得るのだろうか。

これは友達の説が正しかった。食べたものの大部分は便として排出されるが、揮発性で香りの強い化合物の一部は呼気（たとえばニンニクに含まれるアリルメチルスルフィドという硫黄化合物）や尿（アスパラガスを食べたあとの独特の尿のにおい。これを嗅ぎ分けられるのはおよそ二人に一人）の中に放出され、確かに汗から特定の成分の分子が検出されることもある。ニンニクやタマネギは硫黄を特に多く含み、ニオイの元となりやすい。よく卵が腐ったようなにおいと形容される硫黄（化合物）だが、おもしろいことに、不快な口臭の原因となる分子は、皮膚のにおいについては違った影響を及ぼしているらしい。イギリスのスターリング大学とチェコのプラハ・カレル大学の共同研究では、ニンニクを六グラム摂取、あるいはまったく摂取しなかった男性の体臭に比べて、一二グラム摂取した男性の体臭は平均すると女性からより魅力的と評価されたという。[7] また別の研究では、ベジタリアンの男性の汗の香りは肉食男性の汗よりも女性に好まれた。[8] こんな実験をデザインした研究者たちには敬意を表するが、それよりも汗のニオイをくんくんと嗅いだ参加者たちの勇敢さをたたえたいところだ。

もっとも、食べ物の分子が皮膚に達することで、日常生活すらままならない状態に置かれてしまう人もいる。総合診療専門医の知人は、サリーという患者さんを初めて診た日のことを決して忘れないだろう。どこも悪そうには見えない二〇代半ばの女性が診察室に足を踏み入れた途端、知人は度肝を抜かれて椅子から転げ落ちそうになった。腐った魚としか言いようのない強烈な臭いのかたまりが迫ってきたからだ。サリーは自分の体臭に悩んでいた。二年ほどのあいだに、会社の同僚はだんだん机を離すようになっていたし、街ですれ違う人が露骨に顔をしかめたり、バス停で隣り合った若い子たちが鼻をつまんで吐くまねをすることにも気がついていた。日に二回シャワーを浴び、香水をこれでもかとばかりにつけていたが、医師に相談しようと決心した直接のきっかけは、その前の週にレストランから追い出されたことだ。ウエイターはその時「ほかのお客さまのご迷惑になりますので」と口にしたのだった。私の知人は自分ではわからないと白状して専門医を紹介し、サリーは遺伝子検査を受けた。その結果、サリーのつらい体験の原因はトリメチルアミン尿症（魚臭症候群とも呼ばれる）という珍しい遺伝性疾患であることがわかった。トリメチルアミンとは、魚や卵、牛肉、レバー、またある種の野菜が体内で消化分解されるときに腸内で合成される化合物だが、トリメチルアミン尿症の人はこれを分解する酵素を欠いているため、蓄積したトリメチルアミンが汗の中に排出され、腐った魚と卵が混じったような、生ゴミの臭いを発するようになってしまう。食べるものを厳しく制限するとサリーの体臭はほぼ消え、彼女は人生を取り戻したのだった。

食べ物に含まれる特定の分子は皮膚に影響を及ぼすことがあり、実際に皮膚に到達することもできるとすれば、栄養は皮膚の健康状態に直結していることになるので、たとえば食べ物で皮膚がんのリスクを減らせると考える人が多いのも無理はない。ところが、この件でも相矛盾するデータは山のようにあるのに、明確な答えはほとんどないのが実情だ。抗酸化物質《アンチオキシダント》（細胞内の有害な酸化反応を阻害するとされる物質）のサプリメントでがんのリスクが低減するという説は広く信じられているが、科学者のあいだでは疑問視されている。少なくとも、βカロテンやビタミンA、C、Eなどの抗酸化物質によってヒトの皮膚がんが予防できることを具体的に示すエビデンスはない。[9] セレンのサプリメントなどは、大量に摂取した場合、がんのリスクが高まる可能性すら指摘されている。緑茶に含まれるカテキンをはじめ、摂取後に皮膚に到達することが確かめられている成分もあるとはいえ、その効果についてはまだ結論が出ていない。[10] 実験室での研究で何らかの有効性が示されたとしても、抗酸化物質は人体に入れば消化分解、代謝されてしまうため、人間で効果を再現するのは現状では無理だ。しかし、根拠に乏しく、専門家の意見がまとまっていないにもかかわらず、抗酸化物質は信じられないほど人気があり、健康効果をうたう食品の広告でもよく見かける。これはいったいどういうわけか。元来人間は、いちばん楽な方法で安全と健康を手に入れようとするものだ。これさえ摂っていれば大丈夫というような食べ物があるとすれば、健康によいと実証されていること――果物や野菜を含むバランスのとれた食生活、適度な運動、たばこは吸わず、アルコールも控える――を守って生活するよりもずっと手っ取り早い。このように手軽な解決策を求める姿勢に目をつけた健康食品市場はいまや何十億ドル規模に成長しているが、製品の効果となると実際は眉唾ものだ。

だからといって、アンチオキシダントと呼ばれる物質はどれもまったく効果なし、というわけではない。まだ解明されていないことがあるのかもしれないし、そんな物質を豊富に含む食べ物の中にある何か別の成分が健康の維持に役立っている可能性も大きい。たとえば、卵や乳製品に多く含まれるビタミンAの一種レチノールは、非メラノーマ皮膚がん（基底細胞がん・有棘細胞がん）の中等度リスク群でがんを予防できることがわかっている[11]。また、トマトに含まれるカロテノイドの一種であるリコピンは、マウスの皮膚がんリスクを半減させる効果が認められ、大きな注目を集めている[12]。おもしろいことに、がんの抑制効果はリコピン単体よりもトマトとして摂取するほうが高く、この果実に含まれるほかの成分が作用しているらしいことがうかがえる。ヒトの皮膚がんに対しても同様の効果があるかはまだ不明だが、ニンジンやトマト、パプリカなど、カロテノイドを多く含むカラフルな野菜や果物を食べると、もれなくおまけがついてくる。肌の色つやがよくなるのだ。「健康的な」日焼け感を目指すなら、カロテノイド色素が豊富な食べ物を意識して摂るようにすると、肌の輝きにわずかだがはっきりとした違いが出てくるという。[13] もともと色白の人の「魅力」を評価するという実験では、野菜や果物をたくさん食べていた人は――紫外線によるマイナスの影響を一切受けずに――軽い日焼けをしている人と同等にランクされた。[14]

別の研究ではさらに注目すべき結果が示されている。ノッティンガム大学のイアン・スティーヴン博士によるものをはじめ、女性に男性の顔を見せて評価をしてもらう実験では、もとの肌色に関係なく、カロテノイドを含む食べ物によるオレンジがかった色つやは青白い肌や日焼けした肌よりも魅力的だとみなされた。[15] いきいきとしたつやには、男らしい顔立ちを上回る魅力を生む効果さえあった。性的パートナーを見つけるときの理屈を考えれば、これはそれほど驚くようなことではないかもしれない。オレンジがかった肌は健康状態がよさそうで、免疫システムも強いと考えられるため、私たちはそういう外見に惹かれやすく、ともすると交尾に至るというわけだ。ひどい貧血で血の気がなかったり、酸素が十分に行き渡らず手足の先が青みを帯びたり、皮膚を見るだけで体調の変化がすぐにわかることもたまにはある。だが私たちは、たとえ言葉では表せないようなものであっても、他人の皮膚に現れたきわめて微妙な変化を驚くほどうまく読み取ることができる。

DNAの二重らせん構造の共同発見者であるジェームズ・ワトソン教授は、アンチオキシダントを豊富に含むといわれる食品を大量に摂取することについて、いみじくもこう述べた。「ブルーベリーはおいしいから食べるものであって、がんにかかるのを予防するために食べるべきものではない」[16] この指摘は、バランスのとれた食生活が皮膚の健康に明らかな好影響をもたらすことを理解した上で受け入れるべきだろう。野菜や果物をたくさん食べるのはよいことに違いないが、ある「スーパーフード」ばかり食べ続けても意味はないわけだ。

皮膚と食生活の複雑な関係を示すもうひとつの例として、湿疹を取り上げよう。私はこれまで、症状が改善すると信じて天然サプリメントをいくつか（あるいは片っ端から）試しているという患者さんを何人も診てきた。三一歳のある女性にはひどい湿疹があったが、医薬品や薬効成分が入ったようなクリームの類は一切使わず、代わりに自己流の療法を試していた。ツキミソウにルリジサ（ボラージ）、ヒマワリ、ナツメ（クロウメモドキ）、ヘンプシード、各種の魚油を含む点滴に加えて、硫酸亜鉛とセレンの錠剤。しかし、どれひとつとして効いているようには思えなかった。こういったハーブやミネラルを食生活に取り入れて湿疹が治ったという患者さんは確かにいるものの、じつはまったく改善せず、従来の治療法で症状が落ち着く患者さんのほうが何十倍も多い。湿疹はよくみられる疾患で、慢性化すると体力を消耗させる。食物アレルギーによって悪化することがあるが、特定の食品で症状が明らかに改善することを示す本質的なエビデンスはいまのところない[17]。それでも、誰かの湿疹を和らげる食品が存在しないとは言い切れない。遺伝要因や環境要因にはかなりの個人差があるので、人によって特定の症状に効果的な食品が見つかることも十分にあり得るだろう。それでも、個別のケースに効き目がありそうな食品は、薬の代わりとするのではなく、一般的な治療にプラスして試されるべきだ。

湿疹のような皮膚疾患の症状に対応するサプリメントは、栄養医学にとどまらず、医学全体における難しい問題をひとつ浮き彫りにする。それは、私たちが思っているよりも人体のしくみがずっと複雑であることだ。なお、ビタミンDの摂取で湿疹の症状が改善することについては、若干ながら期待できそうな効果が示されている。ビタミンDは太陽からの紫外線に反応して皮膚でつくられ、腸でのミネラル（カルシウム）吸収に直接影響を及ぼす。皮膚と腸はこのように協力し、私たちの骨と免疫システムを強化している。ある試験ではビタミンDを一日あたり一六〇〇国際単位（ＩＵ）摂取した人で湿疹の症状に改善がみられたが、その後の研究では異なる結果が報告されている。[18] しかし、再発を繰り返す細菌性感染症の患者群ではビタミンDに湿疹を改善する効果が認められ、このビタミンが免疫システムで何らかの役割を果たしていることが示唆された。[19] ビタミンDが皮膚の健康状態そのものにどんな影響をもたらしているのかは明らかではないが（第4章参照）、身体のほかの部位にとっては不可欠の栄養素であり、不足しないようにサプリメントで補うことは公共医療の専門家からも推奨されている安全な方法だ。また、湿疹患者の多くは皮膚の免疫細胞の活性化に関与するCARD11遺伝子に変異がみられることが二〇一七年に発見され、今後の研究に期待がかかっている。[20] この変異による異常はアミノ酸の一種グルタミンを補充すると回復することから、グルタミンのサプリメントで湿疹が改善するかを確認する試験が検討されている。

湿疹に関する研究からは「魔法の薬」と呼べるような食べ物などほとんどなさそうだという冷静な結論に至らざるを得ないが、乾癬についてはバランスのとれた健康的な食生活を全面的に推奨する結果が得られている。うろこのように皮膚がむけるなど、目に見える乾癬の症状は肥満によって悪化するが、体重を減らすと著しく改善することを示す十分なエビデンスがある。[21] 肥満の身体は炎症反応を起こしやすい。つまり、体重の増加は乾癬の発症リスクを高めるわけだ。乾癬の典型的な症状は皮膚に現れるので、患者さんが人づきあいをやめ、暴飲暴食して太り、その結果さらに症状が悪化するという悪循環に陥ってしまいやすい。また乾癬はアルコールで悪化することがわかっており、そこからも不健康な食習慣や必要なときに必要なケアを受けようとしない傾向につながるおそれがある。

ほぼ未開拓の分野だが、皮膚と腸の関係を示す話として、乾癬の患者さんの四人に一人近くはグルテン過敏症だという研究結果もあり、グルテン除去食で症状がずいぶん楽になった例がいくつか報告されている（ただし、正確なメカニズムはまだ不明だ）。大騒ぎすることでもなさそうだが、じつはここから皮膚と食生活の複雑な結びつきが見えてくる。乾癬の患者さんでグルテン過敏症でもある人は、ほとんど全員がＨＬＡ‐Ｃｗ６という遺伝子をもっているのだが、この遺伝子は乾癬とグルテン過敏症の両方を患っている群にしかみられないという。[22] 皮膚と腸がどのように連携しているか、また食生活が皮膚にどのような影響を及ぼすかは、各自がもっている遺伝子の組成に左右される部分もある。栄養遺伝学《ニュートリゲノミクス》という新しい研究分野では、ひとりひとりの遺伝情報の違いが栄養素に対する反応の個人差に直結していることがわかってきており、理論的には食生活について科学を取り入れたオーダーメードのアドバイスが受けられる時代が迫っている。「健康は正しい食事から」はこれまで通りにしても、何が「正しい」かは人によって違うというわけだ。

つまり、食生活は確実に皮膚に表れるが、それはこちらが期待するほど簡単明瞭なものではないということだ。では、水はどうだろう。水こそ不老長寿の薬、いきいきとした健康な肌づくりに欠かせないものではないだろうか。私のご近所さんのある女性は、一年海外で暮らして戻ってきたら、右手しか使わない人になっていた。犬の散歩やパブでの和みのひととき、あるいはスポーツジムで運動している最中も、左手には必ずミネラルウォーターのボトルが握られていたからだ。彼女はここぞとばかりに私に言った。「みずみずしくなめらかで、ハリとツヤがある肌をキープするのにいちばんいい方法なんですって。しわも消えるらしいわ」　一日に四リットル水を飲むようになったと聞いて、彼女が右手だけで生活するどころか、トイレに行きっぱなしにならずにすんでいることに驚かされたのだった。もっとも最近はミネラルウォーターを手にしていないスーパーモデルを目にするほうが珍しいし、彼ら彼女らの輝くような肌の秘密は水をとにかくたっぷり飲むことだと吹聴されている。皮膚は細胞からできており、細胞のほとんどは水分なのだから、こまめに水分補給をすべきというのは確かに理にかなっている。とはいえ水はほかの臓器でも必要なので、飲んだ量から実際にどれだけ皮膚に届いたかなど簡単に測定できるものではないし、見た目に及ぼす影響となるとなおさら難しい。(23) 健康的な肌のためには水を飲みましょうというアドバイスをインターネットや雑誌でよく見かけるが、じつはこの領域の研究は数えるほどしかない。おそらく（案の定というべきか）、水について特許を取ることはできないし、そんな研究に資金提供をしても製薬会社の利益はないに等しいからだろう。これまでのわずかな研究では、毎日ふつうに水分を摂っていれば、皮膚の正常な機能によい影響を与え、表皮も潤うことが示されている。(24) 体内の水分が欠乏すると、皮膚の膨圧（弾力性）が低下し、形が崩れる。皮膚の細胞が大きく縮むためだ。水分不足が皮膚によくないことは確かだが、だからといって平均以上に水を飲んでも特段の効果が出るわけではない。一日に摂取するのが望ましいとされる水分量は、男性でおよそ二・五リットル、女性は二リットルで、そのうち七〇〜八〇パーセントを飲み物から、残りは食べ物から摂取することになっている。ただし、この推奨摂取量は体重や活動度、環境温度に応じて変わるから、厳密に決めることはできない。そこで役に立つのが体内メーターだ。これはかなり信頼性が高いので、のどが渇いたら水を飲むようにしよう。

片やアルコールは、「水みたいなもの」といわれたりもするが、それほど皮膚に優しくない。皮膚の見た目や状態に及ぼす影響となると、ほとんどいつでも有害だ。短期的なことでは、アルコールは皮膚から水分を奪うため、血色が悪くむくんだようになる。また、ほとんどのカクテルにたっぷり入っている糖分はニキビの引き金になるし、しわができるのを早める可能性さえある。さらに、アルコールの代謝で生成されるアセトアルデヒドは皮膚に炎症を起こし、ヒスタミンが放出されて血管が拡張する結果、顔に特徴的な赤みが現れる。アセトアルデヒドはアセトアルデヒド脱水素酵素によって分解されるが、中国や日本、韓国・朝鮮をルーツとする人では遺伝的にこの酵素のはたらきが弱い場合がかなり多い。一杯飲んだだけで顔が真っ赤になるような人は東アジア人の二五〜四〇パーセントを占めているという。

アルコールの乱用による長期的な影響で、皮膚に印象的な痕跡が刻まれることもある。私の記憶に残っているのは、重症の肝硬変で入院していたテリーという患者さんだ。五〇代前半だったが、実年齢より老けて疲れて見えた。乾燥してむくんだ顔の皮膚は黄疸のために黄色っぽく、口のまわりはビタミン不足でかさかさにひび割れていた。胸にはクモ状血管腫が散らばる一方、膨れ上がったお腹は臍《へそ》を中心に静脈が緑色に浮き出て、カラヴァッジョが描いた《メドゥーサ》を皮膚に写し取ろうとしたかのようだった。メドゥーサは蛇の髪の毛をもつギリシャ神話の怪物だが、テリーが示していた肝不全の兆候は、実際に医学用語で「メドゥーサの頭」と呼ばれる。肝臓の血管が詰まり、腸から肝臓に流れる静脈の血圧が異常に高くなるために浮き上がって見える状態だ。その周囲には、慢性炎症から起こる小さな貨幣状湿疹のほか、免疫系が十分に機能しないせいで体部白癬《はくせん》（俗称「たむし」）に特有の環状の発疹が一面にできていた。腹部の皮膚で何もできていなかったところも、肝臓病にともなうかゆみのため、かきむしられてひどい痕になっていた。

一時的なアルコール摂取にしても、飲酒癖の結果にしても、皮膚には確実に何らかの影響が残るが、長期にわたって適量を——たとえば毎晩ワインをグラスに一杯程度——飲み続けた場合、皮膚にどんな変化が起きるかについてはよくわかっていない。かつては習慣的なアルコール摂取によって悪性黒色腫

（メラノーマ）という悪性度の高い皮膚がんのリスクが上昇すると考えられたこともあったが、これは統計モデルでいう「交絡因子」を考慮した結論ではなかった。ビールを飲む習慣がある人は、長い時間太陽の下で過ごすなど、飲酒以外でリスクにつながる行動をとりがちだ。この点を踏まえて分析したところ、実際にはアルコール摂取と悪性黒色腫の発症には因果関係がないとわかり、長期間の適度な飲酒は安全である可能性が高いということになった。(25)

アルコールはよく自白剤にたとえられる。お酒が入ると気分がほぐれ、口を滑らせやすくなるからだが、じつは飲むと皮膚からも秘密がばれている。アルコールの代謝で生じるアセトアルデヒドの一部は汗となって分泌されるからだ。現在開発が進む経皮的アルコール検出技術はこのプロセスを見事に応用しており、手首に装着したデバイスで皮膚をモニターし、体内のアルコール濃度をかなりの精度で測定できる。私たちがスマートテクノロジーに売り渡している大量の個人データにも、そのうち血中アルコール濃度の項目が追加されるかもしれない。

これさえ食べればOKという魔法の食べ物はないにしても、無理なくバランスのよい食生活は健康な身体と皮膚の維持に役立つ。ところが、多くの人は特定のものをたくさん食べるともっと若々しくなれるという話を信じるようになっている。これは成長著しい栄養化粧品《ニュートリコスメティクス》市場の動向をみれば明らかだ。栄養化粧品とは美容目的のサプリメントやパウダーのことで、二〇二〇年には世界全体の業界売上高が五〇億ポンド〔約七〇〇〇億円〕に達すると予測されていた。(26) 美肌効果をうたう内用剤のブームがあり、最近では各種のビタミンやアンチオキシダントを配合したドリンク剤に加え、皮膚を構成する成分を身体の内側から補充しようという考え方が新しいトレンドだ。そんな中で永遠の若さを保つ妙薬として大々的に宣伝されているものといえば、なんといってもコラーゲンだろう。コラーゲンは皮膚の七五パーセントを構成するタンパク質で、皮膚に構造と弾力性を与えている。皮膚に存在するコラーゲンの量は年齢を重ねるごとに減っていくが、このプロセスは日焼けのダメージや喫煙の影響で急激に加速する。こうして皮膚を支える構造が失われると、しわやたるみが現れやすくなるわけだ。コラーゲンの分子を新しいものに入れ替えれば肌に弾力が戻り、しわを目立たなくできるというのは、筋の通った考え方のようにも思える。

コラーゲンは美容クリームによく配合されているが、分子が大きいため、皮膚の外側からは浸透しない。したがって、クリームを塗って何らかの効き目を感じたとしても、それはコラーゲンの効果というより、おそらく一時的に皮膚を潤すクリームの性質によるものだろう。では、身体の外からではなく内側から、皮膚にコラーゲンを送り込むことはできるのだろうか。ここ数年、加水分解法という処理で分子を小さくしたコラーゲンを含むサプリメントがたくさん登場し、皮膚にコラーゲンを補ったり、皮膚でのコラーゲン産生を活性化したりする効果をうたっている。強い胃酸で分解されないのかと疑問をもつ医師も多いのだが、いまのところは白黒を判断するだけの材料もない。最大の効果を示した研究では対象が女性一八人と少なく、サンプル規模があまりにも小さすぎて（チョコレートとニキビの関係で取り上げた実験もそうだったが）、統計的に意味があるとはいえない[27]。サンプル数が多い別の試験では、実際にしわが改善した参加者は一五パーセントにすぎず、ほかの要因が作用した可能性も考えられた[28]。飲むコラーゲンが金銭的に負担にならず、飲むと気分がよくなるなら、身体に害になるものではないし、コラーゲンやアンチオキシダントが入ったドリンク剤で不老不死の霊薬だと証明された製品はまだないというだけだ。とはいえ、今後十分なデータが集まれば、腸から皮膚に栄養を補給するようになる日が来ないとも限らない。

コラーゲンは飲み込んでも大丈夫だが、栄養化粧品には危険きわまりないものもある。近年飲む日焼け止めと称するサプリメントがいくつか市販されており、その中に「スカラー波」なるものを発するという製品があった。宣伝によれば、スカラー波は皮膚の表面に沿って振動し、SPF30の日焼け止め効果を発揮するとのこと。このインチキ広告についてはのちに裁判で争われ、アイオワ州司法長官はいみじくも「ほぼ確実に虚偽」だとの判断を示している。ここまでひどくはないにしろ、たとえばビタミンやアンチオキシダントを大量に配合し、紫外線から皮膚を守るとともにダメージを修復するなど、もっともらしい効果をうたう製品もある。ただし、そういった分子で皮膚がんが予防できるとの根拠は限定的だし、塗る日焼け止めと同じようなしくみで日焼けによるダメージを抑えるものではないことは明らかだ。ビタミンドリンクを飲んだからがんの心配はないと思って日光浴をしている人たちがいることを思うと、疑似科学（ニセ科学・エセ科学）は笑っておしまいの話ではなく、悲劇に変わってしまう。

一日あたりの推奨量を超えるビタミンをサプリメントで摂取した結果として肌がきれいになったり、皮膚疾患が治ったりすることを示すエビデンスはほとんどないのだが、ビタミンの摂取が不足すると、きわめて重大な結果を招くおそれがある。

二〇世紀の初め、アメリカ南東部のサウスカロライナ州では非常事態が発生していた。それは、日光にあたった人の皮膚に真っ赤なうろこ状の発疹がみられるようになることから始まった。うろこは次第に厚くなって茶色に変色し、ひび割れができてくる。発疹が広がるにつれて、身体が内側から裂けていくような症状も現れた。病人は寝たきりの状態で、ひどい腹痛に苦しみ、下痢が止まらず消耗する。最終的には精神も壊してしまう病気のようで、大半に抑うつ、頭痛、錯乱が起こり、躁状態や妄想に発展することも多かった。精神病院に収容された場合、およそ四〇パーセントの患者は昏睡状態に陥ったのちに死亡した。この謎の新病は、一九〇六年から一九一四年の期間にサウスカロライナ州だけで三万件以上も発生したのだった。[29] 原因究明のため、アメリカ公衆衛生局長官は当時メキシコからマンハッタンまで各地の流行病の研究で名をなしていたジョセフ・ゴールドバーガー博士を現地に派遣することにした。この恐ろしい病気「ペラグラ」は、どこからともなく現れて大流行するように思われたので、医学界では感染症との見方が主流だった。しかし、多くの病院や刑務所を見学したゴールドバーガー博士は、興味深いパターンに気づく。ペラグラを患っている人は入院患者や受刑者に限られ、医師をはじめ職員は誰一人かかったことがなかったのだ。

ゴールドバーガー博士は柔軟な発想の持ち主で、早速実験に取りかかった。ある孤児院ではとりわけ流行が激しく、孤児一七二人にペラグラ特有の赤くひび割れた皮膚がみられたが、博士は資金を募り、この院の食事を新鮮な肉や牛乳、野菜を取り入れたバランスのよいものに変えた。すると、全員がたちどころに回復した。食事が原因であることを検証するため、博士は続いて精神病院でまた別の実験を行った。二年間にわたり、収容者の一群には健康的な食事を与え（介入群）、異なる一群（対照群）には従来と同じ、トウモロコシと小麦が中心で栄養価の乏しい食事を出したのだ。そうして二年間追跡したところ、介入群ではペラグラは一件もなかったが、対照群では半数が発症した。これらの実験からペラグラの原因は食事にあるという証拠が積み上がってきているにもかかわらず、博士の説はいっこうに受け入れられなかった。新たに発見された細菌病原説が席巻する中、ペラグラは感染症だと信じ込んでいた医師がまだ多かったのだ。それに、南部の州知事や医師らは、北部の人間が一人で乗り込んできて、病気の流行は南部地域の貧困のせいだと決めつけたことに我慢ができなかった。こうしてゴールドバーガー博士は真の病因を突き止めることができずに世を去る。ペラグラがナイアシン（ビタミンB_3）欠乏症であると発見したのはコンラッド・エルヴェージェムで、一九三七年のことだ。[30] 精神病院の実験で介入群に与えられたバランスのよい食事では、肉や野菜、香辛料にナイアシンが含まれていたのだった。これを受けて、アメリカでは一九三八年からパンにナイアシンが添加されるようになり、ペラグラの発症件数は急激に減少した。ペラグラの症状が現れた皮膚が、危険なほどの栄養失調の前触れだったことは疑いようがない。

ゴールドバーガー博士が臨床試験を実施できたのは、その一〇〇年前にこれまた知識欲旺盛な科学的精神の持ち主が謎の皮膚病の研究を行っていたおかげだ。一七四〇年、イギリス海軍のジョージ・アンソン提督は、南米ペルーからパナマに至るスペインの太平洋勢力を攻略あるいは弱体化させる命を受けて出発し、四年後に帰国した。中国とアフリカを経由する航海で世界周航は達成したが、出航した二〇〇〇人近い船員のうち、骨と皮ばかりになりながら生きて戻った者はわずか一八八人。このとき船隊を襲った「赤い疫病」とは壊血病のことだ。その頃は原因も治療法もわからない病気だった。症状としては、まず毛包（すねが多い）の周囲に紫色の斑点が現れる。それは徐々に大きくなり、隣同士がつながってあざを形成し、最終的には足全体が覆われる。軍艦に乗っていれば切り傷はつきものだが、けがは治るにしても、ずいぶん時間がかかるようになる。そんな不吉な兆候が皮膚に広がるのと前後して、疲労や倦怠感、足の痛みなども出てくるのだった。

一六世紀から一八世紀のイギリス軍では、戦いで命を落とすより壊血病で死ぬ水兵のほうが多かったが、海軍として有効な治療法を検討するような取り組みは一切行われていなかった。一七一六年にスコットランドに生まれたジェームズ・リンドは、船医補として海軍に入隊し、この病気の破壊力をじかに体験した。手がつけられないように思われた病気の真相を突き止めるため、リンドは一七四七年に医学史上初の無作為対照試験を行う。彼は先入観にとらわれずに壊血病の水兵を一二名選び出し、二人ずつ六組に分けた。そして日々の食事と仕事の内容は全員できるだけ同じにした上で、組ごとに異なる食べ物や薬を与えた。第一組はリンゴ酒、第二組はヴィトリオール（硫酸とアルコールの混合物）、第三組は酢、第四組は海水、第五組は毎日オレンジ二個とレモン一個、第六組は《偉大なニクズク》という不思議な名前の軟膏。六日目には、第五組の二人だけが通常の仕事をこなせるまでに回復し、仲間を介抱していた。リンドは一七九四年に亡くなり、海軍はその翌年に柑橘類が壊血病に有効であることをようやく認めたのだった。リンドの功績は、壊血病を一掃したことのみならず、のちの近代医学にとって必要不可欠となる臨床研究の手法を基礎づけたことにもある。その後イギリス海軍では全船に植民地産のライムが支給されるようになり、水兵たちはアメリカで「ライム野郎《ライミー》」と呼ばれることになるが、この糧食は（少なくとも一時的には）イギリスの海洋制覇に役立ったといえる。なお、柑橘類の何が効いているのかは一九三〇年代の初めになるまでわからなかった。ハンガリーのセント＝ジェルジ・アルベルトとアメリカのチャールズ・グレン・キングによって別々に発見された謎の成分とは、ビタミンCだ。

皮膚と腸は日々の食事と代謝の作用を介して連絡を取り合っているが、コミュニケーションの方法にはもうひとつある。ときに劇的で、常に魅力的なその手段とは、免疫システムのことだ。特定の食べ物にアレルギー反応を示す場合、赤い発疹や蕁麻疹《じんましん》が出るにしろ、唇が腫れるにしろ、最初の兆候はたいてい皮膚に現れる。本物の食物アレルギーであれば、身体は免疫グロブリンＥ（ＩｇＥ）抗体をつくり、本来無害の食べ物に対して過剰な免疫反応を起こす準備を整える。ＩｇＥは多くのアレルギーに関与する抗体で、アレルゲンに大量に結合し、皮膚に移動してマスト細胞を活性化する。活性化されたマスト細胞は破裂してヒスタミンや各種の酵素など強力な刺激のある物質を放出するため、皮膚が赤くなったり、腫れたりするわけだ。このような皮膚と腸の通信手段は、食物アレルギーの診断で活用されている。プリックテストという検査では、皮膚に針を刺し、少量の食物アレルゲンを入れる。局所的にかゆみや赤み、腫れがみられた場合、その特定のアレルゲン（食べ物）に対してアレルギーがあることを示している。食物アレルギーは皮膚疾患にも影響を及ぼす。食物アレルギーだと医師の診断を受けた人では、アレルゲンを回避する食生活によってアレルギー反応を抑制できるだけでなく、湿疹などの皮膚疾患の症状が軽減するとのデータもある。(31)

偽アレルギーとは、アレルギーの症状に似ているもののＩｇＥ抗体は産生されない皮膚の反応や過敏症のことで、本物のアレルギーよりも診断が難しい。たとえば慢性蕁麻疹については、食べ物に含まれる偽アレルゲン（添加物や保存料のほか、植物中のサリチル酸など天然化合物にも存在する）が抗体反応を起こさずに直接皮膚と反応して症状が現れるという説がある。賛否両論を呼んでいる考え方だが、慢性蕁麻疹の患者群は偽アレルゲンを除去した食事で改善がみられ、ほかの治療がうまくいかなかった場合でも効果があったと報告されている。(32)(33)

私は一度、若い女性の患者さんを診たことがある。ダイエットをしたわけでもないのに二、三か月で体重が減ったのと、小さな水疱がお尻全体、それから腕と足の後ろ側に左右対称にできて「我慢できないほどかゆい」という。それは疱疹《ほうしん》状皮膚炎と呼ばれる水疱（ヘルペスウイルスに感染したときの発疹に似ているが、ヘルペスとは関係がない）で、セリアック病という腸の病気から皮膚に生じるものだった。アレルギーならIgE抗体が牛乳や卵、貝類など一般的な食物アレルゲンに反応するが、セリアック病の場合、腸や粘膜を異物の侵入から守っているIgAという抗体が、さまざまな分子がある中で特にグリアジン（グルテンを形成するタンパク質）に対して反応を起こす。また、セリアック病では免疫システムが腸に存在する組織トランスグルタミナーゼという酵素の分子にも攻撃をしかけるが、皮膚にはこの酵素によく似た分子（表皮トランスグルタミナーゼ）があり、免疫システムは引き続いてこれを認識し、抗体を産生しはじめると考えられる。IgA抗体はその後すぐに腸から皮膚に移動し、真皮の上部に沈着する。この結果炎症が起こり、かゆみの強い水疱ができるというわけだ。

免疫機能に関する皮膚と腸のつながりは、セリアック病についてはかなり解明が進んでいる。ほかの多くの病気――たとえばクローン病などの炎症性腸疾患では皮膚にただならぬ見た目の結節や潰瘍が生じる――に関しては、経路がどうなっているかはもちろんのこと、どんな分子や免疫細胞が皮膚と腸のあいだを移動しているのかもほとんどわかっていない。なお、酒皶は、ニキビダニの増加で発症することが多く、顔面の紅潮と結節や腫れを特徴とする炎症性の皮膚疾患だが、多くの胃腸病との関連が示唆されている。中でも、小腸で細菌が過剰に増えてしまう小腸内細菌異常増殖症（SIBO）という病気で酒皶が引き起こされることがあるらしい。その場合は腸の状態を改善する抗生物質を用いてSIBOを治療すると、酒皶の症状も消えるという[34]。

SIBOは、皮膚と腸のあいだに存在するもうひとつの不思議なつながりを説明している。それは、腸のマイクロバイオームが皮膚にどのような影響を及ぼしているかということだ。人間の腸には人体を構成する細胞よりも多くの細菌が生息しており、腸内微生物がつくる複雑な生態系は「忘れられた臓器」と呼ばれることもある。新しい研究を通して、腸内フローラの構成が私たちの健康に影響を与えるしくみが徐々に明らかになっているが、これは巨大な氷山ならぬ微生物の山の一角にすぎない。皮膚疾患に対する見方を変え、腸内の微生物の状態を調整して抗生物質の使用を避けるというのは、もちろん興味深い展望だ。

一世紀以上も前にノーベル生理学・医学賞を受賞したロシアの動物学者イリヤ・メチニコフは、時代に先んじた研究者だった。「いつの日か、何十億という細菌を詰め込んだカプセルを飲むか、ヨーグルトを食べるかして、疲弊した細菌叢の健康を回復させることができるようになるかもしれない」――プロバイオティクスという言葉が世間に注目され、科学研究の対象となる何十年も前に、その普及を予言していたのだ。ごく最近になって、湿疹のある子どもは平均的に腸内微生物の種類が乏しい上に、乳酸桿菌《かんきん》、ビフィズス菌、バクテロイデスといったいわゆる善玉菌も少ないことがわかり、また規模の大きな別の研究では、乳酸桿菌とビフィズス菌を含むプロバイオティクスが子どもの湿疹の症状を明らかに改善することが示されている[35]。このほかにも、母親が妊娠中にプロバイオティクスを摂取すると、生まれた子が二歳から七歳になるまでにアトピー性皮膚炎を発症するリスクが減るという報告がある[36]。

「プレバイオティクス」(プロバイオティクスと混同しないよう注意)とは、生きた細菌は含まないが、大腸まで届いて善玉菌の増殖を促進し、腸内環境を整える難消化性の成分のことだ。たとえば果物や野菜、穀類に含まれる食物繊維は、優れたプレバイオティクス効果をもっている。「シンバイオティクス」はプロバイオティクスとプレバイオティクスを組み合わせたもので、これを用いた皮膚疾患の治療は始まったばかりながら、有望な結果が得られている。二〇一六年の研究では、一歳以上の子どもにシンバイオティクスを八週間経口投与したところ、湿疹の症状が軽減したという[37]。

何十億個という腸内細菌が起こす小さなさざ波はやがて皮膚に打ち寄せるが、そこに至る道筋には幾通りかある。まずひとつは、免疫システムを部分的に変えるというルートだ。プロバイオティクスとして利用されるラクトバチルス・ロイテリという菌をマウスに飲ませた実験では、皮膚に存在する天然の抗炎症分子の量に増加がみられた。[38] また、腸のマイクロバイオームの異常で皮膚の免疫システムに悪い影響が出ることもある。腸内細菌のアンバランスは「ディスバイオシス」（腸内菌共生バランス失調・腸内毒素症）という名前で知られるが、このために腸壁の透過性が高くなり、病気や炎症を引き起こす分子が血流に乗って運ばれることで、身体の各部にさまざまな症状が出ることがわかってきた。[39] リーキーガット仮説と呼ばれる考え方だ。ディスバイオシスによって免疫システムが正常に機能しなくなると、皮膚と腸との相関関係で炎症が起こり、乾癬性関節炎（乾癬でみられる炎症性の関節炎）が悪化するというデータが増えてきている。[40] 乾癬の患者さんはディスバイオシスの状態になると血液中の細菌性DNAと炎症性タンパク質が増加するし、生まれたばかりのマウスに腸マイクロバイオームの多様性を抑制する抗生物質を与えると乾癬が悪化する。[41] 腸マイクロバイオームの状態が損なわれたマウスで皮膚に現れるアレルギー反応の頻度と程度がいずれも激しくなることは、二〇一八年にフランスの研究チームによって発見されている。[42]

皮膚と腸という離れた臓器に存在する細菌の集まりがコミュニケーションをとる手段の二つ目は、日々の食事だ。ヒトの腸マイクロバイオームは食べ物の分解と代謝に欠かせない。細菌が食物繊維を発酵する過程でつくられる短鎖脂肪酸は、人体に吸収されて抗炎症作用を示すようになる。皮膚は腸で合成された脂質を貯蔵することさえできるのではという見方もある。皮膚に存在する微生物の構成が食事によって変わることもあるかもしれない。私がカレー屋通いで学んだように、ニンニクの代謝産物（アリルメチルスルフィドなど）は皮膚から放出され、抗菌性をもつことが知られている。もっとも、飲食物の特定の成分が皮膚に作用するかどうかを確かめるのは簡単ではないし、腸マイクロバイオームが人によって微妙に異なることを考えれば、いっそう理解が難しい。

ところが、皮膚と腸を結ぶ入り組んだ連絡ルートには、さらに続きがあるかもしれないのだ。医学生時代のハウスメイトの一人は、精神的・感情的なストレスを抱えると、湿疹のような吹き出物が大量発生するのと同時に過敏性腸症候群の激しい腹痛にも襲われ、ソファにうずくまって耐えていた。いつか自分の名前を冠した病気を発見したいと思っている私は（「ライマン症候群」はいかにも難しい病気のような響きではないか）、三つの臓器、すなわち皮膚、脳、腸が互いに悪い影響を及ぼし合っているという仮説を立てた。あいにく、ジョン・H・ストークスとドナルド・M・ピルスバリーという二人の皮膚科医は私より八〇年も前にこの結論にたどり着き、「消化管の生理機能の影響で皮膚に生じる紅斑や蕁麻疹、皮膚炎と、情緒とのあいだに存在する重要なつながり」を指摘している。[43] ローマの風刺詩人ユウェナリスが《mens sana in corpore sano》（健全な精神が健康な肉体に宿る）と表現したことの恩恵を否定する人はいないだろう。私たちの精神状態は腸だけでなく皮膚にも確実に影響を及ぼしている（この点は第7章で検討する）が、その一方で、腸の炎症から脳の炎症が起き、精神状態の変化や不安・抑うつ状態の悪化につながることも次第に明らかになってきている。[44] まだ実証はされていないが、腸の影響を受けて変化した精神状態が皮膚に作用している可能性さえありそうだ。逆に、精神的なストレスによって腸マイクロバイオームの構成が変化するという見方も成り立つ。動物モデルを使ったある研究では、善玉菌の乳酸桿菌とビフィズス菌が精神的なストレスを受けて減少したという。[45] さらに、ある種の腸内細菌は神経伝達物質を生成できる。たとえば連鎖球菌とカンジダ菌がつくるセロトニンは腸を収縮させるし、桿菌と大腸菌がつくるノルアドレナリンには消化活動を抑制する作用があることがわかっている。心理的なストレスは腸の蠕動《ぜんどう》運動を弱めるが、そのために細菌が異常に増殖して腸壁から物質が漏れやすくなり、酒皶などの皮膚疾患につながることもあるかもしれない。[46][47] こういった脳－腸－皮膚の相関軸は、私たちの脳と身体、そして人体に生息する微生物が行っている複雑で謎の多いコミュニケーションの方法のひとつだが、研究分野としては新しく、ほとんど手つかずの状態だ。

したがって、私たちが食べたものは身体の中から外へと作用し、皮膚に影響が出てくることは間違いない。ところが最近、皮膚－腸のジグソーパズルではまったく新しいピースが見つかった。身体の外から中への作用も存在し、皮膚は驚くべきことに「ものを食べている」という。新しいエビデンスは、子どもの頃に皮膚に付着した食べ物が食物アレルギーに直結している可能性を示すものだ。二〇一三年、LEAP（Learning Early About Peanut allergy）という画期的な試験の第一次結果が発表された。それによると、卵アレルギーか湿疹があり、ピーナッツアレルギーを発症するリスクが高い乳幼児は、ピーナッツを含むお菓子を早くから食べているとアレルギーの発症が予防できた。[48] これはいわゆる免疫寛容の考え方を強く裏づけている。身体が無害のピーナッツの分子に対して激しいアレルギー反応を起こす代わりに、防御的に反応できるようになっていくということだ。現在、経口免疫寛容は腸を通じて獲得できると考えられている。だが、もし食物の粒子がまず皮膚に食べられるとしたらどうだろうか。これはあり得ないことではない。湿疹では頻繁にみられるが、皮膚のバリア機能が損なわれていると、空気中を漂う食べ物の粒子が皮膚に付着したときにバリアをすり抜けて体内に入りやすくなる。微小なアレルゲンの粒子は、食作用というはたらきにより、皮膚に存在するマクロファージ（大食細胞）という免疫細胞に「食べられ」てしまう。マクロファージは別の免疫細胞に粒子の情報を伝達して「感作」を成立させ、免疫システムにはその食べ物の粒子を異物と認識して排除するためのしくみが備わる。[49] これ以降にその食べ物の粒子が身体に入ると必ずアレルギー反応が起こるようになるわけだ。湿疹をもつ乳幼児は健康な皮膚の子どもに比べて、ピーナッツや卵、牛乳といった食品に対するアレルギーをはるかに発症しやすい。実際、湿疹は乳幼児の食物アレルギーで最大のリスク因子であり、一般的には食物アレルギーに先立って皮膚症状が出る。[50] 二〇一八年には別の研究で食物アレルギーは皮膚をむしばむ要素が三つ組み合わさって引き起こされることが示され、食物アレルギーと湿疹との関連を指摘する意見はさらに説得力が高まった。その三つの要素とは、遺伝子の影響で皮膚の吸収性が高いこと、家庭でのほこりや食物アレルゲンへの暴露、それから、おしりふきを使いすぎて石けん成分が肌に残り、脂質のバリアが乱れることだ。[51] 近年子どもの食物アレルギーが増えていることに、おしりふきやウェットティッシュが(どこまで)関係しているのかはまだわかっていないが、使いすぎが乳幼児の皮膚バリアを傷つけることは確かなようだ。研究が進めば、湿疹を早い段階で治療し、あわせて赤ちゃんの皮膚バリアを壊さないような対策をとることで、食物アレルギーの発症を予防できるようになるかもしれない。

食物アレルゲンに対する即時型の反応であれ、炎症性腸疾患にともなう結節や潰瘍であれ、あるいは野菜たっぷりの食生活によって生まれる肌つやであれ、腸からふつふつと湧き上がり、皮膚に現れる不思議な変化を見れば、離れて存在する二つの臓器は確かに情報のやりとりをしていることがわかるし、そのしくみの解明も少しずつ進んでいる。残念ながら皮膚に栄養を送り込むことについて絶対に効くというものはほとんどないが、皮膚の健康を保つ秘訣は、うれしいことに心身全般の健康を保つ秘訣と同じで、バランスのとれた食生活を維持することだ。皮膚は私たちの健康状態を告げる使者であり、人体の複雑さと美しさを尊重するよう訴えかけている。

第4章　光に向かって

皮膚と太陽をめぐる物語

イカロスよ、中空を行くのだぞ。あまりに低く飛ぶと、しぶきで翼が重くなる。高すぎると、太陽の光で焼かれてしまう。だからそのあいだを飛ばねばならぬ

――オウィディウス『変身物語』第八巻

ギリシャのサモス島。早朝の海沿いを走ろうと意気込んだものの、途中でへたばってしまった。岬の高台を目指して出発したのに、私は半分あたりで息が上がり、道端に座り込んで湾を見下ろしていた。夜明けの光が広がりはじめたイカリア海は、ギリシャ神話で太陽に近づきすぎた少年イカロスが墜死した場所だ。下方の砂浜にはビーチチェアがぎっしりと並び、砂はほとんど見えない――祈りのためのベンチや敷物の準備は完了、あとは何千人という太陽の崇拝者を待つばかりになっていた。

太陽に神の力を認める言説は新しいものではない。太陽は地球にいちばん近い恒星であり、太古の昔から崇拝されてきた。生命と光、そして癒やしの力をもたらすが、同時に畏怖の念を抱かせる存在だ。裸眼で見るとと失明するおそれがあるし、光を浴びると皮膚がやけどして体力を消耗する。太陽の質量は

地球のおよそ三三万倍、太陽系全体の質量の九九・九パーセントを占めている。この天体に対する驚き混じりの尊敬の気持ちは、現代科学によって強くなるばかりだ。古代ギリシャの人々はアポロンを太陽の神としたが、この男神は興味深いことに病を払う癒やしの神でありながら、疫病を広める神でもあった。太陽の強大な力は二面性をもち、吉凶いずれももたらし得ることを、私たちはみな本能的に感じている。では、私たちは太陽を畏れるべきか、それとも恐れるべきか。

待ちに待った休暇で（サモス島のように）太陽が輝く島へ行き、午後の大半をビーチで眠って過ごしたとしよう。ホテルに戻って鏡を見ると、鼻の頭が少し赤くなっている。太陽にキスされた（sun-kissed）のだ。日光を浴びたことで何が起きたかを生理学的に把握するためには、日焼けを引き起こす太陽の粒子（光子・フォトンと呼ばれる）が「勤めに出る」ところを追いかける必要がある。一個の光子が太陽の中心部で生まれて表面に到達するまでは、無数の陽子にぶつかりながらゆっくり上昇するプロセスに一〇万年以上かかるとされているので、この部分については省略しよう。歴史のしがらみから解放された小さな粒子が一個、太陽の表面から偶然地球の方向に向かって放射されたとする。この粒子の通勤時間はかなり短い。秒速二九万九七九二キロメートルで移動し、わずか八分一七秒後には地球に到達するのだ。もし本書を自然光の下で読んでくださっているなら、いまページを照らしているエネルギーは、二～四ページ前を読んでいた頃に太陽を後にした粒子のものだろう。私たちの皮膚にぶつかる光子の大部分は太陽から放出されているが、ごくわずかながら太陽以外の恒星を発生源とする光子も混じっている。西オーストラリア大学の研究チームの計算によれば、色素沈着をともなう日焼け（サンタン：sun-tan）の一〇兆分の一程度は銀河系以外の銀河に存在する恒星の影響だということだ。[1] ただし、日焼け効果が目に見えるようになるまでには、当然ながらその光を何兆年も浴び続けなければならない。

ここで重要なのは、混雑した通勤電車にいろいろなタイプの人が乗っているように、あなたの鼻先に届く日光も波長の違いによって異なる性質をもつ多数の光子で構成されているということだ。人間の目は可視光の波長をとらえることができ、そのおかげで鼻の頭がちょっと日に焼けたとわかる。しかし、日光に含まれる粒子のうち実際に日焼けを引き起こしているのは、目には見えず、大きなエネルギーをもつ紫外線（UV）だ。地表に到達する紫外光はほとんどが紫外線A波（UV‐A）で、この波長の光子は表皮を透過して真皮の奥を傷つける。このダメージのせいで皮膚を支えるコラーゲンとエラスチンの構造が徐々に弱くなり、しわやごわつき、しみなどが現れてくるのだが、このプロセスのことを光老化（光加齢）という。UV‐Aは色素沈着を引き起こすものの、炎症を起こすような日焼け（サンバーン：sunburn）には関与せず、かつてはがんの原因ではないと考えられていた。日焼けマシンに昔からUV‐Aが使われてきたのはこういうわけだ。しかし最近では、UV‐Aには老化のプロセスを早める作用ばかりか、皮膚がんの発症と進行に関与している可能性もあることを示すデータが集まりはじめている。

しかし、太陽光として地上に届く光の種類でもっとも悪名高いのは紫外線B波（UV‐B）だ。これは太陽による痛みと恵みをもたらす諸刃の剣といえる。UV‐Bはエネルギーが大きく、表皮の外側にあたるとDNAをばらばらに切断してしまう。皮膚は即座に反応して炎症が起こり、赤みや腫れ、水疱が現れる。UV‐BはDNAを切り刻むのみならず、皮膚に存在するビタミンDの前駆体を切り離す作用もある。前駆体は不活性の化合物で、決まった場所が壊れることによって活性物質が放出される。つまり、UV‐Bの照射は必須栄養素であるビタミンDの重要な供給源となっているわけだ。（なお、太陽光線の中で最大のエネルギーをもち、もっとも危険な紫外線C波（UV‐C）は皮膚を徹底的に破壊しかねないが、地球の皮膚ともいえる大気圏のオゾン層が吸収してくれるため、地表には到達しない。）

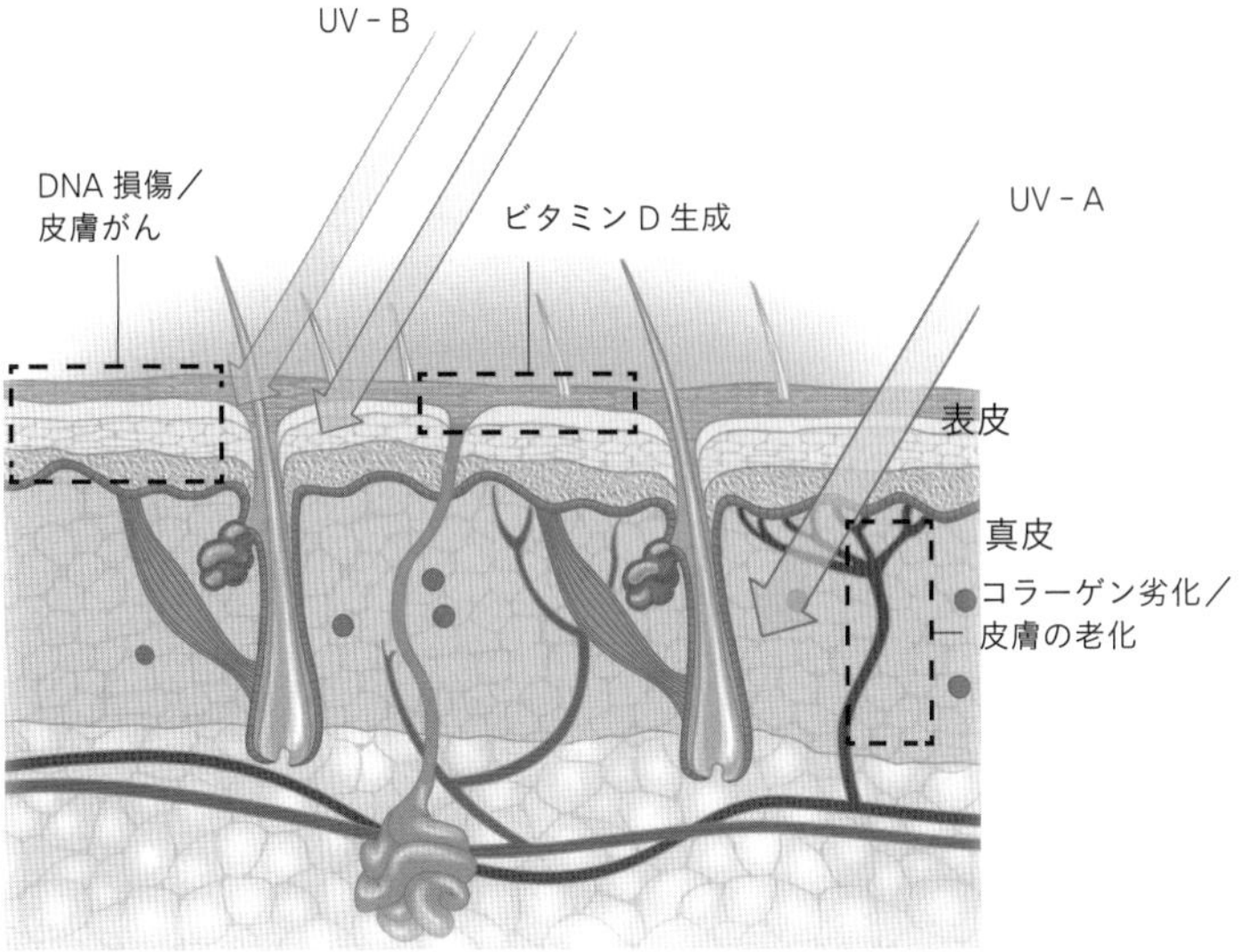

紫外線 A 波（UV-A）と B 波（UV-B）

UV－BはDNAを切ってしまうのだから、それを浴びている私たちは皮膚がんに苦しめられ、そろって早死にしてもおかしくはない。では、何がUV－Bの邪魔をしているのだろうか。答えはメラノサイト（色素細胞）だ。表皮の基底層につつましく存在するタコのような形の小さな細胞で、これまたタコのように墨――メラニンという色素――を吐き出す。メラニンは黒、褐色と赤系の色素で、さまざまに異なるタイプの複雑なポリマーからなり、紫外線領域の波長をほぼすべて吸収できるようになっている。人間にとっては優れた天然の日焼け止めだが、スウェーデンのルンド大学による二〇一四年の研究で、その驚きのしくみが解明された[2]。メラニンの分子に紫外線の光子が衝突すると、メラニンは陽子を一個放出し、紫外線のエネルギーを奪って無害な熱に変換する。このすべては一ピコ秒（一兆分の一秒）内に起こっているという。日光の攻撃を受けた皮膚ではメラノサイトが活性化され、紫外線を浴びてから二〜三日もすると、ダメージに対する防御反応で皮膚の色が濃くなる。指にたこができるのと同じ理屈といえなくもない。しかし、長期にわたる皮膚の色素沈着、つまり本来の色は、皮膚に存在するメラニンのタイプと量によってほぼ決まり、これが肌の色の濃淡を生んでいる。褐色の肌は色白の肌に比べてメラノサイトの数が多いわけではなく、皮膚の中にいるタコがより仕事熱心で、皮膚を守るために生成する色素の量が多いのだ。メラニンをまったくもたない人々の生活をみてみると、この色素がいかに大切なものであるかがよくわかる。遺伝的にメラニンが生成されない先天性白皮症（アルビニズム）の人は、幼い頃からあらゆる種類の皮膚がんを発症しやすく、きめ細やかなケアと治療はもとより、生涯にわたって紫外線対策を続けなければ、若くして亡くなる場合が多い。

メラニンに日焼け止めの機能があるとはいっても、日焼けをして太陽から身体を守ろうとするのは利口なやり方ではない。メラニンの日焼け止め指数（SPF）は3くらいしかないし、DNA破壊の爪跡も残る。一般に信じられている説とは逆だが、海などに遊びに行く前に軽く焼いても、皮膚を守る効果はほとんどないのだ。日差しを浴びることは、私たちの健康と外見の両方にダメージを与える。皮膚の老化要因の中でも、太陽光の影響はほかのすべての要因を足し合わせた分を大きく上回っている。だが、もっとも重要なのは、ある疾患群の発症においては日光への暴露が最大のリスク因子となっていることだ。この疾患——皮膚がん——は、世界各地で蔓延しているといえる状況で、多くの人々に苦痛や死をもたらしている。

皮膚がんの患者さんに初めて会った時のことは、記憶にくっきりと刻み込まれている。私は診察室の片隅に座り、腫瘍専門医がカトリオナに向き合う様子を眺めていた。カトリオナは三〇歳、アイルランド出身の女性で、悪性黒色腫（メラノーマ）のステージⅣだった。病気と化学療法のせいでやつれきった姿は何十歳も老けて見え、以前は毎週末トライアスロンの大会に出場していたという若くはつらつとした教師の面影はどこにもなかった。カトリオナが右の肩甲骨の上に小さく平べったいほくろのようなものを見つけたのはその一年前。赤と茶色、黒が混ざったようなそのほくろは大きくなっていった。診断が比較的早く、あらゆる治療を尽くしたにもかかわらず、がんは両肺、肝臓と骨に転移してしまう。私がカトリオナに会ったのは、余命は六か月から一二か月との告知がなされた直後のことだった。

その日、カトリオナは専門医の前で泣きじゃくった。「私のことをほったらかしにして……私が死んでしまってもいいと思ったんでしょう」　そして切れ切れに、がんの原因に心当たりがあると話した。「二二年前、八歳のカトリオナは夏休みに家族でスペインの海に行った。「日焼け止めはほとんど塗ってません。母はこんがりきれいに焼くつもりでいたし、父は日焼けは健康によいと言う人だったので。それで、初日の午後、母はショッピングに出かけて、父と私はビーチに行きました。父は私を一人残してパブに入ってしまって……よく覚えてませんけど、四、五時間は放っておかれていたような。それで夕方ホテルに戻りましたが、とにかくひどい日焼けで。水ぶくれができて、血まで出てきて、病院に行く羽目になったんです」　そう言いながら、二〇年あまり後に黒色腫を最初に見つけたあたりを指さした。

子どもの頃に一度ひどい日焼けをしたことが、カトリオナの末期がんの原因だといえるのだろうか。最近の研究によると、子どもの頃に重度の日焼けを経験しても多くの人は皮膚がんを発症しないが、水疱ができるような日焼けを一度経験した人では、大人になってから悪性黒色腫を発症するリスクが五〇パーセント上昇するという(3)。また別の研究では、一〇代の頃に五回以上重度の日焼けを経験した白人女性（男性は対象外）は悪性黒色腫のリスクが二倍になることが示された[4]。ひとたびDNAに損傷が起きれば、その付近の皮膚は特に弱くなり、一生回復しない。太陽光によるDNAのダメージが修復されないままだと、複製されたDNAの塩基配列に変異が生じ、生死にかかわるがんにつながる可能性がある。皮膚がんの発症には太陽が大きく関与しており、皮膚の色が薄い人の多い国では特にそうなのだが、この点はひどく過小評価されている。

カトリオナが診察室から出ていくと、専門医は私のほうを向いて言った。「人間はリスク評価がとことん不得意だし、将来の健康にかかわるリスクとなるとなおさら正しい判断ができない。そうわかってはいても、患者さんと向き合うと……小さい子どもに炎症を起こすような日焼けをさせるなんて、児童虐待でしかないと思う」

この三〇年間でアメリカの皮膚がん患者数はほかの種類のがん患者の合計を上回るようになり[5]、オーストラリアでは三人に二人が一生のうちに皮膚がんを発症するという[6]。皮膚がんは、もとの皮膚の色が薄く「健康的な小麦色」の肌へのあこがれが強い北アメリカや北ヨーロッパの人々で顕著に増えている。ビーチリゾートへの休暇旅行が格安になったことも関係があるだろう。とりわけ欧米諸国では、ここ二、三〇年で皮膚がんの発症率が爆発的に高まった結果、医療費の上昇ばかりでなく死亡者・患者数も増加し、まさに公衆衛生の危機と呼ぶべき状況が発生している[7]。皮膚がんの治療費だけでも、イギリスの国民健康保険制度（NHS）の負担は二〇二五年までに年間五億ポンド〔およそ六九七億円〕になると予測されている。その一方、皮膚がんの症例が増えるにつれて皮膚疾患全体で検査や治療の待ち日数が長くなっており、皮膚科医療の対応力が試されている。

皮膚がんの主な種類は、基底細胞がん、有棘細胞がん、悪性黒色腫の三つだ。基底細胞がん（BCC）

はもっとも頻度が高いがんで、光沢のある硬い皮疹ができる。顔や首など日光をよく浴びる部位での発生が多い。このがんで死亡することはほとんどないが、切除せずに放置すると、目や耳をはじめ周囲の組織を破壊するおそれがある。有棘細胞がん（SCC）は、かさぶたをともなった皮膚の盛り上がりが潰瘍化するもので、出血することも多い。有棘細胞がんは基底細胞がんに比べるとまれだが、悪性度が高く、転移も起こりやすい。しかし、皮膚がんの中でいちばんやっかいで、なおかつ死亡率がいちばん高いのは、悪性黒色腫（メラノーマ）だ。ほかの二つの皮膚がんより頻度は低いものの、近年増加傾向にある。アメリカでは、悪性黒色腫の新規診断が二〇一八年におよそ九万件（うち死亡は約一万件）あったが、報告数はこの四〇年間で一五倍に増加している。[8] またイギリスでは、悪性黒色腫の発症率は二〇三五年までに七パーセント上昇すると予測されている。[9]

悪性黒色腫では早期発見が特に大切だ。一九七〇年代には、悪性黒色腫の患者さんが一〇人いれば五人は亡くなっていたが、近年この数字が一〇人に一人に減少したのは、皮膚がんに関する世間の意識が高まり、早期発見が進んだことが大きい。アメリカのクリーブランド・クリニックが二〇一七年にまとめた報告では、悪性黒色腫の早期発見は生存率に重大な影響を及ぼしていることが強調されている。[10] 悪性黒色腫のリスクには、スキンタイプ〔紫外線に対する皮膚の反応性の違いによる分類〕だけでなく、ほくろの多さも関係がある。右腕にほくろが一一個以上ある人は身体全体で一〇〇個以上のほくろがあり、リスクが高いとされるが、これは悪性黒色腫の二〇〜四〇パーセントがもともとあるほくろの内部で発生するためだ。[11] 通常とは異なる特徴を示すほくろは異型母斑症候群と呼ばれ、家系に遺伝することがある。

一方、先天性母斑といわれる生まれつきのほくろに悪性黒色腫を発症する可能性は一〇パーセントに満たない。ふつうのほくろに紛れている悪性黒色腫は、次のように「ABCDE」としてまとめられた特

Asymmetry	形が左右非対称
Border	輪郭がでこぼこ／にじんでいる
Color	色むらがある
Diameter	直径が六ミリメートル以上
Evolution	変化（大きさ、色や形が変わる）

徴に気をつけていれば、専門家でなくても比較的簡単に発見できるはずだ。

なお、最後のEには「Ｅｘｐｅｒｔ＝エキスパートに相談」も付け加えたい。総合診療医や皮膚科専門医は、ダーモスコープ（皮膚の状態を見るための拡大鏡）を使った診断はもちろん、ほくろが悪性のものかどうかを診断するための訓練を受け、経験を積んでいるからだ。二〇一八年にバーミンガム大学が行った調査はこれを裏づけている。悪性黒色腫に関する一連の研究を世界規模で整理したところ、患部を目で見て診察するだけでは満足すべき診断精度は得られないが、ダーモスコープを扱える専門医が診察した場合は病変の見逃しがはるかに少ないことが示されたのだ(12)。またこの調査では、気になるほくろの写真から皮膚がんかどうかをチェックできるというスマートフォンのアプリは、悪性黒色腫を見逃してしまう確率が高いことも判明した。

皮膚の色やしみ・そばかすがどんな物語を伝えているかを、日頃から確認するようにしたいものだ。皮膚がん発症のリスクを理解するためのひとつの方法としては、皮膚を次のような六つのスキンタイプに分類した《フィッツパトリックのスキンタイプ》と呼ばれる尺度がある。

フィッツパトリックのスキンタイプの問題点は、人間の皮膚の色がもつ微妙な濃淡の違いを六つのタイプに粗っぽく分けたことと、暗褐色〜黒色の皮膚は「決して赤くならない」としたことだ（実際、色の濃い肌でも赤くなることはある。色の薄い肌に比べれば起こりづらく、起こっても軽くすむが）。それでも、この尺度はリスク

スキンタイプ	皮膚の色	紫外線を浴びたときの皮膚の反応
タイプⅠ：	(青)白色	必ず赤くなり、決して黒くならない
タイプⅡ：	白色(瞳は茶系)	すぐに赤くなり、ほとんど黒くならない
タイプⅢ：	黄みがかった白色	赤くなったあとに、黒くなる
タイプⅣ：	淡褐色	あまり赤くならず、すぐに黒くなる
タイプⅤ：	褐色	めったに赤くならず、かなり黒くなる
タイプⅥ：	暗褐色／黒色	決して赤くならず、必ず黒くなる[13]

評価に役立っているし、人種の多様性を反映しようする動きの中で意外な役割を演じたこともある。デジタルコミュニケーション時代の象形文字ともいえるemojiに肌の色のバリエーションが五色追加された際、これを参考にして色調が決まったのだった[14]。

皮膚がんは白人でもっともよくみられるがんだが、肌の色にかかわらず発症する可能性がある。紫外線を浴びればどんな色の皮膚でもダメージを受けるし、遺伝的性質や喫煙など、皮膚がんにつながるリスク因子はほかにも存在する。アメリカで行われた調査では、黒人の悪性黒色腫は白人に比べてずっと少ないのに、診断後の生存率は黒人のほうがかなり低いことがわかった。このような差が生じるくわしい理由は不明だが、アメリカでは保健医療へのアクセスが困難な黒人が多いことに加え、黒い肌でも皮膚がんになるという認識が黒人社会と医療関係者の両方に不足しているのかもしれない。悪性黒色腫の誤診の例としては、レゲエミュージシャンのボブ・マーリーが有名だ。悪性黒色腫が転移して亡くなるのだが、当初はつま先の病変がサッカーでできた傷だと診断され、治療が遅れたといわれている。

確たる根拠はないにしても、アメリカでは皮膚がんに関して患者さんの肌の色で臨床上の成果（アウトカム）に差が出ることを知り、私はイギリスの一次医療《プライマリケア》における悪性黒色腫の診断でスキンタイプによる違いがあるのかを調べてみることにした。患者さんのデータはＮＨＳのものを使う。ＮＨＳは原則無料で提供されている国営の医療サービスなので、ここからデータをとることで、アメリカの制度よりも社会経済的な公平性を確保したわけだ。二つの大学の協力を得て二〇枚の画像を用意し、《皮膚科プライマリケア・アンケート》と名づけてイギリス各地の総合診療専門医三〇〇〇名にメールで送付した[15]。画像ごとにドロップダウンリストに挙げた二〇の疾患名からひとつ選んで回答してもらう方式だ。対象者には伝えなかったが、このアンケートで私が知りたかったのは、ランダムに紛れ込ませた四枚の画像に対する回答だけだった。いずれも悪性黒色腫の病変で、二枚は白い肌、二枚は黒い肌に病変が見える写真だ。興味深いことに、正答率は白い肌の写真ではおよそ九〇パーセントに達した一方、黒い肌の場合は五〇パーセント強でしかなかった。この調査は規模が小さく弱点も多いが、命にかかわるかもしれない病気が皮膚の色によって違って見えることを医学部で教える必要性をうかがわせる結果となっている。

皮膚がんの問題は明らかに深刻化しているが、発症のリスクを減らすためにはどうすればよいだろうか。まず肝に銘じるべきは、「健康的な日焼け」は俗説にすぎないということだ。皮膚の色が少し濃くなる程度でも、日焼けのダメージは長年にわたって蓄積するという動かしがたい証拠がある。古代エジプトの人々は、太陽を崇めていながら太陽光の危険性を理解しており、最古の日焼け止めの記録も残っている。米ぬかとジャスミンでつくるその日焼け止めには、確かに肌荒れを改善する成分が含まれているが、ありがたいことに最近はもっと効果の高い処方が開発されている。太陽の下で遊ぶにしろ、働くにしろ、適切な保護効果を得るためには、皮膚が露出している部分はすべて日焼け止めをつけなければならない。ＵＶ‐ＡとＵＶ‐Ｂの両方に対応する広域スペクトルで最低でもＳＰＦ15の製品を、標準体型の成人なら三五～四五ミリリットル（ゴルフボール大、あるいは小さじ六～八杯分）程度塗り広げる必要がある。ちなみにSPF15とは、日焼け止めを塗っていない皮膚と比べて赤くなるまでの時間を一五倍にする効果があるという意味だ。なお、イギリスでは、日焼け止め製品のパッケージ表示に関してかなりの混乱が生じていることがわかっている。SPFはUV-Bに対する効果を表す数値だが、これとは別に五段階の星印でUV-Aの防止効果が示されている。ところが、ある調査によれば回答者のほぼ半数はSPFの意味を知らず、UV-Bだけに関係があると答えたのはわずか八パーセントだった[16]。

　日焼け止めを使うこと以外に皮膚がんのリスクを減らす日常的なアドバイスとしては、日光浴や日焼けマシンの利用を控えること、日陰に入ること、帽子や長袖のシャツなど日光をさえぎる衣服を着用すること、日焼け止めの正しい使い方を子どもたちに教えることなどがある。

　ある国では、紫外線対策の習慣が身につくと実際に皮膚がんの予防につながることが明らかになった。オーストラリアにはイギリス系の人が多い。彼らの――青白い肌をした――先祖は、薄暗く雨の多い北ヨーロッパの故郷を離れ、さんさんと太陽が輝く地球の裏側の大陸に移り住んだのだった。そう考えればオーストラリアが世界有数の皮膚がん大国なのもうなずけるが、その反面、ここ三〇年で皮膚がんの発症率を減少に転じさせた国はオーストラリアだけだ。私の同僚に、一九八〇年にオーストラリアからイギリスに移住してきた人がいる。一九八五年にシドニーの家族を訪ねてイギリスに戻った彼は、こんな感想を残した。「向こうはあまり変わってなかった。いや、七〇年代の友達はみんな長髪、上半身裸で街を歩いていたんだった。それがいまは全員短髪、Tシャツに帽子の格好で、日焼け止めを塗りたくっている。《カモメのシド》は完全にオーストラリア人の心に染み込んだらしい」この《シド》とは、一九八一年にオーストラリアのテレビに初登場して以来、「シャツを羽織ろう《スリップ》、日焼け止めをつけよう《スロップ》、帽子をかぶろう《スラップ》」と、一度聞くと（嫌になるほど）頭から離れないテーマソングを歌っているキャラクターの名前だ。この「スリップ・スロップ・スラップ！」キャンペーンは公衆衛生の啓発活動としては歴史上もっとも成功したものに数えられ、長年にわたって世界各国のマーケティング関連企業や保健機関から称賛されている。[17] シンプルなメッセージを効果的に伝えれば人々の問題意識が変化し、最終的に行動が変わることを示す例だといえるだろう。

しかしながら、日焼けによるダメージに関する認識と実際の紫外線対策とのあいだには——オーストラリアでも——ギャップがみられ、健康に対する姿勢は一朝一夕には変わらないことが表れている。英国皮膚科医会が二〇一五年に実施した大規模な調査では、イギリス在住者で皮膚がんが心配だと回答した人は八〇パーセントにのぼった一方、七二パーセントの人が前年に赤くひりひりするような日焼けをしたことを認めている。[18] 同様に、世界二三か国、二万人を対象に個人の紫外線対策を尋ねた二〇一七年の調査でも、回答者一〇人中九人は太陽を浴びることと皮膚がんの関係を知っていたが、約半数はレジャー時に一切日焼け対策をしていなかった。[19] 紫外線ケアの必要を訴えるキャンペーンの効果を心理学的に検証した複数の研究では、健康への影響を強調するよりも、虚栄心をくすぐる作戦のほうが効果的だというおもしろい結果が出ている。皮膚がんの写真を見せられ、日焼けのダメージは将来あなたの健康に響きますと聞かされても、行動の変化にはつながらない。ところが日光を浴びてできたしわやしみ・そばかすの写真を見せられ、肌を焼くとこの先外見に悪影響が出ますよと言われると、紫外線防御のガイドラインをまじめに守る人がかなり増えるそうだ。

なぜ人々は——とりわけ欧米に暮らす人々は——太陽を求めるのだろうか。一九二〇年代以前のヨーロッパやアメリカでは白い肌が美しいとされ、日に焼けた肌は畑仕事で汗を流さねばならない下層階級の人間であることを意味していた。このように社会の階層と美の階層を結びつける見方は、今日でも発展途上国、特にアフリカやアジア地域に根強い（これは第9章で検討する）。だが、コート・ダジュールでのバカンスでココ・シャネルがうっかり日焼けし、その後まもなくファッション誌『ヴォーグ』が「一九二九年の女の子は日焼けしていなければならない」と表現して以来、欧米社会では「健康的な小麦色の輝き」こそ若者にふさわしい、若いならそんな肌を目指すべきとする風潮が続いている。日焼けは、額に汗する労働どころか、余暇を楽しめる財力の象徴となった。皮膚がんの発症率上昇の陰には、肌が表す美しさや社会的地位をめぐる文化的シフトがあったのだ。

社会的な圧力も強いが、日焼けは実際に癖になりやすい。麻薬と同じように、太陽の光が身体に及ぼす影響にはプラスとマイナスの両方がある。そして、これもまた麻薬と同じように、やみつきになる危険がある。「タノレクシア」（日焼け依存症）は実在する病名で、日光を浴びると脳内麻薬とも呼ばれるβエンドルフィンの生成がうながされ、これが血流に入ることでオピオイド様の効果を示すと考えられている。オピオイドとは、モルヒネやヘロインなど、鎮痛作用と中毒性をもつ化合物のことだ。事実、海水浴によく行く人の二〇パーセントは薬物乱用や中毒の診断基準の症状を満たし、「太陽依存症」の兆候が認められるという。(20)

理想的な世界なら、自分をより魅力的に見せるために肌の色を変えたいと思う人などいるはずがない。ところが現実はそうではない。老化のサインや皮膚がんなど、紫外線によるマイナスの影響を気にせずに「健康的な日焼け肌」を手に入れたい人々にとっての大きな問題は、燦然と輝く理想郷は果たして存在するのかということだ。セルフタンニングのオレンジがかった色味に悩まされず、手軽にナチュラルな日焼け肌を実現できないものか――この難題は意外にも食べて解決できる。ニンジンやトマトなど、カロテノイドを豊富に含む色の濃い野菜を食生活に取り入れると、肌にごくわずか（ながらはっきりとわかる）つやが生まれる。またカロテノイドをたくさん摂取した人の顔色は、軽く日焼けしている人よりも魅力的に映るという。[21] おもしろいのは、果物や野菜を食べると肌つやがよくなると聞かされた人は、同じ食べ物で将来の心臓発作のリスクが減ると言われた人に比べ、そういった健康的な食生活を継続しようとすることだ。あまのじゃくのようだが、ここでもやはり私たちは（下手をすると命にかかわる病気とはいえ）将来のことよりも、いま現在の見た目を優先させる傾向があるようだ。

その一方で、二〇一七年には「本物の」フェイクタンを可能にする突破口がついに開かれた。[22] ＳＩＫ阻害剤と呼ばれる低分子の物質にメラニンの生成を活性化するはたらきがあり、紫外線をさえぎる色素を自然に増やせることがわかったのだ。まだ先は長いとはいえ、この発見が実用化されれば、日光を浴びることなく身体を保護する程度に焼けた肌を手に入れられるようになるかもしれない。皮膚の色がもっとも薄いスキンタイプＩに分類される人たちにとってはとりわけ朗報といえるだろう。

ＤＮＡに相当のダメージがあり、なおかつ日光を繰り返し浴びているのでなければ、大多数の場合皮膚がんの発症にはつながらない。この理由のひとつは、紫外線によって生じたＤＮＡの損傷を修復する優れたしくみが人体に備わっていることだ。ヌクレオチド除去修復と呼ばれる機構では、まずタンパク質複合体がＤＮＡの鎖に沿って移動し、（敏腕編集者がスペリングのチェックをするように）塩基配列の間違い、特に紫外線のダメージによって生じたミスがないかを確認していく。鎖のどこかで間違いが見つかると、タンパク質複合体はその損傷部に向かい合う位置で無傷の鎖に結合する。次にハサミのようにはたらくタンパク質が呼び出されて損傷部の両側を切断するので、この部位が除去される。そして、ＤＮＡポリメラーゼという酵素が正しい配列を合成し、続いて別のＤＮＡリガーゼという酵素が元のＤＮＡ

鎖と連結することによって、ＤＮＡの修復が完了する。この複雑なプロセスは、日中に浴びた紫外線で生じた変異の数を減らせるように、体内時計の影響を受けて主に夜間に起こっているようだ。

嘆かわしいことに――医学の発見とは得てしてそんなものだが――ヌクレオチド除去修復のしくみについて理解が深まったのは、不運にもそれをもたないごくわずかな人々の存在があったからだ。二〇一六年にアフリカのある皮膚科専門病院を訪問した私は、一〇歳の女の子とその六歳の弟に引き合わされた。女の子の顔はしみだらけで、腫れ物がいくつもあり、手術跡の傷も残っていた。左目には眼帯。ひと月前に浸潤性の基底細胞がんで眼球を摘出したという。弟の顔は黒ずんだ斑に覆われ、妙な形のあやしげなこぶができていた。二人とも、そのくらいの年齢の子どもにありがちな活発さや生意気なところはみじんも感じられず、完全に病気に飲み込まれていた。姉弟をむしばんでいた病気は色素性乾皮症。紫外線で生じるＤＮＡの損傷を修復する複雑なメカニズムが完全に欠損している遺伝性疾患だ[23]。患者さんは短い生涯（途上国では二〇代まで生きられる人はほとんどいない）のうちに恐ろしいほど次々と皮膚がんを発症する。ほんの少し日にあたっただけで、たちまち炎症性の日焼けになってしまう[24]。私を案内してくれていたタンザニア人の医師は、姉弟のことを「月明かりの子どもたち」と表現した。目に見える皮膚病を忌み嫌い、日陰者として扱う社会は世界各地にあるが、色素性乾皮症の場合は文字通り暗がりで暮らすことが唯一の治療だ。欧米ではおよそ一〇〇万人に一人の割合で発症するが、少なくともこの悲惨な病気の患者さんを支える体制がある。ニューヨーク州北部で開催されている《キャンプ・サンダウン》では昼夜逆転のスケジュールが組まれ、色素性乾皮症の子どもたちは日がすっかり暮れたところで外に繰り出し、遊びに熱中できる。けれど、タンザニアの病院でがんに苦しむ姉弟のそばに座る私には、このアフリカの暑い国で太陽の光を遮断して生活するとはどういうことなのか、想像しようとしてもできなかった。

　アメリカで色素性乾皮症の有病率が際立って高い地域のひとつはアリゾナ州の乾燥地帯にある。ナバホ・ネイションで暮らすネイティブ・アメリカンの人々は、国内のほかの地域に比べて色素性乾皮症の割合が三三倍も高い。症状が目に見えるこの残酷な病気を先祖の呪いだと信じるナバホ族の呪医《メディスンマン》も多く、それをある意味で真実を含む主張だととらえる遺伝学者もいる。一八六〇年代、合衆国政府軍とナバホ族のあいだの緊張状態が臨界点に達し、一連の武力衝突の果てにリンカーン大統領はナバホ族の強制移住を決定した。こうしてナバホの人々は銃口を突きつけられ、アリゾナ州の故郷の土地からニューメキシコ州ボスク・レドンドまで、およそ五〇〇キロの道のりを歩かされた――《ロングウォーク・オブ・ナバホ》として知られる史実だ。戦闘による疲弊だけでなく、病気の流行や飢餓の発生を経て、この時期にナバホ族の再生産年齢人口〔生物学的な意味で親となることが可能な年齢の人口〕は約二万人からわずか二〇〇〇人に急減した。そして遺伝子のボトルネック効果が生じ、今日二五万人を数えるナバホ族の集団は遺伝的多様性がかなり低くなっている。しかも二〇〇〇人の先祖は、偶然ながら異常に高い割合で色素性乾皮症の原因遺伝子をもっていた。[25] ロングウォークの記憶は、ナバホ族のアイデンティティを定義づけるものであるだけでなく、実際に人々の身体に刻まれ、忘れようのない歴史の傷跡となっている。遺伝子コードは過去の出来事の詳細な記録を保管し、私たちの皮膚に物語を記すのだ。

　日光の影響を強めたり、逆に弱めたりするのは遺伝子だけではない。一四歳の頃の思い出だが、夏休みが終わって学校が始まったのに、友達のジェームズが姿を見せなかった。ずいぶんたって（実際には一週間かそこらだと思うが）ようやく登校してきたジェームズは、まったく別人になっていた。長袖のTシャツを着込み、休み時間のサッカーの輪にも入らない。だいいち校舎から出てこない。急に外で遊びたがらなくなった理由を本人が語ったのは、さらに数週間してからのことだ。新学年が始まる二日前、ジェームズは家の庭の片づけを「やらされた」。その日はイギリスの夏にしては珍しく暑い日だった。日陰で伸び放題の茂みをすっかりきれいにし、照りつける日差しの中に出ると、ジェームスは「たちまち溶けはじめた」（本人談）。どういうわけか、服で覆われていない腕や首の後ろのあたりがひどいやけどのようになり、大きな水ぶくれが現れたのだ。

病院で手当てを受けたところ、犯人はジャイアント・ホグウィード〔和名バイカルハナウド〕という植物だとわかった。成長すると三メートルを超える高さになるセリ科の多年草だ。原産地はロシア南部のコーカサス地方で、園芸熱の高いイギリスには観賞植物として持ち込まれたのちに野生化し、大陸ヨーロッパと北アメリカでも多くの地域で定着している。大きいばかりで特に悪さをしそうにもない見た目だが、じつは樹液に紫外線があたると植物性光接触皮膚炎を引き起こす。ジャイアント・ホグウィードの樹液に含まれるフラノクマリン類は、ある種の植物や果物の成分で、光毒性（紫外線にさらされることで生じる毒性）をもつ。光毒性反応で起きる炎症は化学物質によるやけどのような状態になりがちで、皮膚への影響も大きく、跡が長く残ったり、変色や退色が生じることもある。

こんな散々な目に遭ったジェームズは、高校を卒業するとスペインのマヨルカ島でバーテンダーの仕事に就いた。ある日、いつも通り昼間のシフトを終えてひと眠りしたものの、二、三時間で右手に焼けるような痛みを感じて目が覚めた。右手の甲全体に膨らんだ水疱がいくつもでき、皮膚が赤くなって血まで出ていた。ジェームズが負ったII度のやけどは、程なくして「マルガリータ皮膚炎」だと判明する。プールサイドでカクテルのマルガリータをせっせとつくっているあいだ、彼の手についたライムジュースと日光もしっかり混ざり合っていたらしい。ライムの中の光毒性をもつ分子（同じ成分はレモンにも含まれる）が紫外線に反応して、六年前と同じような反応が出てしまったわけだ。

太陽の光は毒にもなるが、薬にもなる。デンマークで最大の病院、リイスホスピタル（コペンハーゲン大学病院）のすぐそばに、一風変わったモニュメントがある。巨大な花崗岩の上に裸体のブロンズ像が三体乗った堂々たるもので、立っている男性の左右を膝立ちのような姿勢の女性二人が固め、太陽に向かって伸びる花のように身体を反らせている。《光に向かって》（Mod Lyset）と題するこの像は、デンマーク・フェロー諸島出身で現代の光線療法の父と呼ばれる医師ニールス・フィンセンの功績を記念し、一九〇九年に彫刻家ルドルフ・タイナーが制作した。

古代ギリシャの彫像のようなポーズをとるブロンズの人体は、当時新たに発見された光の治癒力を体現すると同時に、すっかり忘れられていた知識に敬意を表してもいる。たとえば、皮膚の色素が抜け、白く目立つ斑（点）がいくつもできる「白斑」という疾患がある。決定的な病因はまだ解明されていないが、おそらくは遺伝子の相互作用と免疫細胞がメラノサイトを破壊することで起こると考えられている。(26) この病気は古くから知られており、三五〇〇年前に古代エジプトで書かれた医学書『エーベルス・パピルス』には、ナイルの谷に育つアンミ・マユス〔ホワイトレースフラワー、和名ドクゼリモドキ〕という植物を粉にして色素が抜けた部分に塗布し、真昼の太陽を浴びると、本来の皮膚の色が戻ると記されている。中国とインドにも同じような古い記録が残っており、植物と日光の組み合わせで皮膚病が治ると考えられていたことがうかがえる。古代ギリシャの「医学の父」ヒポクラテスも日光の治癒力を信じていたといわれるが、エジプトの医学の影響を受けていたことは間違いないだろう。古代ギリシャやローマ、ケルトの太陽神が、医術や癒やしと深いかかわりがある存在とされていたことは驚くにあたらない。太陽療法（日光療法。現在では一般に光線療法と呼ばれる）を意味するheliotherapy《ヘリオセラピー》は、ギリシャ神話の太陽神ヘリオスに由来する単語だ。ヘリオスは毎朝光り輝く戦車で天空を駆けるとされていた。もっとも、そこに太陽を載せていたのなら、相当に大きな戦車でなければならなかっただろう。

ニールス・フィンセン博士がデンマークのコペンハーゲンに開設した《太陽園》に患者を迎えるのは二〇世紀初頭のことだ。つまり、現代の光線療法が登場するまでにはヒポクラテスの時代から二〇〇〇年以上かかったことになる。太陽の光を浴びれば病気が治ると信じていた博士は、探究心から光の波長によって治癒力が異なるかどうかを調べ、結核菌による感染症で皮膚に痛々しい瘢痕が残る尋常性狼瘡《ろうそう》の治療に試していた。そして、紫外線を照射すると、結核菌が死滅して狼瘡が治癒する例が多いことに気がついた。博士の発明でもっとも有名な「フィンセン灯」は紫外線領域の光をほかの波長の光から分離して照射できるランプで、これまでさまざまな皮膚病の治療に役立てられてきた。(27) フィンセン灯の第一号機は太い円筒から望遠鏡の筒のような足が四本伸びており、いかにも大きく重そうなところはソ連時代の衛星に似ている。とはいえ、フィンセン博士の研究は光線療法に新しい世界を開いた。一九〇三年、博士はデンマーク人初のノーベル生理学・医学賞受賞者となった。

今日、皮膚疾患の治療でもっとも広く用いられている波長は紫外線B波（UV-B）だ。紫外線A波（UV-A）を使う方法もあり、こちらはPUVA《プーバ》療法と呼ばれている。PUVAでは、患者さんはまずソラレンという物質を含む薬剤を飲んだり塗ったりし、そのあとでUV-Aを照射される。ソラレンは植物から得られる化合物で、光に対する皮膚の感受性を高める作用があるため、低い（弱い）照射量での治療が可能になる。光線療法は特に乾癬に有効だ。乾癬は表皮のケラチノサイトが異常に増殖し（通常三〇日のターンオーバーが五日程度になってしまう）、特徴的なかさぶたやうろこ状の皮膚の薄片が生じてくる病気だが、光線療法の紫外線でケラチノサイトのDNAが傷つけられるので増殖が止まる。実際のところ、皮膚に存在する免疫細胞の大半は光線療法で生じるダメージの影響を受けるようで、湿疹や皮膚T細胞リンパ腫など免疫細胞が過剰に反応しているさまざまな疾患について、日光あるいは人工光線を用いた治療の効果が認められている。また、光線療法を行うとメラノサイトで合成されるメラニン色素の量が増えるため、白斑の脱色部の色が濃くなることもある。

制御された条件下で強い紫外線を照射すると、皮膚の状態がよくなる場合がある。一方で、意外に思えるかもしれないが、何の仕掛けもない可視光線も医療に堂々たる足跡を残している。それは一九五六年の夏、イギリス南東部エセックス州にある小さな自治体ロッチフォードでのことだ。暑い日の午後にこの病院の中庭で看護師ジーン・ウォードがしていた仕事は、のちに小児科学の歴史で最大の発見のひとつにつながっていく。フィンセン博士と同じく、ウォードは太陽光の効果を信じており、未熟児に中庭で日光浴をさせていたのだった。彼女はこんなふうに説明したはずだ。「新鮮な空気の中でほどよい日差しを浴びるのは、ほこりっぽくて暑苦しい保育器の中にいるよりも、ずっと赤ちゃんの体にいいんですよ！」

回診の際に、別の看護師が未熟児の赤ちゃんのうち一人の様子が違うことに気づいた。数日前は黄疸で黄色くなっていた皮膚が健康的なピンク色に戻っている。なぜか一か所くっきりと三角に黄疸が残っていたのは、日光浴の時にたまたまシーツの角で覆われていたところだった。新生児黄疸は、赤血球が壊れてできるビリルビンという色素が体内に蓄積するために皮膚が黄色くなる状態だが、多くの場合危険なものではなく、数日で消失する。ただし、睡眠や哺乳のリズムを妨害することがあり、治療せず放置するとと脳障害をきたすおそれもある。

黄色の三角マークの一件から半月ほどして、同じ病院の新生児病棟で研修医をしていたリチャード・クリーマーは、別のことに目を留めた。黄疸で交換輸血を行った赤ちゃんから採取した血液サンプルを窓際の直射日光があたる場所に置いていたところ、緑色になっていたのだ。しかも、この血液はビリルビン濃度が予想外に低かった。この二つの独立した気づきから、病棟のチームには、日光に含まれている何かがビリルビンに直接作用しているのではないかという考えが生まれる。ドクター・クリーマーは、さまざまな光源を使って可視光線がビリルビンの血中濃度に及ぼす影響を調べていった。街灯の光の効果まで確認したほどだ。その結果、青色光（ブルーライト）にはビリルビンを分解する作用があり、重症の新生児黄疸でも輸血を行わずに完治できることがわかったのだった。青色光を持続的に照射すると、水に溶けない構造のビリルビン分子が変化して水溶性になり、体外に排泄されやすくなる。これは今でこそ二〇世紀の小児科学における大発見だとみなされているが、当時の医学界では、単なる日光に特定の病状を著しく改善するようなはたらきがあるなど信じられないという意見が大半だった。[28]ドクター・クリーマーの報告がアメリカ・バーモント大学のジェロルド・ルーセイ博士率いる研究チームによって確認され、光療法が新生児黄疸の標準治療となるのは、それから一三年後のことだ。[29]

光線療法の発見は、偶然が医学を一変させ、患者さんの状態を改善するとともに、無数の命を救えるようになったことを示す典型的な例といえる。それでも、新生児病棟に初めて足を踏み入れ、未熟児の小さな赤ちゃんたちが深い青色の光を浴びている光景を目にすると、現実としてはちょっと受け入れがたいかもしれない。ＵＦＯが出すトラクタービームを連想してしまうからだ。なお、現在スイスの研究チームが黄疸の赤ちゃん用に照明を内蔵したパジャマを開発している。完成すれば、赤ちゃんはこれま

でのように裸ではなく、誰かに抱かれた状態で、波長の短い可視光線の照射を受けられるようになる。(30)

成人の皮膚疾患には紫外線で改善するものが多数あることがわかっているが、可視光線を照射した場合はどうだろうか。二〇一六年にインスタグラムに投稿された一枚の写真――リアリティ番組のスター、コートニー・カーダシアンの顔全体を覆う（いささかぞっとするような）白いマスクが濃いブルーの光を発している――は、フォロワー三六〇〇万人にチェックされ、LED（発光ダイオード）光療法をたちまち有名にした。この光療法の支持者はエステティシャンからハリウッドのセレブリティまで多数に上るが、彼らに言わせれば、LEDマスクはニキビや吹き出物はもちろん、加齢によるしわなど、あらゆる肌の悩みに効果があるという。高エネルギーの可視光線、すなわち紫や青色の光はニキビの原因のひとつであるアクネ菌を全滅させることができるし、これよりも波長が長く「やわらかい」赤やピンク色の光は傷の治りを早め、老化を遅らせる効果があるという理屈だ。しかしながら、可視光線療法はいまのところ、まともな治療法というよりはインチキ療法という感じがする。強い青色光がある種の細菌を殺すことは実験室レベルでは確認されているが、青色光でニキビを治療できるというエビデンスはない。ニキビに対する光線療法の研究七一件を対象とし、その効果を統計的に分析したシステマティックレビューの結論は、青色光または赤色光を用いた治療法に効果があることを示す質の高いデータは目下存在しないというものだった。(31) 今後状況が変わる可能性はあるにしろ、現時点ではLEDマスクより効果的で、しかも安価な治療法がある。新しい治療技術について新聞や雑誌で目にする成功談は、たいていそれで大金をもうけている企業の肝いりで掲載されており、確かな根拠と呼べるものではない。それはまさに《不都合な真実》だ。私たちひとりひとりの外見に対する自信のなさが数十億ドル規模のビジネスを成り立たせているスキンケアの分野ほど、この形容がよく当てはまる業界はないだろう。

LED光療法よりも一歩先を行くニキビの治療法のひとつ、光線力学療法（PDT）では、もっと有望な成果が示されている。あらかじめアミノレブリン酸などの光感受性物質を皮膚に取り込ませ、この物質がニキビで詰まったり広がったりした毛穴の皮脂腺に蓄積されるのを待って光を照射すると、アクネ菌が駆除されるというしくみだ。なお、青色光の研究は皮膚と太陽との関係にも新たな光を投げかけ、驚きの事実が解明されている。二〇一八年、カナダ・アルバータ大学の研究グループは、人間の「冬太り」の原因は太陽から放射される青色光にありそうなことを発見した。[32]高エネルギーの紫外線B波は表皮で止まり、この層にダメージを与える一方、紫外線A波はその下の真皮層まで到達して影響を及ぼすわけだが、太陽の可視光線に含まれる青色光の波長は表皮と真皮を通過して皮下組織の脂肪細胞に届くことが明らかになったのだ。青色光が脂肪細胞にぶつかると、細胞中の脂質小滴が小さくなり、結果として細胞が貯蔵できる脂質の量が減る。日が短く薄暗い冬の間に私たちが皮下脂肪を一枚着込んでしまいがちな理由は——クリスマスのごちそうのカロリーの影響は割り引くとしても——ここから説明できるかもしれない。朝になると血糖値を上昇させるコルチゾールというホルモンが分泌されるなど、いわゆる体内時計（概日リズム）や代謝の作用が人間の目から入った光に応じて制御されていることは十分に立証されている。しかし、一日ではなく季節性のリズムについては、何らかのかたちで皮膚が影響を及ぼしていることもあるかもしれない。

太陽の光が毒であり、薬でもあることは、したがって明白な事実だといえる。現代の議論でこの二面性がいちばんはっきりと現れているのは、ビタミンDをめぐる混乱だ。日光は皮膚にダメージを与えるが、ビタミンD必要量の大部分は日光を浴びることで生成されており、日光を避けた生活をしているとビタミンD不足につながるおそれがある。アラビア半島に位置し、世界でも日照時間が特に長いヨルダンでは、女性の多くがイスラム教の服装で身体を覆っており、女性人口のじつに八〇パーセントがビタミンD欠乏症だという（ちなみに男性では二〇パーセント以下だ）。[33] ビタミンDは、必要量のほとんどが皮膚で生合成される点で、基本的に食品から摂取されるほかの必須栄養素とは異なっている。しかも紛らわしいことに、活性型ビタミンDはそもそもビタミンではなく、ホルモンに分類される物質だ。ビタミンDは、カルシウムやリン酸塩をはじめとするミネラルの血中濃度の調節にきわめて重要な役割を担っている。不足すると起こる症状からわかるように、ビタミンDには健康な骨の石灰化を支える大切なはたらきがある。たとえば骨軟化症（乳幼児の場合は「くる病」と呼ばれる）では、ビタミンDの欠乏によって骨が弱くなるために変形や骨折が起こりやすくなったり、筋力が低下したりする。ビタミンDのはたらきは、丈夫な骨や筋肉をつくるだけではない。体内のほぼすべての細胞にはビタミンD受容体が存在しており、このホルモンが免疫システムの機能からがんの予防、メンタルヘルスにまで関与している可能性が示唆されている。なお、不足しないよう気をつけることは確かに重要とはいえ、ビタミンDは一部の人が主張するような万病に効く栄養素ではないかもしれない。心臓疾患や糖尿病、がんに対するビタミンD補充療法の効果についての総合的なデータは、かなり矛盾したものになっている。[34]

皮膚はビタミンDの工場で、DNAの損傷やがんを引き起こす太陽の剣でもある紫外線B波が二段階でビタミンDを合成している。まず、紫外線は皮膚に存在するビタミンDの前駆体（7-デヒドロコレステロール）の分子を切断し、プレビタミンD_3ができる。プレビタミンD_3はすぐに体温で変化してビタミンDとなる。このビタミンDの分子はさらに肝臓と腎臓を通過して活性型ビタミンDに変化し、身体に作用するようになるわけだ。なお、ビタミンDは食品からも摂取できる。脂ののった魚や強化乳製品などに多く含まれるが、日々の食事だけで必要量をまかなうのは難しい。日光をまったく浴びずに一日推奨量を摂取しようとすると、ほぼ必ずサプリメントに頼ることになる。

人間がビタミンDを二通りの方法で得ているというのは少し奇妙に感じられるだろうか。じつはペットのほうが輪をかけてすごい。動物たちも皮膚と日々の食べ物で「太陽のビタミン」を摂取するが、その方法は私たちとは異なり、これまた変わっているのだ。ネコもイヌも皮膚から体毛に7-デヒドロコレステロールを含む皮脂を分泌していて、日光を浴びると、このコレステロール化合物がビタミンDになる。だが、それを体内に取り込むには口を使うしかない。つまり、ペットの毛繕いはビタミンDを摂取するためでもあるのだ。こんな一見回りくどいやり方をする動物が哺乳類にいるのは、皮膚が毛皮で覆われていて日光が届かないせいだと考えられている。

皮膚がんの発症率は世界的にかつてないペースで増加しているが、ビタミンD不足に陥っている人もかなり多い。紫外線が皮膚に与えるダメージと身体に必要なビタミンDの量のバランスをとる上で最大の問題は、どの程度の日光浴が望ましいかということだ。ビタミンDの必要量を皮膚だけから摂取することはほぼ一年中可能だし、その場合余分なビタミンDは皮膚で除去されるので、過剰症の心配もない。[35] 北ヨーロッパやアメリカ北部の州で暮らす人なら、午前一一時から午後三時の時間帯に両腕の肘から先と両足の膝から下を一日一〇〜三〇分（皮膚が赤くなるまでの時間の半分程度）日にあてていれば、適切な摂取量がまかなえる。四月から九月の間は週二〜三回でよい。ただし、重要なことを二つ補足しておきたい。まず、この方法はさまざまな条件に左右される。緯度をはじめ、曇り具合や大気汚染の状況、皮膚の色の濃さ、服装、日焼け止めの使用などのほか、記憶や習慣化といった要素も無視できない。そして二つ目は、たとえこの程度の短い時間であっても、日光を浴びればDNAの損傷につながり、累積的に皮膚がんを生じさせる可能性に留意すべきことだ。健康的な日焼けなどないという残念なニュースと同じく、日光浴について専門家の合意を得た「安全な」許容値は存在しない。

アメリカ皮膚科学会が発した「日にあたるのはやめなさい」というアドバイスは、世界中の多くの医療機関に支持されている。[36] ビタミンDは日々の食事とサプリメントからも摂取でき、こちらの方法なら皮膚がんのリスクなしに推奨量を満たせるので、サプリメントを常用するというのは合理的な考えだ。アメリカ医学研究所は、ビタミンDサプリメントの一日推奨量を一歳までの乳幼児で四〇〇IU（国際単位）、一〜七〇歳で六〇〇IU、七一歳以上で八〇〇IUとしている。一方イギリス科学諮問委員会では、年間を通してサプリメントと（強化）食品から一日に四〇〇IUのビタミンDを補うよう推奨している。ビタミンDの摂取と太陽光によるダメージのバランスは難問だが、賢明な答えは中間あたりにあるのではないだろうか。この必須ビタミンは食べ物とサプリメントに加え、紫外線対策をきちんとして日光を浴びることから十分に摂取できる。私たちは気分を切り替えたり、運動したりするために毎日外に出るべきだが、ビタミンDを「チャージ」するためにわざわざ日にあたる必要はない。黒くなるにしろ、赤くなるにしろ、日焼けをしないようにすることはきわめて大切だし、ビタミンDのサプリメント摂取は安全で、とりわけ量が不足している大勢の人にとっては健康のためにもよい。私たちの皮膚は、イカロスの父親のように中庸を勧めている。すなわち太陽に近づきすぎず、かといって離れすぎない位置を守るということだ。

第5章　老化する皮膚

しわ、そして死との戦い

どんな傷も時間が癒やす
——英語のことわざ

時間は踵《かかと》をすり減らす
——ドロシー・パーカー

私がナンシーと会ったのは一度きり、あるホスピスを見学した時だ。彼女は窓際のベッドで、二つ重ねた枕に寄りかかるようにして休んでいた。上掛けの上に置かれた腕はまさに骨と皮ばかりで、青白いところに紫が混じったようなしみが全体に浮いている。顔を覆う皮膚は薄く、頬がこけて深いしわができていた。私は医学生になったばかりで、教科書を離れて「本物の」患者さんを見られる機会に飛びついたのだった。だから知識も経験もなかったが、それでもナンシーの状態がひどく悪いことはわかった。引率してくれていた総合診療医の先生が、診察してごらんと私をナンシーの横に立たせた。

「ウッドさん、こんにちは。胸の音を聞かせてもらえますか」

「どうぞどうぞ、もちろんどうぞ」

くぐもった声ながら、私を見るどんよりした目に優しい笑みが浮かんだ。

ナンシーのほうに身を乗り出し、ゆっくりで弱い心音を聞き取ろうと頑張ったが、私はその時ちょっとしたパニックに陥っていた。近づいてみると、ナンシーの身体はとても臭かったのだ。続いて先生と看護師が腹部を診察し、さらに足の皮膚の状態を確認しようとした。そこでナンシーをそっとうつ伏せにしたところ、問題が発覚した。腰の付け根、尾骨のすぐ上のあたりに、きれいな円形の小さな潰瘍がひとつ。縁は赤く炎症を起こしており、中側の凹みは組織の奥にまで達しているらしく、まるで大きなパンチで穴を開けたようになっている。傷口からは少し膿《うみ》が出て、ねばねばしたものがシーツに染みをつくっていた。何日もほぼ同じ体勢でベッドに寝ていて圧迫され、尾骨の上にある皮膚で血管の流れが悪くなってしまったのだ。酸素や栄養が行き渡らないため、薄く弱くなっていた皮膚は壊死しはじめる。ベッドで上体を起こして座っていたり、車いすに移されたり（戻ったり）するたびに、潰瘍の周囲の皮膚には横からの力もかかり、傷口を大きくしたのだろう。

数週間後、この引率の先生はナンシーが亡くなったことを教えてくれた。

あの褥瘡《じょくそう》（床ずれ）のせいだと決めてかかった私に、先生はこう言った。「潰瘍ができたから早く亡くなったわけではないよ。ゲシュタルト的、つまり無意識の感覚で、あまり長くないことはわかっていた。実際あの潰瘍を見つけるずっと前から皮膚にしるしが出ていたしね。腕に紫色の網目模様があっただろう？　あれが前触れだ。血液循環がうまくいかなくなってきている証拠で、厳密な数字ではないけど、だいたい亡くなる一週間くらい前になると出てくるものだ」

私たちの皮膚は、年齢と同じだけ年を重ね、善きにつけ悪しきにつけ私たち自身についての物語を語っている。イギリスの高齢者では、一〇人に七人が疥癬やうっ滞性皮膚炎のかゆみから命にかかわる皮膚がんまで、何らかの皮膚疾患を抱えているという。ナンシーの皮膚にできていた褥瘡は、医学生はつまらないと片づけてしまいがちだが、じつをいうとイギリスでは介護施設入所者の三〇パーセントに認められる病変だ。治療がきわめて難しく、計り知れない痛みと苦しみをもたらす上、細菌感染から死に至ることさえある。褥瘡に関連した入院はもちろん、抗生物質の投与やガーゼ・包帯などを含めたコストは、イギリスだけで毎年四〇億ポンド〔約五五九九億円〕以上になる。(1) なお、高齢の患者さんは皮膚に違和感があっても恥ずかしがって自分からは話さない傾向があることもわかっており、このありふれた症状の治療は長らくなおざりにされてきた。

「アンチエイジング」という言葉を聞いて、関節炎や認知症の新しい治療法、聴力低下の防止策などを連想する人はあまりいないだろう。ふつうはまず皮膚のことだと思うはずだ。容姿は人間の本質にかかわる重要な要素であり、死ぬリスクよりも深刻に受け止められている。第4章で見たように、恐ろしい皮膚がんの予防より、皮膚の老化を遅らせる効果があると言われるほうが、日焼け止めをつける動機としてずっと強いのだ。オルダス・ハクスリーが一九三二年に発表した小説『すばらしい新世界』では、世界政府の下で暮らす人間はさまざまな技術によって永遠の若さを与えられ、誰もがせいぜい三〇歳止まりの外見を保っている。(2) そこにリンダという女性が未開の地から連れてこられ、「新世界」の人々を震え上がらせる。

太ってたるんだリンダの姿は、引き締まった若い体と整った顔をもつ人たちのあいだに立つと、初めて目にする中年とはこんなにも恐ろしいものかと思わせるに十分だった。リンダは、ちぐはぐで色あせた顔に媚びを含んだほほ笑みを浮かべ、部屋の中に進み入った。

クリームから美容整形まで、昨今のアンチエイジングブームと関連技術の進歩をみれば、ハクスリーが描いたディストピアの予言の少なくとも一部は実現したといえそうだ。現代医学のおかげで老年と定義される年齢はどんどん上がっている。人生の秋冬は古来知恵や貫禄に結びつけられ、そんな見方が残る文化もまだあるが、欧米社会ではこの時期を怖いものと考える傾向がますます強くなっている。ところで、しわを埋めると年を重ねたことのプラス面も帳消しになってしまうのだろうか。

若さ礼賛の風潮に加えて四〇〇〇億ドル規模といわれる化粧品業界にもあおられ、何百万人という人の皮膚では死すべき運命に打ち勝つべく堂々たる戦いが展開されている。毎日、テレビをつければ欠点ゼロの完璧な肌が次から次へと目に入るし、ソーシャルメディアでは、この不確実な世界にあって、外見を変えれば運命が変わるという考えがいっそうの説得力をもって迫ってくる。アンチエイジング信仰は不健康だ、誰でもしわをそのまま受け入れるべきだと言うのは簡単かもしれないが、話はそれほど単純ではない。皮膚は私たち自身であり、自分の皮膚に対する意識を変えることは、つまるところ自分の本質をなすものの一部を変えることになるからだ。今日の社会が若さ（若々しさ）に価値を置いている以上、はつらつと健康的な印象の肌を保ちたいと思うのは無理もないし、年をとることのプラスの点を見つけ出すのもなかなか難しいかもしれない。悩んでいる人にお伝えすると、皮膚に現れる老化のサインを遅らせることについては科学的に証明された方法がある。本章で紹介するアンチエイジングの科学をどこまで取り入れるかはあなた次第だ。

一〇代ならともかく、それなりの年齢の人なら、皮膚に戻らないしわができたことに少なくとも気がついているだろう。積極的にしわ対策をしている人も多いはずだ。では、皮膚の老化のプロセスに関して、実際どんなことがわかっているのだろうか。

決して止められないタイプの老化は時の流れとともに現れてくるもので、「内因性老化」「加齢による老化」と呼ばれる。年をとるにつれて、皮膚にはさまざまな変化が起こる。まず、表皮のターンオーバーの周期がそれまでの三〇〜四〇日よりも長くなり、表皮と真皮を結合する層（基底膜）が平らになってくるせいで皮膚が薄くなる。しかし、もっとも影響力が大きいのは真皮の奥で生じる変化だ。第1章で建設現場の作業員にたとえた線維芽細胞がいわば引退を意識しはじめ、コラーゲン（皮膚に強さとハリを与えるタンパク質）やエラスチン（皮膚に外から力が加わったときに元の状態に戻すタンパク質）、グリコサミノグリカン（水分を保持し皮膚をなめらかにする多糖体）を産生するスピードを落とす。皮膚のコラーゲンは二〇代の初め頃から年に一パーセント程度ずつ減少していくが、四〇歳を過ぎるともっと速いペースで減っていくと聞くと、ちょっと考え込んでしまうのではないだろうか。乾燥地帯の油田が枯渇していくように、汗腺と脂腺からの分泌も減りはじめる。そして晩年にさしかかると、皮膚の血管壁が薄くなるためにあざができやすくなる。皮下脂肪が徐々に失われて皮膚にハリがなくなり、輪郭の崩れや頬のたるみに輪をかける。全体的に皮膚の厚みやハリ、しなやかさや潤いが不足してくるわけだ。

内因性老化のスピードは性別や人種で違い、家系によっても異なる。皮膚には何種類ものエストロゲン受容体が存在し、コラーゲンやヒアルロン酸（皮膚の水分量を保持する成分）の産生促進に関与している。エストロゲンは女性ホルモンのひとつで、女性の場合は更年期に入ると分泌量が急激に低下し、老化が一気に加速する。また、皮膚の色についての Black don't crack（黒人は老けない・しわが寄らない）という言い回しは真実をついている(3)。黒人の皮膚は脂質とメラニンが多めで、平均すると年をとってもしわができにくい人種のランキングで一位、それに対して色白の白人はびりだ。遺伝子構成の個人差も老化の進み方に影響を及ぼしているが、この複雑な機構にはまだ不明な点が多い。内因性老化は、一人の人間の皮膚でも場所によって進み具合が違う。老化のサインは、まぶたのように皮膚の薄いところに最初に現れる。内因性老化における私たちの最大の敵、重力は必ず戦いに勝ち、ある時点で皮膚にしぼみやたるみが出てくるというわけだ。なお、内因性老化のメカニズムについては新発見が相次いでおり、進行を遅くできるかもしれないと期待されている。二〇一八年のカリフォルニア大学サンディエゴ校による研究では、真皮の線維芽細胞の一部で皮膚に若々しいハリをもたらす脂肪細胞に変わる性質をもつものが確認された。(4) 線維芽細胞が脂肪細胞に分化する能力は加齢にともなって低下する。興味深いことに、線維芽細胞の分化をブロックするタンパク質、すなわちベータ型変異増殖因子（ＴＧＦ-β）には、線維芽細胞による抗菌分子の合成を停止させる作用もある。高齢者が皮膚感染症を発症しやすいことはここから説明がつくかもしれない。またＴＧＦ-βを阻害する処理ができるようになれば、美容と殺菌の効果を兼ね備えた治療法が実現する可能性もある。

年をとると顔に目立つようになる「ひび」や「ひだ」にどう対処すべきかを検討する前に、しわの種類と名称を整理しておこう。深いしわ（大じわ）は、たいてい「戻るしわ」が「戻らないしわ」になったものだ。一〇代の人が笑顔になると、笑っているときだけ目尻にしわができ、その後すぐに消える。このしわはやがて元に戻らなくなり、いわゆる「カラスの足跡」ができる。一方、ちりめんじわ（小じわ）は皮膚の水分不足で角層が硬くなるためにできる場合がほとんどで、外因性と呼ばれる要素の影響が強い。加齢にともなう老化はすべての臓器で起こり、止める術はほぼないが、皮膚は二重の痛手を被る。身体の外側に巧みに配置され、周囲の環境にさらされているからだ。皮膚の表面に深いしわが刻まれる事態にあらがおうとすれば、老化のプロセスを早める環境要因を意識しなければならない。

日中に皮膚で展開されている多面攻撃についてくわしく知るために、しわのでき方という点から一日の生活を順番に見ていこう。朝ベッドから出て、トイレに行き、着替えて朝食をすませる。そして家を出ると、皮膚の老化に関する最大の原因があなたを待ち構えている。太陽の光だ。

世間知らずの医学生だった頃の経験だが、外来で診察した母娘のことを鮮明に覚えている。話を始めて数分、私は目の前の二人のうち、皮膚がごわごわと厚く、しみやしわが多い女性に向かって尋ねた。「それで、ステファニーのほかにも娘さんはいらっしゃるんですか？」微妙な沈黙があって、私はあることに思い至り、ばつが悪くて言葉が継げなかった。ステファニーは四〇代の初めだったが、六〇歳のお母さんよりずっと老けて見えた。三〇年近く日焼けマシンを使っていて、暇さえあればスペインのビーチに通っていたという。お母さんは日常生活で特に太陽を避けてはいないが、わざわざ日焼けをしたこともなかった。いま私が診察する患者さんでも、実年齢よりも老けて見える人は長年日光を浴び続けていたことが多い。たとえば庭仕事をする人、屋外の現場で働く作業員、軍人。あるいは日焼けマシンを常用していたり、海辺のバカンスを思う存分楽しんできた人たち。一九七〇〜八〇年代にサンオイルを使って真っ黒に焼いていた太陽崇拝者の顔には、往々にして顔にかなり深いしわができている。

皮膚が赤くなる日焼け（サンバーン）を起こし、ひいては皮膚がんの大きな原因になるのは紫外線B波（UV-B）だったが、皮膚の老化について考えるときには、UV-Bに比べると過小評価されているもうひとつの紫外線、紫外線A波（UV-A）に注意すべきだ。UV-AはUV-Bよりエネルギーは弱いものの、皮膚に深く浸透し、真皮の中にある細胞外マトリックスという重要な構造にまで到達する。UV-Aによる真皮のダメージは、炎症経路を刺激してマトリックスメタロプロテアーゼ（MMP）というタンパク質分解酵素の放出がもたらされることで生じる。[5] MMPは皮膚を支える貴重なコラーゲンを分解し、さらに――年に一パーセントの減少では足りないとばかりに――線維芽細胞によるコラーゲン産生のスピードを遅らせる。また、UV‐Aは真皮の血管を拡張して破壊するので、小さなクモ状血管腫が主に鼻や頬に現れる。大きなダメージはほかにもあり、たとえばレチノイン酸受容体が破壊され、皮膚でビタミンAの欠乏が起こることなどが挙げられる。この「光老化」のプロセスにおいては、日にあたってひどく赤くなるどころか、肌の色が濃くならなくても、UV‐Aは皮膚に老化のダメージを与えているという点がきわめて重要だ。

UV‐Bはガラスでさえぎられるが、UV‐Aはガラスを透過する。つまり、家の中にいれば真っ赤に焼けることはまずない一方、日にあたっている限り皮膚を老化させる効果は減らないということだ。アメリカ中西部を長距離トラックで走るベテランドライバーには、顔の片側はたるんでしわが多いのに、もう片側は二〇歳も若く見えるような人が珍しくない。内因性老化とは異なり、日光によるダメージは皮膚の厚みを不均一にし、角化細胞の異常増殖や変異を生じさせる。さまざまな前がん性の皮膚病変（光線角化症または日光角化症と呼ばれる）や皮膚がんでみられることだが、これらの病気の多くは太陽と直接関連している。日光を浴びた影響で皮膚がごわごわと硬く分厚くなり、しわが寄ってくるのは、組織の線維化が進んだ結果で、光老化は本質的には恐ろしくゆっくりした治癒反応といえる。しわとは、まさしく老化が加速してできた傷跡なのだ。

老人性色素斑や肝斑と呼ばれる褐色のしみも、皮膚が老化しているサインとみなされる。手を見れば年齢がわかるとよくいわれるのはこのせいだ。もっとも、これらの斑は日光にあたった結果生じるもので、年齢と直接の関係はないため、「老人性」は少々誤解を招く表現かもしれない。顔や手の甲など紫外線をよく浴びる部位のメラノサイトがメラニンをつくりすぎ、過剰なメラニンで色素沈着が起きて、消えないしみになった状態を指す。

日光は間違いなく皮膚の老化を引き起こす最大の原因で、おそらくは時間そのものを含めたほかの要因をすべてあわせた分よりも影響が大きい。若々しい肌を保つには紫外線対策が何よりも大切だから、最高に効くアンチエイジングクリームは日焼け止めということになる。

さて、太陽との遭遇を終えたあなたは、会社に着くとパソコンを立ち上げる。その後はほぼ一日中、顔の三〇センチ先で人工光源が光を放っている。最近一部で主張されているのは、太陽光はもちろんコンピューターやスマートフォンのLEDディスプレイからも放射されている高エネルギー可視光線（HEV）の青色光《ブルーライト》はしわをできやすくするということだ。私たちがいまや頼り切っているデジタル機器のせいで老け顔になってしまうのだろうか。現在流通している日焼け止め製品は紫外線だけをブロックするもので、液晶画面から出る光が原因で生じる皮膚のたるみを予防する効果はなさそうだ。皮膚科医のあいだでは日焼け止めにHEVから皮膚を守る機能をもたせるべきかについて討議が続いているものの、まだ結論は出ていない。[6] HEVを浴びるとコラーゲンを分解するマトリックスメタロプロテアーゼが増加することを示すデータもわずかながらあるが、だからといってコンピューターを使うと多少によらずカラスの足跡が出てくるという意見はまったく的外れだ。それに、目尻のしわからがんを発症することは絶対にない。

やがてお昼休みになり、あなたは社員食堂に降りていく。自然光はほとんど入らないので、ここならしわができる心配はないはず……いや、それはどうだろうか。食品に含まれる糖はタンパク質に結合して終末糖化産物（AGE）という物質になるが、AGEがコラーゲン線維に付着すると、コラーゲンの構造がもろくなる。糖尿病など血糖値が高い場合はAGEの蓄積が特に進み、皮膚のしなやかさが失われたり、色素沈着が増えたりすることを示すエビデンスがある。[7] 糖がどの程度まで皮膚の老化にかかわっているのかは不明だが、食事で摂る糖質の量は少ないに越したことはない。欧米では低脂肪食品ばかりが異常なほど注目され、精製炭水化物の問題は無視されているが、肌にとって必要な栄養という観点からすると、これは逆であるべきだ。健康な肌と髪のためには、十分な量のタンパク質を含むバランスのよい食事が欠かせない。中でも色の濃い野菜と果物が私たちの最大の臓器の健康に役立っていることは、酸化ストレス（組織にダメージを与えるフリーラジカルと呼ばれる分子が蓄積した状態）に直接はたらきかけるにしろ、あるいは曲がりくねって時間のかかるルートで皮膚の健康に間接的に影響を及ぼす（たとえば免疫システムを活性化する）にしろ、再三にわたって実証されている。ものすごく値が張るアンチエイジングクリームを使い、週に一回のペースで皮膚科に通ってもかまわないが、栄養価の乏しい食事の影響は必ず皮膚に表れるものだ。

お昼休みもそろそろ終わりで、あなたは自分の席に戻ることにする。第7章で検討するように、精神的なストレスも皮膚の見た目に悪影響を与えることがあるのだが、あなたもそろそろたばこを吸いたくなってきただろうか。太陽光によるダメージと並び、喫煙はとてつもなく強力な老化因子だ。ほんの数年喫煙しただけで、うっすらとしわができはじめ、皮膚はくすんで血色が悪くなる。(8) 似通った生活を送っているものの、一人は喫煙者でもう一人は非喫煙者という双子を撮影した写真を見れば、その差は一目瞭然だ。ニコチンは皮膚の血管を収縮させて酸素や栄養の供給を減らすが、たばこの煙に含まれる四〇〇〇種類もの化学物質の中には、コラーゲンやエラスチンを壊してしまうマトリックスメタロプロテアーゼを増加させるものもある。禁煙するメリットがよくわからない、自分には関係ないと思っていたとしても、たばこをやめればいまよりも健康的で若々しい顔になれることは疑う余地のない事実だ。それに、禁煙はいつ始めても遅くない。

たばこを吸うときの口をすぼめる動きの影響はどうだろう。私は子どもの頃、すねたり怒ったりして唇をとがらせていると（そんな状況はわりとよくあったので両親は困ったはずだ）、祖母によくこう言われた。「そんな顔はやめなさい。風が吹いてきたら、そのまま固まってしまうよ！」私は初歩的な実験を何回か試み、これが当てはまらないことを理解したのだったが、何十年も同じように顔を動かしていると、その癖が固まってしまうのは本当だ。では、美容のためにはどのあたりを限度にそんな動きをやめたり減らしたりすべきだろうか。気分がよくても悪くても、あるいは困惑していても、なるべく表情を動かさない方法――ファッション誌にはそういった記事があふれているが、しわができるのを予防するためだけに、感情を表に出さず、私たちの皮膚が他者とつながろうとする複雑なしくみを押さえ込むことに、果たしてそれだけの価値はあるだろうか。こう考えると皮膚の老化をめぐる根本的な問題が浮かび上がってくる。それは、いきいきと生きることができないのに、若さ、あるいは若々しい外見を保って何になるのかということだ。皮膚の若さと美しさを維持しようとすること自体は理解できるとしても、そのために感情を顔に出さないようにがんばっているとすれば、しわというかひだというか、とにかく一線を越えているような気がする。アメリカの歌手ジミー・バフェットが歌ったように「しわができるのは笑顔のあった場所だけ(9)」と受け止めることができればいいのだろうが、誰もがそんな詩心に恵まれているわけではない。

さあ夕方だ。その日の仕事を終えたあなたは表に飛び出す。ちょうど帰宅ラッシュの時間で、車の排気ガスが粒子の粗い霧のように漂っている。肺と同じく人間の皮膚も、煙や毒素が生じる環境に適応できるようにはなっていない。「都会の皮膚」というようなものの存在を裏づけるデータはさほど多くないが、それでも大気汚染物質の中には二酸化窒素（NO_2）など、確実にしわの形成に影響を及ぼす化合物があることがわかってきた。[10] これらの毒素は皮膚に侵入してフリーラジカルを発生させ、炎症性カスケード反応を引き起こすという。しかも、このような汚染物質はいたるところに存在している。ちなみにロンドンの中心を貫くオックスフォード・ストリートでは、二〇一七年一月の第一週にNO_2の年間排出許容量を上回ってしまった。[11]

あなたは家に帰り着く。夕食を食べて、お風呂もすませ、あとは寝るだけだ。しわができるようなことはもうないはず……残念ながらハズレだ。物理的な力が加わると皮膚には跡がつくが、この跡は年をとるほどつきやすく、消えにくくなってしまう。ニューヨークの皮膚科医デブラ・ジャリマンは、枕に顔の片側を押しつけるような寝方をしていると「寝じわ」につながると主張する。[12] 私が直接話をしたエステティシャンや皮膚科医にも、お客さんや患者さんがふだん顔のどちら側を枕につけて寝ているかがわかると断言する人たちがいた。この跡は一時的なものだが、なかなか消えずに日中ほかの人に見られるようだと、本人にとってはずっとあるしわと同じだ。寝じわが本当に気になるなら、U字型の枕に仰向けで寝てみることをお勧めする。あるいは顔に跡がつきにくい枕に変えるのもよいだろう。シルクの枕カバーは今日でもなお絶大な人気を誇っている。

いわゆる「美容のための睡眠《ビューティースリープ》」もあながち根拠のないものではない。二〇一〇年にスウェーデンで行われた調査では、十分に睡眠をとった人に比べると、睡眠不足の人は他人の目に不健康そうで魅力が少ないと映ることが示された。[13] のちに同じ研究チームは、睡眠不足の人の印象として、肌の状態の変化を指摘する表現(「目の下のくまが濃くなった、顔色が悪い、たるみやしわが深くなった」)が多いことを発見した。[14] 慢性的に睡眠不足の人の皮膚を分析した二〇一五年の研究でも、皮膚のバリア機能が低下し、内因性老化が進んでいる兆候が認められている。[15] 十分な睡眠をとらなければ、免疫や代謝のシステムのほかメンタルヘルスにも悪影響が及び、必然的に皮膚の老化が早まるのだ。

皮膚に等高線（等深線）が入るのを防ぐには、環境要因、つまり外因の対策から始めるのが理にかなっている。具体的には日光や喫煙、食生活、睡眠で、いちばん重点を置くべきは日光になるだろう。しかし、寄る年波がしわを刻むプロセスを遅らせ――そして可能なら逆転させ――るために、日々の習慣にプラスできることは何かあるだろうか。

アンチエイジングクリームの広告は、デパートやドラッグストアはもちろん、テレビでもたくさん見かける。どれもなかなかの迫力だ。「ハリを取り戻して」しわを改善する、「リフト効果」で引き締めるなどのフレーズが踊り、「若返り」という永遠の曖昧さをもつ表現もよく登場する。また、だいたい三か月の周期でセレブリティの誰かが若返りの秘訣を発見するらしく、超低温環境で全身を冷却するクライオセラピーから、キム・カーダシアンが受けた「ヴァンパイア・フェイシャル」まで、さまざまなアンチエイジング法が話題になる。なおヴァンパイア・フェイシャルとは、自分の血液を遠心分離機にかけて分離した血漿を、ごく細い針を使ってあらかじめ穴をあけた肌に直接塗布するという方法だ。美容法のブームは昨日今日に始まったことではない。古代ローマの人々はワニのふんを顔に塗っていたし、一六世紀のハンガリー王国貴族で連続殺人者として名高いエリザベート・バートリは、自分の若さを保つために処女の血を浴びていたという。奇矯な美容法のなかでも私の個人的ナンバーワンは、一九世紀のオーストリア皇后エリーザベト（シシィ）の美顔術だ。日中は鯨蠟《げいろう》〔マッコウクジラの頭骨内の油から得られる蠟状の物質〕、アーモンドオイル、ローズウォーターを練り合わせたクリームを常用、夜は夜でつぶしたイチゴをたっぷり塗りつけた上に生の子牛肉でパックをし、特製の革マスクをして寝ていたそうだ。

こんな話を聞くと、笑い飛ばすかびっくりしてひるむかで終わるものだが、珍しい化粧品につい手を出してしまうのは現代人でも同じだ。それに、私たちは多かれ少なかれ美容業界に洗脳されており、値段が高いほど、あるいは見た目のインパクトが大きいほどよく効くと考えてしまう。実際のところ、安価な保湿クリームの効果はアンチエイジングをうたう高価なクリームとまったく変わらないという研究結果もあり、(16) 効果は値段に比例するといった考え方は単純に正しくない。高級アンチエイジングクリームのマーケティングでは、人間の心理的盲点もうまく利用されている。たとえば、あなたがデパートでしわ改善クリームのコーナーに立ち寄ったとしよう。別々のメーカーの製品が二つ隣り合わせに並んでいる。片方は、容器の見た目は少し地味だが値段が手頃。もう片方はおしゃれな容器で豪華な感じがし、いかにも研究成果が詰まっていそうだが、五倍の値段がついている。ここで予算を無視して高いほうを買ってしまいたくなるのは、不安感や自信のなさにつけ込まれているからだ。高級な化粧品を見ると、より高い次元の美しさを手に入れるためには特別な製品を使うしかないという幻想が生まれ、自尊心が低下する。そして自分の肌（だと自分で思っている状態）と理想の肌とのあいだにあると感じられるギャップを埋めなければと思うようになる。つまり値段の高いクリームは、人を惨めな気持ちにさせることでそれを買わせようとしているのだ。化粧品メーカー、レブロンの創業者の一人、チャールズ・レヴソンは「工場では化粧品を作る。店舗では希望を売る」と言ったそうだが、これは真実を語っている。

こうして、あなたはやはり高級感のある容器のクリームを買う。ところでパッケージの商品説明はどのくらい信用できるものだろうか。ある食品について特定の原材料の健康効果を表示したければ、（至極当然だが）十分な科学的裏づけが必要とされている。だがスキンケア製品の場合、少なくともイギリスではそういった規制は行われていない。明らかに誤解を招くような内容であれば広告基準局に審査を請求する方法があるとはいえ、化粧品メーカーのほうも賢く、真実を出し惜しみすることに長けている。あなたが買ってきたクリームの箱には「しわ改善効果臨床試験済み」と書いてあった。これは本当かもしれないが、臨床的な変化といっても、顕微鏡でないと見えず、人間の目では絶対にわからないものということもある。しかし「皮膚科医検証済み」なら信用できるのでは、と思うだろうか。これも、理論上はたった一人の被験者の皮膚で数日間テストしただけで、しかもその被験者はマーケティング部長の父親など、スキンケアには無頓着な人だったかもしれない。また「活性成分」が何種類も表示されていても、それらは生体外《インビトロ》（つまり研究室の試験管の中）で検証されたにすぎず、ヒトの皮膚でそういった効果は一度も確認されていない可能性もある。

不老不死の霊薬の実現にはいまだしの感がある。目に見える老化現象を遅らせる効果のある原料（日焼け止め成分やレチノイン酸など）が本当に入っている製品もあれば、使うことで満足感や自信が得られるという製品もあり、それはそれで大したことだが、お金をかけるにしろ、真実にかけるにしろ、健全な懐疑心をいくらかもっておくことは決して無駄ではない。

しかし、目玉が飛び出るような値段がついている近頃のアンチエイジングクリームも、古代エジプトの女王クレオパトラが試していた若返りの術に比べればかわいらしいものだ。女王はロバ七〇〇頭を飼育させ、毎日その乳を満たしたお風呂に入っていたといわれている。シシィの生肉パックと同じく笑止千万の話のようだが、クレオパトラは何かを知っていた節がある。動物の乳にはアルファヒドロキシ酸（AHA）という成分が含まれ、その一種であるグリコール酸は今日でもスキンクリームの原料としてよく使われている。AHAは表皮の剥離と細胞の再生をうながすが、真皮にまで浸透して皮膚を引き締める効果があるかまではわかっていない。なお、ピーリング（皮膚表面の古い角質を取るケア）については、週に一〜二回やさしくこする程度で十分とのことで皮膚科医の意見はおおむね一致している。皮膚が体外からの刺激物や病原体の侵入に対してはたらくバリアをつくるのは簡単ではないし、それをこすり落としてしまうことは避けたいからだ。

クレオパトラのお風呂の科学からすると、実際に老化を遅らせる効果を持つ分子はやはりあるのかもしれない。若さを維持する効果が科学的にきちんと証明されている原料——多くの皮膚科医に言わせれば、唯一データらしいデータがある成分——は、ビタミンAの代謝物質であるレチノイン酸だ。ビタミンAは皮膚をはじめ身体の機能を正常に保つために欠かせない栄養素で、ニンジンなど緑黄色野菜に含まれるβカロテンから生成される。一九六〇年、アメリカの皮膚科医アルバート・クリグマンは、ビタミンAの誘導体の一種トレチノインが中等度から重度のニキビの治療に著しい効果を示すことを発見し、《レチンA》という商標をつけた[17]。それからおよそ一〇年後、クリグマンはさらに大きなビジネスチャンスを秘めたトレチノインの性質を新たに発見する。それはコラーゲンの産生を増加させ、真皮を厚くする上に表皮の外側を剥離するはたらきで、明らかにしわを薄くする効果が認められた。もっとも、これらの発見に至った方法はおよそ理想的とはいえず、現代の医事法における患者の同意（インフォームドコンセント）の原則を後押しする論拠ともなった。クリグマンは一九五〇年代から七〇年代にかけて、フィラデルフィアのホームズバーグ刑務所で美容皮膚科学に関連する数々の人体実験を行った。刑務所に初めて足を踏み入れた時の印象はこう述べられている。「皮膚また皮膚。目に入ったのはそれだけ……肥沃な平野を初めて目にした農夫のようだった[18]」。そもそものきっかけは、受刑者に流行していた足の水虫（汗疱状白癬）の治療だった。だがクリグマンは自分の地位を悪用し、受刑者の弱みにもつけ込んで、彼らの皮膚を病原体や化学物質に暴露させるようになっていく。そして自分の専門である皮膚科学の範囲を超え、受刑者に向精神薬を投与する実験まで手がけたのだった。

レチノイン酸を皮膚につけると角層の厚みはおよそ三分の一になるので、皮膚が本来もっているSPFの値は少し小さくなり、結果として赤くなる日焼けを起こしやすくなる。このため、レチノイドは一般に就寝前の使用が推奨される。皮膚が日中のダメージを夜に修復しはじめる前のタイミングで塗るわけだ。ただし、レチノイドの中でもパルミチン酸レチノールについてはかなりの議論がある。多くの日焼け止め剤に配合されている成分で、これを使うとメーカーはアンチエイジング作用をうたうことができる。だが、あいにくパルミチン酸レチノールはレチノイドの中でもしわ改善効果がとりわけ小さいのみならず、皮膚がんとの関連性も示唆されている。アメリカの国家毒性プログラム（NTP：公衆衛生にかかわる化学物質の評価研究）が実施した複数の研究では、パルミチン酸レチノールを塗布したマウスは対照群に比べて皮膚がんの発症率が高いことが示された[19]。また、化粧品成分の安全性評価データベースを運営する非営利団体EWG（環境ワーキンググループ：Environmental Working Group）は、二〇一〇年にパルミチン酸レチノールが入った日焼け止め剤を避けるよう消費者に呼びかけを行った[20]。これらの研究結果をめぐっては、科学者と皮膚科医らを巻き込んだ激しい論争が続いている。化粧品メーカーとのあいだに金銭的な利害関係がある専門家もおり、事態はまだ収束しそうにない。ひとつ確実にわかっているのは、日焼け止め剤が原因でがんを発症することは絶対にないが、日中はパルミチン酸レチノールが入った製品は使わないほうがよさそうだということだ。アメリカの皮膚科医でレチノイドにくわしいレスリー・バウマンは、発がん性の有無には関係なく、パルミチン酸レチノールよりも優れたレチノイドがあることを指摘して、こう発言している。「パルミチン酸レチノールが皮膚がんの原因になることを示すエビデンスが十分にそろっているとは考えていません。ですが、その反面、パルミチン酸レチノールをどうしても使わなければならない理由があるとも思いません」(21)

日焼け止め剤は別として、レチノイン酸はアンチエイジング効果について確かな証拠が示されている唯一のクリームといえる。とはいえ、あまり熱心に使うのもよくない。顔全体につけるなら、最初はいわゆる小豆大（直径五ミリ前後）の量で十分だ。運動を習慣づけるときに「走るためにはまず歩け」というが、そんなふうに数日して慣れたところで規定の量に増やしていく。それ以上使ってもしわは減らない。熱をもった感じやひりつき、赤みがかえってひどくなるのが落ちだ。

アンチエイジングクリームの調合や製法は何千種類もあるが、実質的にはわずか数系統に整理できる。抗酸化物質《アンチオキシダント》には信奉者が多い。皮膚に老化現象が現れてくることをわずかに遅らせる作用を示す科学的なエビデンスも少ないながら一応あり、ニコチン酸アミド（ビタミンB_3）、ビタミンC、ビタミンE、セレン、コエンザイムQ10などで研究が進んでいる。大きな課題は、化粧品成分としてのビタミン類は不安定なものが多く、短期的な効果はあるにしても、皮膚にどの程度深く浸透するかはわからないことだ。新しい製法でこの点が解決される可能性もあるが、現時点ではビタミン入りクリームの抗老化作用を裏づける確実なデータはない。もうひとつ開発が進む注目の分野は、化学合成タンパク質（ペプチド合成）だ。たとえばパルミトイルペンタペプチドはアミノ酸に脂肪酸を結合させた化合物で、真皮にまで浸透してコラーゲンの産生をうながすはたらきを示した研究もある。(22)驚異的に効く分子が見つかったとしても、それだけを分離することは難しいが、アンチオキシダントとペプチド、さらに数種の化学物質を組み合わせたクリームには一定のしわ改善効果が認められるという。マンチェスター大学のクリス・グリフィス教授が率いた臨床試験では、複数の成分を組み合わせたクリーム《No7 Protect & Perfect Beauty Serum》〔イギリスのドラッグストアチェーン、ブーツ Boots の自社ブランド品〕を一年間使用した人の七〇パーセントは、プラセボ使用者に比べると目に見えてしわが薄くなっていた。[23] しかし、大手化粧品メーカーや雑誌が何を持ち上げようと、若返りの秘薬は――まだ――ない。環境要因が複数存在すること、さらに遺伝情報の制御ができないことを考え合わせると、老化する皮膚の真相は、残念ながら私たちが期待するよりもずっと複雑な話になってしまう。

一八九五年、ドイツの有名な細菌学者ロベルト・コッホの下で学んだベルギー人エミール・ファン・エルメンヘム博士は、ある恐ろしい事件の調査を依頼された。[24] 現場はベルギーの片田舎。通夜の席で食事が振る舞われたのだが、死者を悼むだけでは足りないとばかりに、途中で三〇人ほどの参列者の顔から表情が消えた。続いて全員のまぶたが下がりはじめ、中には目が見えなくなった人、食べ物を飲み下せなくなり、のどに詰まったものを吐き出そうとする人もいた。うち三人は呼吸が止まり、胸の筋肉がまったく動かずにそのまま亡くなった。惨況を綿密に調べたファン・エルメンヘム博士は、ハムの中に潜んでいた細菌が原因で食中毒が起きたことを突き止めた。この菌はのちにボツリヌス菌と命名されるが、これが産生する神経毒素〔ボツリヌス毒素〕は筋肉を麻痺させ、量によっては死亡することもある。

この事件から一〇〇年後、カナダ人の眼科医ジーン・カラザースと皮膚科医アリステア・カラザースの夫婦は、眼瞼痙攣《がんけんけいれん》〔目のまわりの筋肉が不随意に収縮し、まぶたが開けづらくなる病気〕の患者に微量のボツリヌス毒素を注射すると、夢のような副作用が出て年齢を感じさせない顔になることに気がついた。[25] 眉間が硬直したようになり、しわが消えたのだ。半分は偶然によってもたらされたこの幸運な発見から二〇年、ボツリヌス毒素の注射〔ボトックス〕はいまや世界でもっともよく知られた美容整形手術となっている。ボトックスは顔の筋肉を麻痺させるため、筋肉が収縮してできる深いしわや表情じわが見えなくなる。一六世紀ヨーロッパの女性たちは鉛白と酢を混ぜたおしろいで顔を塗り固めていた（エリザベス一世の肖像画を思い浮かべてほしい）が、基本的にはあれと同じだ。顔の筋肉を動かすとひびが入って化粧が崩れるので、当時の貴族たちはそれこそ能面のような顔を貼りつけていたのだった。ボトックスの人気が高まってくると、何をしてもまったく表情が変わらない芸能人やアナウンサーは「お直し」をした、「ROBOTOX」だなどと揶揄されるようになった。とはいえ、クリームよりも肌への負担が大きいさまざまな治療法は年を追うごとに安全になってきているし、老化のサインを緩やかにするような効果も高くなっている。クレオパトラのミルク風呂の伝統を踏襲し、薬剤の力で角質の層を剝がすケミカルピーリング、細かい粒子を吹きつけたり、ダイヤモンドのヤスリを用いたりして物理的に角質を削り取るクリスタルピーリングやダイヤモンドピーリングなどで改善がみられる人もいる。皮膚充塡剤（ダーマルフィラー）は真皮の重要な成分であるコラーゲンやヒアルロン酸をベースとした注入剤で、効果は持続しないが、その名の通りしわや溝を埋め、老化した皮膚のへこみを持ち上げて平らにする。さらに、レーザーや電磁波を照射して皮膚を引き締め、若返らせるという施術もある。たとえばRFタイトニングとは、皮膚と皮下組織に高周波（RF）の熱を加え、ダメージを修復する過程で新しい構造をつくらせることによってコラーゲンとエラスチンの産生をうながす方法だ。この技術は皮膚の脂肪細胞が表面に押し出された状態、つまりセルライトを目立たなくさせるためにも用いられており、美容医療の一分野として急成長している。

クリームにもいろいろあり、一部の人には驚くほどよく効いたものでも、別の人にはまったく効果がなかったりする。古今を問わずセレブリティの顔にしわがないのは、太陽の光をあまり浴びずに生活している上、遺伝的にしわができにくいからではないだろうか。アメリカの化粧品ブランド、メイベリンのキャッチコピー《Maybe she's born with it.》（生まれつきなんじゃない？）は、ある意味真実を語っている。結局、あるクリーム（特にひと儲けしようと企む連中が絡んでいる製品）の説明がすばらしすぎて本当とは思えないのなら、たぶんそれは本当ではないのだろう。

人類は老化に戦いを挑み、皮膚では究極のバトルが展開されている。しかし、今日の科学技術をもってすれば、いつかは私たちが「勝ち」を得る戦いになるかもしれない。二〇一六年、ハーバード大学とマサチューセッツ工科大学の科学者からなる研究チームは、しわやしみなどのトラブルを自然にかつ確実にカバーする新しい技術を搭載し、人体に装着できるというプラスチックの「第二の皮膚」を開発した。(26) しわとの戦いにおいてアンチエイジングケアに注ぎ込まれる金額は、いまやアメリカ軍すら青ざめそうな規模に膨れ上がっている。だが、仮に人類がこの戦いに勝利し、『すばらしい新世界』の人々のように、たとえ内臓が腐りはじめていても三〇歳の外見を保ったまま生きてゆけるようになるとしたら、そのために払う犠牲は本当に金銭的なものだけだろうか。オルダス・ハクスリーが描いたディストピアの世界では、人々は年をとることを忌み嫌うよう教えられ、自分は死なないというふりをしていた。果たして、しわは「治す」べきものか。それとも、年をとることに対する意識や価値観について、社会全体で議論すべき時期に来ているのだろうか。衰えも死もまるで存在しないかのように見せかける世界にあって、皮膚は私たちが死すべき人間の運命に対峙することを求めている。

第6章　第一の感覚
触覚のメカニズムと謎

おや、頬を手に預けたぞ。
ああ、あの手を包む手袋になりたい。
そうすればあの頬に触れることができるのに！
――ウィリアム・シェイクスピア『ロミオとジュリエット』

バチカンのシスティーナ礼拝堂を訪れるチャンスに恵まれたなら、あなたはきっと天井に描かれた天国を仰ぎ見るだろう。ミケランジェロの手になる壮麗なフレスコ画が埋め尽くす中でもっとも目を引くのは『アダムの創造』。世界の絵画史上傑作中の傑作といわれる作品だ。天使のような一群に囲まれた神が、大地に力なく横たわるアダムの差し出す手に向かって人さし指を伸ばしている。一見すると両者の指先は触れ合っているようだ。しかしよく見てみると、この絵が有名な理由がわかる。そこにはわずかな隙間があり、アダムに命を吹き込むために神がいまにも触れようとしている瞬間のしびれるような緊張と期待が伝わってくるからだ。

皮膚をめぐるこの物語を物理的な世界から心理的・社会的な世界へと進めていくには、触覚という橋を渡らねばならない。この橋は、外界を――受容器、神経、脳組織を経由して――私たちの心、さらには存在の本質にまでつないでいる。触覚は、人間がいちばん最初に発達させる感覚だ。五感の中では間違いなくもっとも過小評価されているが、ことによるともっとも非凡な感覚かもしれない。皮膚には、毛が生えている「有毛皮膚」と、毛のない「無毛皮膚」がある。無毛皮膚は主に手のひらや足の裏、指などにみられ、四種類の機械受容器《メカノレセプター》が埋め込まれている。これらはいずれも、基本的に圧力の変化と皮膚の変形に対して反応する。機械のように外界の変動を検出すると、別々の神経を介して脳に電気信号を伝達し、それに応じて身体が動くわけだ。四種類の受容器の形状は機能によって異なり、それぞれに強みと弱みがある。[1] このメカノレセプターが一緒になってはたらくとき、ほとんど奇跡のような、すばらしいことが起きる。ここでは、日々起きている奇跡のひとつを分解することから始めよう。あなたが帰宅して家に入る場面で、触れるという感覚の複雑さを存分に味わい、胸を熱くしてほしい。

　あなたはポケットに手を突っ込み、朝家を出るときに入れた鍵を探す。指先の感触だけでガムの包み紙やペン、小銭をさっと選り分け、特徴的な形をした鍵を探りあてる。見ていないのに、なぜそれが家の鍵だとわかるのだろうか。皮膚にある触覚の受容器のうち、鍵の出っ張りや縁のぎざぎざの具合、そして全体の形を検出するものをメルケル盤と呼ぶ。ごく小さな円盤状の細胞からなる構造で、これを調べて「触覚細胞《タストツェレン》」と呼んでいたドイツの解剖学者、フリードリヒ・メルケルにちなんで名づけられた。メルケル盤は、ほかの三種のメカノレセプターよりも浅い表皮の基底層に分布し、特に指先に密集している。低周波の微小な振動を検出でき、信じられないほどわずかな圧力で活性化されて、皮膚が一マイクロメートル（〇・〇〇一ミリメートル）押し込まれただけでもその変化を検知する。[2] 細胞が引き伸ばされると、ナトリウムが細胞外液から細胞内に流れ込んで活動電位と呼ばれる電気的スパイクが引き起こされ、神経に沿って信号が伝わっていく。これはわずか一〇〇〇分の一ミリの変化でも生じるプロセスだが、それればかりではなく、ここまでは変化を検知してから一〇〇〇の一秒内に起こる。メルケル盤は順応が遅い受容器に分類される。つまり皮膚の表面に力が加わって変形しているあいだはずっと脳に刺激を送り続けるという意味だ。このため、物体の形、表面や縁の特徴に関するくわしい情報を連続して脳に送ることができる。

さて、鍵の縁に手を触れたら、それを両面から程よい強さでうまくつかまなければならない。指のあいだから滑り落ちてしまうのも困るが、かといって力いっぱい握りしめるというのも違う（実際にこんな微妙な力加減が大事になってくるのは、たとえばお義母さん自慢の高いお皿を持たされたときだろうが）。このバランスの調整には、メルケル盤よりも少し深いところに存在するマイスナー小体（触覚小体）という受容器がかかわっている。らせん状に巻いた神経終末が膜に包まれ、全体としては丸みのある球根のような形だ。この神経終末で振動を感知するが、マイスナー小体はメルケル盤とは異なり順応が早い受容器で、皮膚の変形の開始時と終了時にしか応答しない。服を着るときには服の存在を感じるが、いったん着てしまえば感じなくなるのはこのためだ。マイスナー小体の何より印象的な特徴は、堕落に対して必ず救いの手を差し伸べてくれることだ。誇張ではない。あなたが鍵を握っているあいだ、じつは手の中では一〇〇〇分の一ミリというレベルの滑りが一秒間に何度も起こっている。我らがマイスナー小体はこのずれを検出し、素早い反射運動を連続させて皮膚を引き締めるので、私たちは手に持っているものを落としたりせずにすむ。これらはすべて完全に潜在意識で処理されている。

あなたはメルケル盤の助けを借りて鍵を探りあて、マイスナー小体の微調整のおかげでそれを安心して手に持っていられる。だが、今度は鍵を鍵穴に入れるという難題を解決しなければならない。ここでフィリッポ・パチーニに登場願おう。一八三一年に一九歳の医学生だったこのイタリア人は、ヒトの手の解剖実習中、皮膚に一ミリほどの卵形のかたまりを発見する――並外れた観察力だ。私はこの受容器「パチニ小体」の模型をフィレンツェ大学の解剖学博物館で見たことがある。真皮の深部に存在する層状の構造で、見た目はちょっとタマネギのようだ。皮膚に加わる圧力がどんなにわずかでも、層のあいだが狭まって小体の形が変わり、脳に向かって信号が放たれる。パチニ小体は圧力と振動を広範囲に検出でき、指のどこかで起きている振動の位置をこの極小サイズのタマネギ一個で特定することさえ可能だ。実際には、何であれ指がつかんでいるものから発せられる振動を感知していることになる。触覚の人間らしさを考える上で、パチニ小体は絶対に欠かせない。人間は、道具を手に持っているときにその道具の先端の動きを――外科医のメスであろうと、鍵穴に差し込もうとしている鍵であろうと――あたかも自分の皮膚が拡張したかのように「感じとる」ことができる。これはパチニ小体のはたらきだ。

鍵は鍵穴に差し込まれた。家に入るためには、その鍵を親指と人さし指でつまんでひねらねばならない。これができるのは四番目のメカノレセプター、ルフィニ終末のおかげだ。この受容器は紡錘形で、長軸を横にして皮膚の表面に対して平行に並んでいる。皮膚に上からの力がかかってできるくぼみにはそれほど反応しないが、横方向の伸びや変形をよく検出する。ほかの三種のメカノレセプターに比べると数が少なく、ルフィニ終末から伝えられる信号が脳でどのように処理されているかもあまりよくわかっていないものの、おそらく皮膚が引っ張られている状態を検出し、さらに手の角度や関節の位置が変われればそれに反応することで、たとえば鍵を回しているときに手がどう動いているかを脳に伝えていると考えられる。(3)

一九世紀のドイツ人二人とイタリア人二人にちなむ名前がついてはいるが、あまり世に知られていな

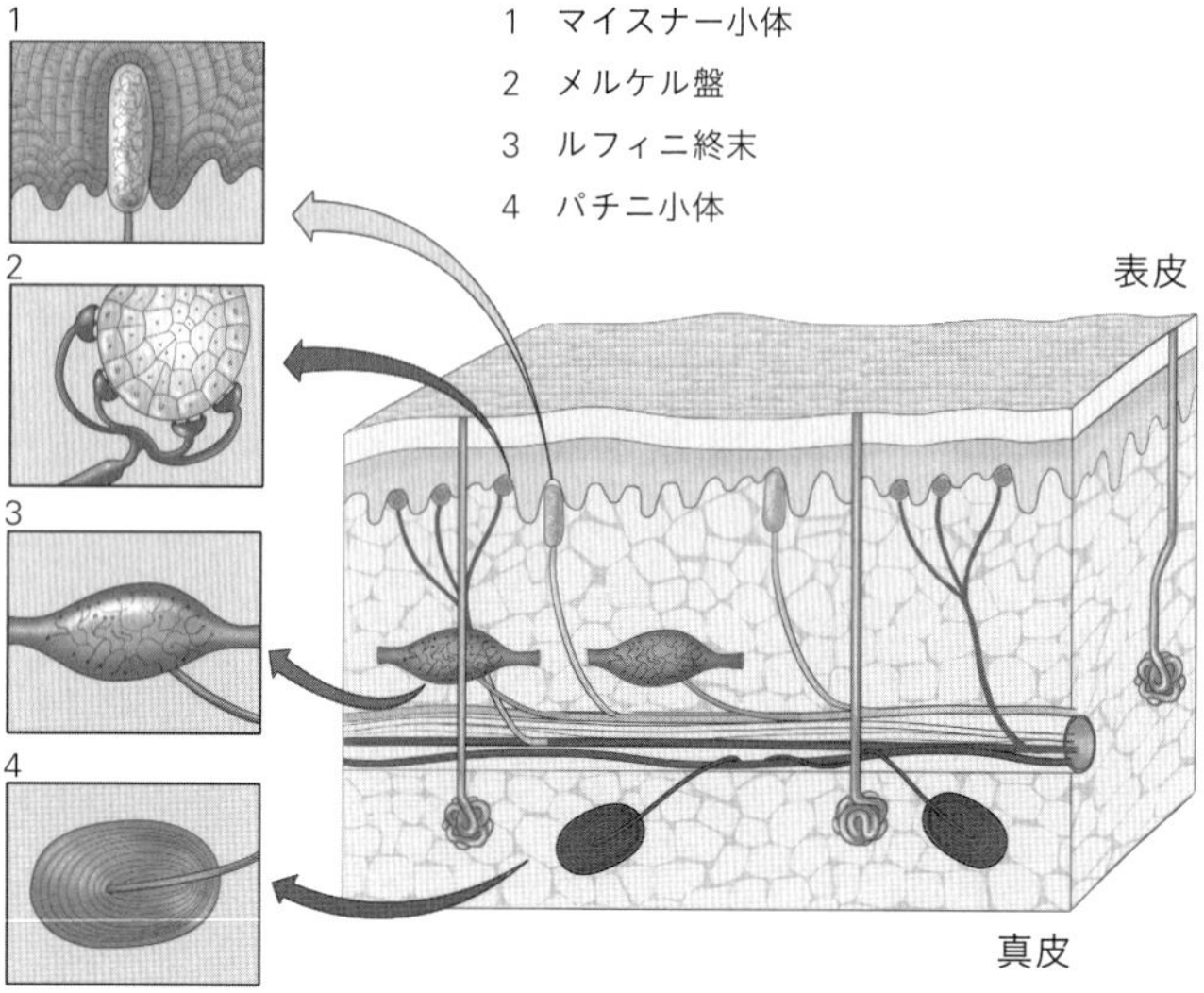

メカノレセプター

い皮膚のメカノレセプターは、小さな奇跡をもたらしている。それは物体を操る動作のことだ。道具をこれほど器用に、自分の皮膚の延長であるかのように扱う能力は、ほかの動物や（本書執筆時点では）ロボットにはみられない人間だけの特徴だ。

触覚は、この四種類のメカノレセプター、いうなれば「ファンタスティック・フォー」の驚くべき反応によって成立している。だが、触覚が生じている場所を私たちの脳がどうやって知るのかは、メカノレセプターでは説明がつかない。外界にある物理的な現実と、この現実を理解するために脳が生み出すイメージは、まったく別のものだ。昔の探検家や測量家・地図製作者は、世界に深く分け入り、その成果を故郷の人たちにもわかるように図で再現しようとした。人間の心は、二枚の地図を経由して触覚の世界を理解する。ひとつは皮膚そのものの構造、もうひとつは脳にあるといわれる《感覚野

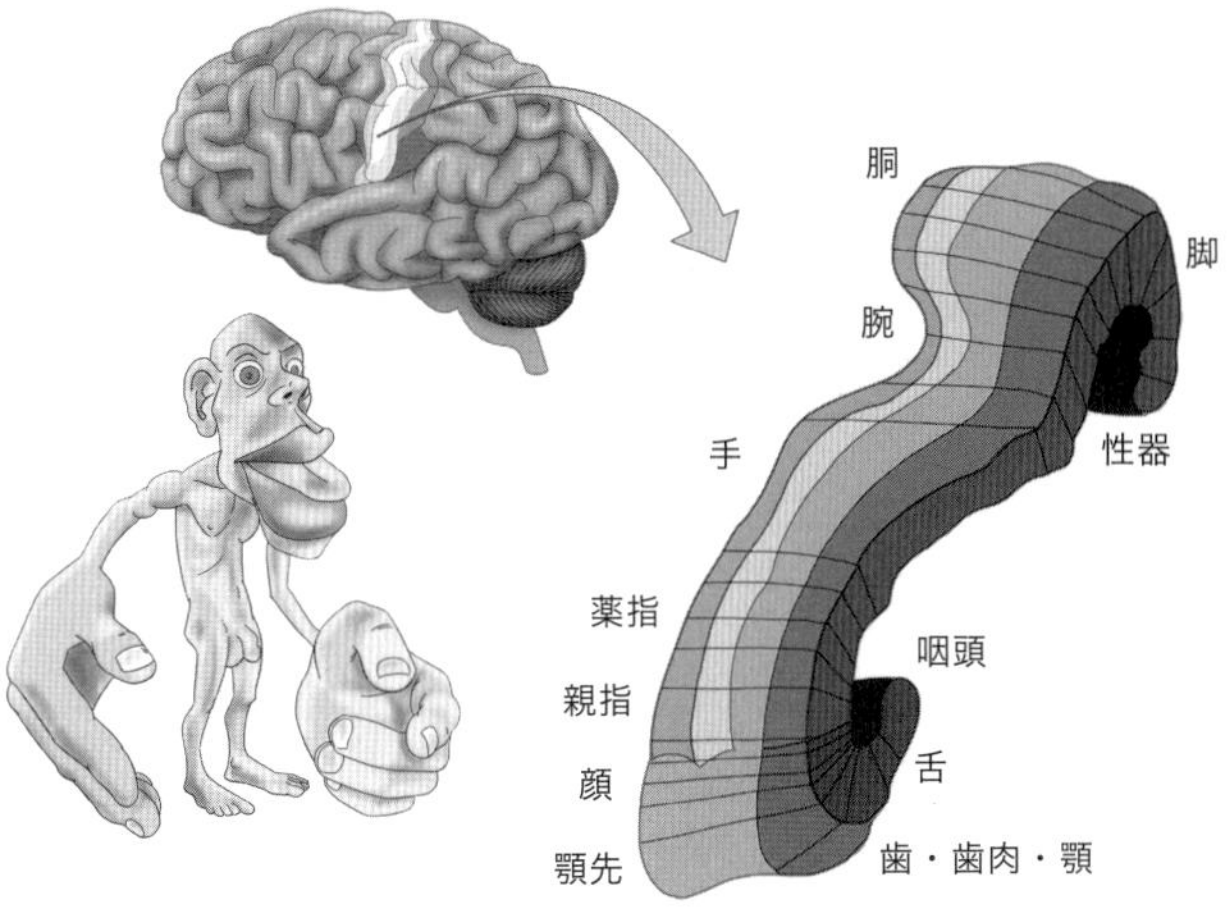

ホムンクルス　皮膚感覚の脳地図

のホムンクルス》の図だ。

カナダ人の著名な脳神経外科医ワイルダー・ペンフィールド博士は、一九五〇年代に難治性てんかんの治療に取り組んでいた[4]。博士の患者さんには、大きな発作が起こる前にその前兆（アウラ）を経験する人が多かった。博士は、頭蓋骨を一部取り除き、患者さんの意識を保ったまま脳を電極で刺激してアウラを生じさせることができれば、発作を起こす脳の部位を特定できるという説を立てた。この実験は治療としてはまずまずの成功という程度にすぎなかったが、博士は偶然さらに驚くべき発見をした。手術中、脳の表面の異なる部位に電気刺激を加えると、患者さんが皮膚の異なる場所に感覚を覚えたのだ。そこで博士は、刺激する脳の部位と感覚が生じた皮膚の場所の対応を丹念に記録していった。おもしろいことに、皮膚感覚の分布を表す脳の地図はかなりごちゃごちゃしており、脳の領域の大きさは身体の各部を覆う皮膚の面積には比例しない。たとえば人さし指の先の皮膚には感覚受容器が密集しているので、脳がもっている「皮膚の地図」では、背中の皮膚などよりも相対的にずっと大きな面積が割り当てられている。この状態を表現するために、ペンフィールド博士は脳で占められている領域にあわせて身体の各部の大きさを変えた人形を考案した。そうして生まれたのがホムンクルスだ。ひょろ長く、バランスが悪い体つきの「グロテスクな生き物」（博士本人の言）で、メカノレセプターが密集しているところ（手、足、唇）は実際よりも大きく、対照的にかなり少ないところ（胴や腕など）は細く小さくなっている。このように身体の各部との対応を示した脳の地図は、それ以来《感覚野のホムンクルス》と呼ばれるようになった。

一定の面積の皮膚に存在する神経終末の密度は、感覚の精度に影響を及ぼす。古くから知られていることだが、女性のほうが男性よりも触覚が繊細だという事実はこれで説明できる。ジントニックをつくるとき、ジンの量は同じでもトニックを少なくすればアルコール度が高くなるように、メカノレセプターの数は同じでも指が細ければ、感度が強まるわけだ。触覚の細やかさは指の太さや手の大きさに反比例するから、手が小さくて悩んでいる人は元気を出してほしい。触覚の精度は、性別とサイズだけでなく、年齢によっても異なる。年をとるにつれて皮膚の受容器の数は減っていき、密度が少しずつ低下するのだ。高齢者は一般に細かい手作業が苦手なのはこのためでもある。また、年をとって転びやすくなるのは触覚以外の感覚、具体的には視覚や平衡感覚が弱ったせいと思われがちだが、じつは手足の皮膚で受容器が減少していることも原因のひとつだ。とはいえ、触覚は受容器の数だけで決まるものではない。それをどう使うかも同じくらい大切だ。目が見えない人は、見える人に比べて触覚による識別能力に優れ、点字の凹凸を驚くような感度と速度で読み取ることができる(5)。これは脳の可塑性、つまり失った感覚を埋め合わせるために脳が自ら神経回路を再構築する能力を示しており、ほかの器官で衰えた機能を皮膚が補う場合もある。このような脳の性質に関して、右半球に脳卒中を起こした三六歳の女性教授の驚くような例を紹介しよう。[6] 彼女は左半身の触覚をほぼすべて失い、左視野の刺激に反応できない左半側空間無視と呼ばれる症状が残った。そして、出入口にしろ通りがかりの人にしろ、自分の左側にあるものによくぶつかるようになった。幸いこの症状は一八か月後に大きく改善したのだが、その頃から皮膚が音に反応するようになった。特定の音、中でもあるラジオパーソナリティの声は、決まって左手の皮膚全体にちくちくするような強い感覚を起こした。脳のスキャンを撮ったところ、脳内の神経回路が作り直されていることがわかる。脳卒中から回復していく段階で、脳内の聴覚を処理する領域と体性感覚〔触覚、圧覚、痛覚、温度覚などの皮膚感覚と、手足の位置や筋肉の運動を伝える固有感覚の総称〕を処理する領域の神経が結合されたのだった。このかなり特異な現象は、音の刺激に触覚を感じる共感覚として知られている。

ただし、メカノレセプターと神経回路が構築するコンピューターのような接続を介さなくても、ものに触れることはできる。お風呂に入ると指先がしわしわになるのはなぜかと思ったことはないだろうか。子どもにしてみれば科学最大の神秘に思えるかもしれない。浸透圧か何かの関係で皮膚から少し水分が抜けたように見えるが、しわが現れるのは手のひらと指先、足首から下だけだ。一九三〇年代の外科医たちも、指につながる神経が切断されると、このしわはできなくなることを知っていた。今日では、水中で皮膚にしわが現れるのは、ふだんあまりしない触れ方に挑戦する準備だと考えられている。それは、濡れたものをつかむことだ。二〇一一年、神経生物学者のマーク・チャンギージーは、指のしわの形状は河川の水系網に似ており、実際タイヤの溝のように水を逃がすはたらきがあることを発見した。[7] 皮膚の表面にみられる地形が変化し、分水嶺をなす山脈が一時的に形成されるというわけだ。その翌年、イギリス・ニューカッスル大学の研究チームは、実験の参加者にまず手を三〇分お湯に浸してもらったあとに、濡れたビー玉を指でつまんで容器に移す作業をさせた。(8) お湯につけて指がしわしわの参加者は、指がふやけていない人よりもずっとスピーディーに濡れたビー玉をつまんで移すことができたが、濡れていないビー玉の場合は指のしわの有無で作業のスピードに差は生じなかった。ただし、この実験とは食い違う結果を示した最近の研究もある。(9) チャンギージーによれば、このようなしわができるのは細かいものを扱うための適応ではなく、湿った地面をはだしで歩いたり、濡れた木や岩によじ登ったりするときに体重を支え、動きやすくするためではないかという。この説の真偽を検証したければ、次の実験ではリスク評価にもう少し時間をかける必要があるだろう。

「識別的触覚」とは、ものに触れることで周囲の状況を信じられないほど精密に感知する能力を指す。これ自体ほとんど人間業とは思えないが、触覚は五感の中でもっとも幅広い感覚であり、ほかにも多くの階層が存在する。機械的な触覚刺激の検出と伝達については、すでにかなりのことがわかっている。たとえば、皮膚の無毛部に高密度で存在するメカノレセプターはAβ神経線維を介して脳に信号を送るが、この信号の伝達速度はエンジン全開で走行するレーシングカーと同じくらい——時速二五〇キロ(秒速七〇メートル)前後だ。一方、人間にもうひとつ別の触覚システムが備わっていることは、ようやく科学者たちに理解されはじめたところだ。識別的触覚に専用の受容器と伝達回路があるように、ものに触れたときに現実に即さない感情を知覚する「情動的触覚」にも独立したしくみがある。(10) 情動的触覚にかかわる神経はC触覚線維と呼ばれ、皮膚の有毛部に存在する。C触覚線維は軽いタッチに敏感で、その信号は時速およそ三・二キロ(秒速約九〇センチ)と、かなりのんびりした速度で脳に送られる。(11) C触覚線維のはたらきは、触れているものが何であるかを判断できるような情報を伝えることではなく、接触によって生じた感情の信号を伝達することだ。摂氏三二度、秒速二〜一〇センチで撫でられたとき

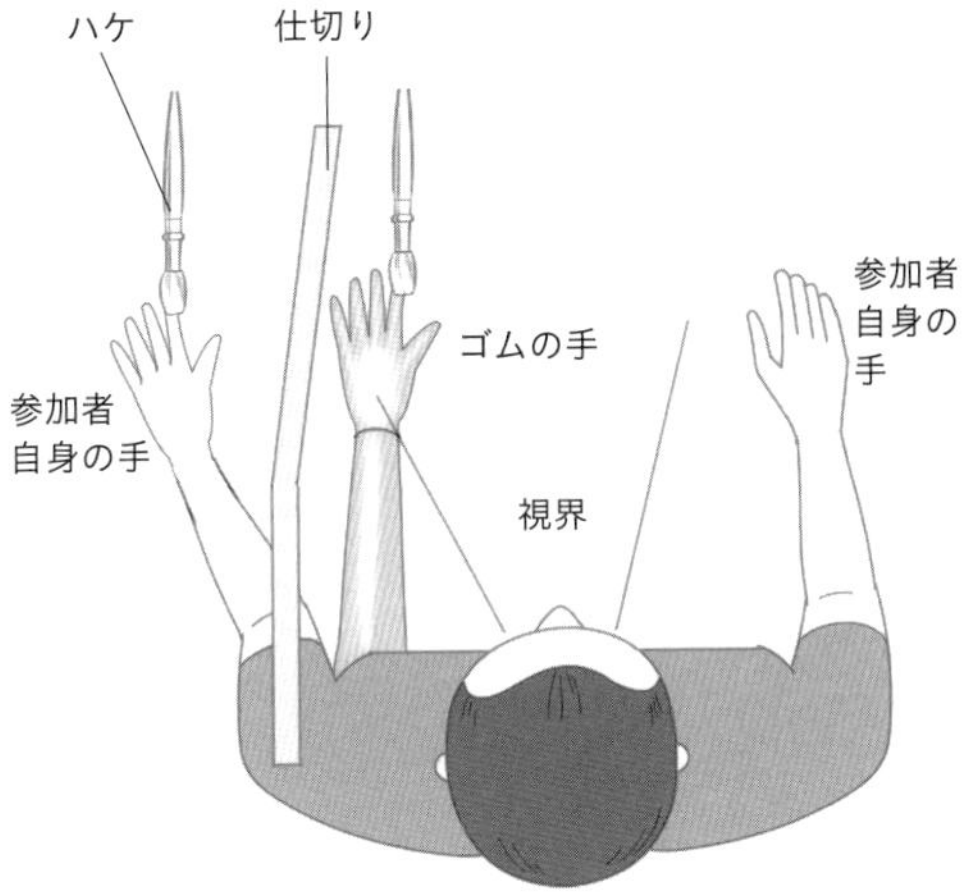

ラバーハンドイリュージョン

に活性が最大になるので、完璧な愛撫を目指している方はまずこの条件で試してみられたい。[12] こうして送られた低速の信号は、大脳辺縁系など、脳の中でも特に感情に関係する領域で処理される。[13] 最近の研究によれば、情動的触覚のシステムを心地よく刺激して活性化すると身体所有感（自分の身体を自分のものだと感じる感覚）が強くなることも示唆されている。[14]「ラバーハンドイリュージョン」という現象を用いた実験で確認されたことだ（この〝手品〟はパーティーなどでやってみせると大ウケ確実なので、もし本物そっくりの腕をお持ちなら、こちらもぜひお試しを）。実験の参加者は、まず自分の両手を目の前のテーブルに乗せる。このとき右手はそのままだが、左手は見えないように仕切りの向こうに隠し、代わりにゴムの手《ラバーハンド》が見える状態にする。そして、本人からは見えない左手と、仕切りの手前に置かれたゴムの手を（別の人が）同時に撫でる。このときに情動的触覚が生じる速度と軽さで撫でられると、ゴムの手が自分の左手だという感覚をもちやすい。[15] 情動的触覚は身体が自己に帰属するという感覚を強めるのだ。

しかし、恋人に腕を触られたときの感覚は、まったく同じ触り方で（まったく同じ受容器が活性化して）も、医者の触診や混雑した電車の中で知らない人の手がかすったときの感覚となぜあんなにも違うのか。じつは、誰かが私たちの皮膚に触れるとき、その人は私たちの脳にも触れている。というのも、皮膚と脳という二つの器官は、いま自分に触れているものは何か、それに対してどう反応すべきかを見極めようと、絶えず連絡を取り合っているからだ。誰が触ろうとしている？↓触られている！↓触り方は優しいか？　視覚と聴覚の助けを借りて、脳は私たちに触れようとしているものが敵か味方かを判断するための情報を整理しはじめる。愛情のこもった手で撫でられることを期待していれば、快感を受け止めるために皮膚の構造は一時的に変化するし、触られると痛いはずだと思えば、皮膚が受け止める刺激はいっそう不快なものとして感じられる。そしてひとたびその「もの」と皮膚が触れあうと、刺激の圧力、速度や温度に関するおびただしい量の情報が脳に送られ、さらなる解釈が引き出される。期待と想像、それに現実がない交ぜになる皮膚の表面は、私たちの人生が展開されるステージなのだ。

私たちは自分で自分をくすぐることができないし、たとえ自分の身体をくすぐってくる人の動作をそっくりまねたとしても、くすぐったさは感じない。これは奇妙なことだが、期待や予感をめぐる皮膚と脳のかけひきの奥深さをよく表している。人間には驚異的な能力が備わっていて、同じ感覚刺激であっても、自分の動作で生じたものと自分以外によるものとの違いを識別し、好意や潜在的な脅威を判断している。これができるのは、脳の後ろ下側にあり、身体の平衡と運動機能を調節している小脳という部位のおかげだ。ロンドン大学ユニバーシティ・カレッジのサラ‐ジェイン・ブレイクモア教授が率いるチームでは、小脳は私たちが自分の指や手足を動かすたびに、その運動の正確な予想図を描き、脳の感覚野に影の信号を送って対応する皮膚の感覚を弱めていることを発見した。(16) こうすると、皮膚は自分以外の――ひょっとすると危険な――存在によってもたらされる、より重要な触覚刺激をうまく区別できるようになる。

ブレイクモア教授らはその後、脳をだましてくすぐったい感覚を起こすことは可能かを調べるために「くすぐりロボット」を開発した。被験者自身がアームを回転させて自分の皮膚をハケで撫でさせる装置で、アームを操作してからハケが動くまでの時間はタイマーで調節できる。ロボットが介在すると、脳が予測する感覚と実際に皮膚に感じる感覚との結びつきが成立しなくなるようで、皮膚を撫でられるまでの時間が長くなるほど被験者のくすぐったい感覚は強まった。ちなみに私は自分で自分をくすぐることができる人に一度だけ会ったことがあるが、その人は重度の統合失調症の患者さんだった。彼の場合は、身体に感じている指の動きが自分のものだと脳がうまく認識できなかったのかもしれない。

自分で自分をくすぐることができないという事実が示しているのは、身体的な感覚に対して脳は潜在意識下の作用を及ぼせるが、その作用は私たちがコントロールできるものではないということだ。となると、皮膚の感覚能力は脳に従属するもので、人間の身体は脳あってのものだと考えるのが当然なのかもしれない。そうではないことの証明として、次に挙げる簡単な錯覚を試してみてほしい。まず、氷水を満たしたボウルに左手を、熱い（とはいえやけどするほど熱くはない温度の）お湯を満たしたボウルに右手を浸す。そのまま二分待ってから手を引き上げ、今度は室温程度の水を満たした三つ目のボウルに両手を一緒に入れる。私たちの現実の認識はここでちょっとのあいだ混乱する。左手は三つ目のボウルの水を熱いと感じ、右手は冷たいと感じているというのは、なんとも落ち着かない感覚だ。同じようなやり方で、つるつるしたプラスチックとざらざらしたカーペットの上に片手ずつ置いて同時にこすったあとに両手で壁を触ると、片手からは粗い手触り、もう片方の手からはなめらかな感触が伝わってくる。

両手で同じ温度の水、同じ質感の面に触れているのに、脳への反応は左右で違う。つまりそれぞれの手からの情報に脳が引っ張られていることがわかる。脳は、皮膚の求めに臨機応変に対処できるわけだ。

触覚はこの上なく繊細な感覚だ。感情の影響を受け、思考や自我の意識に影響を与える。しかしながら言葉では言い表せない漠然としたものでもある。この先私たちの冒険は感知から感情へ、物理的に説明できることから不可思議なものへと軸足を移すが、抑えがたい二つの力について触れないわけにはいかない。それは快感と痛みだ。

「触れ合うと火花が散った」は、性的な接触を描写するときの常套句だ。その感覚を言葉で説明するように求められると、人は魔術のような言葉や自然現象としてはありえない表現を持ち出し、ほかのどんな感覚よりも言葉にしにくいと言ったりする。それなのに、往々にしていわく言い難いこの感じは、文化を問わず無数の詩歌に詠まれ、音楽その他の芸術のテーマとなってきた。これが火種となった争いも枚挙にいとまがない。この恍惚の境地は私たちの皮膚——願望と期待が身体的な感覚と出会う場所——にある心からもたらされる。誰かに触れ・触れられることで性的な快感が得られると確信すると、識別的触覚と情動的触覚のシステムが同じタイミングで作動するだけでなく、全身の皮膚（皮膚は人間の身体で最大の性器だ）の性質も変わる。血流が増えて皮膚の表面が温まり、発汗が促進され、皮膚全体で体毛が逆立つことで、接触刺激に対する感度がいっそう高まる。脳はこうして皮膚の受け入れ態勢を整えるのだ。そして実際に肌が触れ合うと、伝達速度の速いメカノレセプターはもとより、速度が遅く、感情的な情報を伝える神経線維、さらにとてつもなく敏感な自由神経終末（唇、乳首、外陰部はとりわけこの受容器が多く集まっている）まで、すべてが活性化する。

自由神経終末は心地よい刺激とともに痛みの刺激を検出する受容器で、この章ですでに見た四種類のメカノレセプターのように特殊化した細胞には接続していない神経の末端だ。全身に存在するが、その分布は指紋のように人によって異なり、ある人にとっては敏感で大きな快感を得やすい場所でも、別の人はほとんど何も感じないということがある。こういった個人差が生まれる理由はいまのところわかっておらず、性的な皮膚感覚の謎が解けるまでにはまだしばらく時間がかかりそうだ。自由神経終末が刺激されると、エンドルフィン（幸福ホルモン）やオキシトシン（愛情ホルモン）など、快感を引き起こすさまざまなホルモンが放出される。この皮膚と脳とのやりとりは、触覚を通して一方のパートナーからもう一方のパートナーに伝わっていく。自分の身体が得ている感覚は相手の反応を知覚することで増幅されるが、その橋渡しをしているのは皮膚だ。神経科学者のデイヴィッド・リンデンが『触れることの科学』で指摘しているように、性的な接触とは「単なる心の触れ合いではなく、皮膚と皮膚との触れ合いでもある[17]」。皮膚は自己と外界とを明確に分かつものだが、お互い合意の上で性的接触を楽しめるのなら、それはその他者を最大限受容していることになるだろう。皮膚が触覚に果たす役割については、表面だけ見ている分には単に神経終末のターミナルだと思われやすい。性的な触れ合いについて考えてみると、それがまったくの見当違いであることがわかる。

痛みを感じない人生はすばらしいものではないだろうか。単純そうな質問だが、試しにアムジャドに聞いてみてほしい。アムジャドはパキスタン系イギリス人の男性で、先天性無痛症という少数の家系に伝わる珍しい遺伝性疾患を患っている[18]。アムジャドのパキスタンの先祖をたどれば、流れる血をものともせず手足に縫い針や刀剣を突き刺したり、熱い石炭の上を平気で歩いたりする大道芸で名を馳せた人々がいたという。怖いもの知らずの精神力が売りの芸だったが、じつをいうと、彼らは身体的な痛みをまったく感じなかった。そして、ほとんどの人は成人になる前に死んでしまった（先天性無痛症がまれな病気なのはこのためでもある）。アムジャドをはじめとする現代の患者さんは、ガラスの破片を踏んでいないか、手をやけどしていないかと四六時中気が抜けない生活を余儀なくされており、痛みを感じずに生きることは、彼らに言わせれば「この世の地獄」「悪魔の呪い」だという。痛みによって身体を守る代わりに、視覚を用いることを身につける必要があるわけだ。痛みは確かに不快なものだが、身体の組織がダメージを受けたことを教えてくれる重要なサインであり、私たちはそれなしでは生きてゆけない。一方、何らかの病気のせいで皮膚への痛み刺激に対する感度が鈍くなる人々もいる。私が出会ったハンセン病の患者さんは指先の痛覚が麻痺しており、知らないうちに何度もけがをしたために、指の形が変わってしまっていた。「この恥ずかしさの痛みに比べたら、何のかんのと痛い思いをするほうがずっとましですよ」彼はそう話してくれた。痛みはあらゆる意味で人生に必要なものなのだ。

痛みは、初めこそ皮膚のメカノレセプターが過剰に活性化されて生じると考えられていたが、今日では痛みの刺激に特化した受容器、「侵害受容器」があることがわかっている。「侵害受容」nociception の noci は「害する」を意味するラテン語の nocere に由来する（生体の正常な組織を損傷する、あるいは損傷するおそれのある刺激を「侵害刺激」と呼ぶ）。先天性無痛症の患者さんは、繊細なタッチや振動といった刺激は問題なく知覚できる。この病気はSCN9Aという遺伝子の変異によって起こるが、SCN9Aがコードする特定のタイプのナトリウムチャネル（神経間の信号伝達を制御するタンパク質）は主に侵害受容神経に存在するからだ。侵害受容器の大部分は自由神経終末で、皮膚の組織の中に植物の根のような形で広がっている。神経終末はいずれも脊髄につながる神経の末端であり、脊髄でまた別の神経に接合（シナプス）を形成して脳に連絡する。

侵害受容器には三種類あり、それぞれ機械的侵害受容器、熱侵害受容器、化学的侵害受容器と呼ばれている。機械的侵害受容器は、皮膚の強い圧迫や切り傷などによる刺激を検出する。心地よい刺激の場合と同じく、痛みの刺激を伝えるしくみも二つあるが、私はこれを身をもって知った。ウェールズで小石の浜を歩いていた時のことだ。すぐ後ろを歩いていた弟になぜかビーチサンダルのかかとを踏まれたせいで、私は一瞬よろけ、右足の親指を大きな石に思い切りぶつけてしまった。たちまち鋭く刺すような痛みが脳まで走り、足をぐいと引っこめる。このような痛みの第一波（第1痛）は高速のAδ線維が伝えるもので、皮膚に変形が生じたことがそれでわかる。その後一秒もしないうちに、今度はうずくようなひどい痛みが襲ってきて、苦痛のあまり叫び声が出る。情動的触覚伝達と同じように、こちらの痛み（第2痛）の情報は低速のC線維によって伝えられる。このときに両方の経路がうまく一緒に機能していることがいかに大切であるかは、これまたかなり珍しい「痛覚失象徴」という病気の例で明らかだ。患者さんは痛みの刺激は感知できる（たとえば海岸で石につま先をぶつけて痛いことはわかる）が、痛みにつきものの不快な感情を抱かない。奇妙な、ほとんど笑い出してしまいそうな振動を感じるだけだという。痛みの知覚的・識別的な側面（つま先に加わった圧力の検出）にかかわる経路は正常だが、情動的な側面（「うっ、いって〜」という感覚）を処理する経路が機能していないのだ。

熱侵害受容器は、「痛いほど」熱い、あるいは冷たい刺激を感知する。もっともよく知られているのはTRPV1というイオンチャネルで、四三度以上の熱刺激を感知するとともにトウガラシの主成分であるカプサイシンにも反応する。トウガラシを口に入れたり、肌に触れさせたりすると焼けるような（ホットな）感じがするのは、高い温度に反応するものとまったく同じチャネルが活性化されているのだから不思議ではない。同様に、皮膚で主に冷たい刺激を検出するTRPM8は、二〇度以下の温度のほか、ミントの主成分メントールにも反応する。メントール入りのクリームやローション、あるいは練り歯磨きに温度計を突っ込んでみても表示される温度は室温と変わらないだろうが、それを皮膚にのばすと明らかにひんやりする（クールな）感覚がある。

皮膚が感知する痛みは、外部からの刺激で起こるものばかりではない。学生時代のことだが、定期試験が一週間後に迫り、私は教科書と宅配ピザの箱に囲まれ缶詰め状態になっていた。待望のシャワーから出て鏡を見たところ、背中の右側、肩甲骨の下あたりにぶつぶつと小さな水膨れ（直径一センチ以下の水疱）が並んで出ていることに気がついた。帯状疱疹の症状だ。ストレスか、試験勉強中の偏った食事のせいか、それとも想像もつかないような原因があったのか。少しちくちくする感じはあったが、医学生としてはかなりわくわくしていた。三歳で水ぼうそうにかかって以来、私の皮膚を支配する神経にずっと潜んでいた水痘・帯状疱疹ウイルスがついに活動を再開したわけで、それを間近で見られるチャンスだと思ったからだ。

帯状疱疹の発疹が現れると、皮膚の神経がどんなふうにつながっているかがよくわかる。脊髄から走る単一の神経が支配する皮膚の領域はデルマトーム（皮膚知覚帯）と呼ばれる。全身で三〇に分かれる〔ただし、分け方・数え方にもよる〕この領域の境界は、帯状疱疹になって初めて見えてくるものだ。水ぼうそう（水痘）は広範囲に発疹が現れることが多いが、それが治まると、原因の水痘・帯状疱疹ウイルスは脊椎の神経根に潜伏し、何年も休眠状態で過ごす。くわしくはわかっていないものの、このウイルスは免疫システムが弱まったときなどに神経を伝わって皮膚に達することがあり、すると発疹が身体の片側にかたまって現れる。私の場合、赤みや水疱はそれほど苦にならなかったが、発疹が消えて一週間ほどたった頃から痛みに悩まされるようになった。帯状疱疹後神経痛と呼ばれる症状で、背中に感じる焼けるような激痛は、試験期間中はもちろん、その後もしばらく続いた。水疱が出ていたあたりはちょっと押すだけでも痛く、夜はほとんど眠れなくなり、昼間に痛みを忘れようとしても輪をかけて惨めな気分になった。これは典型的な神経障害性の疼痛で、皮膚にみられることが多い。組織の損傷による痛みは侵害受容器が痛みの刺激を感知して生じるのに対して、神経障害性疼痛は痛みの信号を脳に送る神経の損傷によって起こる。

もっとも、侵害受容は痛みと同義ではない。痛みというのは現象であって、物理的な神経インパルス〔神経線維に沿って伝導される電気的変化〕に加え、感情や精神状態に従って私たちの心の内に描かれる絵だともいえる。痛みのしくみは多次元的で、途方もなく複雑なものだが、単純化を許してもらえるなら簡潔なたとえ話に凝縮できる。もし、私たちの顕在意識――身体的な痛みと感情的な痛みの感覚を最終的に記録する場所――が要塞のような城だったとしたら、そこには頑丈な門がいくつもあり、痛みを伝えに来た使者の行く手を阻んでいるはずだ。皮膚にあるこれらの門の大半は、刺激の性質（機械的・熱・化学的）を問わず、刺激の強さが閾値を超えれば開くようになっている。門に積まれたレンガ、つまり異なる刺激に対する相対強度は、性別や遺伝子型、また文化によって差がある。子どもの頃、運動場でのけんかは避けて通れないイベントだったが、ダンカンだけは相手にしてはいけなかった。赤毛で大柄のスコットランド人。ほかの子たちよりも頭ひとつ分大きいだけでなく、恐ろしいほど強いのは「スコットランド人に痛いことなんかない！」からだと豪語していた。確かにダンカンのパンチ力はものすごかった。きわめて興味深いことに、赤毛の人はある種の痛みには本当に強いことが最近の研究でわかっている。電気刺激による痛みなどには強い反面、熱による痛みには比較的弱いそうだ。[19] くわしく調べられたわけではないが、赤毛の色素は1型メラノコルチン受容体（MC1R）遺伝子の変異で産生されるので、痛みへの耐性もひょっとするとこの変異によるものかもしれない。

城のたとえをもう少し続けよう。私たちはある程度までは城門を自分で開け閉めできる。じつは、非侵害受容器（たとえば振動を検出する受容器）に物理的な刺激を加えると、痛みが軽くなることがある。膝をぶつけたときにすぐそのあたりをさすれば、少なくとも一時的に痛みが和らぐのはこのためだ。多くの場合、これらの門の開け閉めは、身体的なものではなく精神的なものによって制御されている。医者の私にとって患者さんの採血や注射は日常茶飯事で、歯磨きをする習慣とさして変わらない。それなのに、自分が医者にかかるとなると、子どもの頃からの注射恐怖症をまだ引きずっている。医院の建物に入るなり、嫌なドキドキが始まる。その気分は待合室で座っているあいだに膨らみ、「ドクター・ライマン、三号室へどうぞ」とふつうに言われただけで脈が速くなり、パニックになりかける。考えすぎと感情の高ぶりのせいで、ふつうの人ならほとんどわからない程度にちくりとやられても、自分としては槍で突かれているような感じがする。なぜまだそんなに怖いのかというのはまた別の問題だ。採血なり注射なりをしてくれる人がたまたま学生時代の知り合いで、あまり出来がよくなかったことを思い出して怖くなることもないとはいえないのだから。

この対極にあるものとして、史上最強のイギリス人の会話なるものを紹介しよう。一八一五年のワーテルローの戦いの最中、英蘭連合軍の騎兵を率いるアクスブリッジ卿は総司令官ウェリントン公とともに馬を駆っていた。会戦は終盤。アクスブリッジ卿はフランス軍への突撃を命じたところで、砲弾が飛び交う中、両脇を固める兵士たちは吹き飛ばされ、斜面の下からの反撃で八頭の馬が倒れた。体力的には限界ながらアドレナリンに突き動かされ、目の前の仕事に心底集中していたために、卿は敵の弾が自分の右脚を打ち砕いたことにすぐには気がつかなかったという。さて、次のセリフはできるだけそれらしいイギリス上流階級の口調を思い浮かべて読んでほしい。アクスブリッジ卿が「なんと、脚をやられてしまったようです」と言うと、ウェリントン公は「なんと、どうやらその通りのようだ」と答えたそうだ。[20]バーミンガムには世界有数の軍病院があるが、そこでは何人もの患者さんから、戦闘のただなかには信じられないような大けがをしているのに痛みを感じないことがあると聞いた。古代ローマの哲学者ルクレティウスが記したように、「誰彼の見境なしになぎ倒してきた鎌戦車〔車軸に刃物をつけた戦車〕にいきなり手足を断ちきられ」ようとも、「彼らの闘志」は潰えず、「痛みを感じない」男たちは「再びその闘いに、殺戮の場に飛び込んでゆく」のだ。[21]

熱々のお皿を触ると、とっさに手を引っこめる。指先に焼ける痛みを実際に感じるのはその数秒後だ。なぜこんなことが起きるのかと不思議に思ったことはないだろうか。頭で考えるよりも先に身体が反応している。皮膚はどうも少し先の未来に先回りできるらしい。皮膚の受容器がお皿の熱さを感知すると、指から腕、さらに脊髄まで、知覚神経を介して神経インパルスを送る。このインパルスは、脊髄の中で小さな介在神経を経由して運動神経に伝えられる。そして運動神経からのインパルスが筋肉に伝えられ、活性化した筋肉が手をさっと後ろに引く動きをするわけだ。脳での信号処理は行われないので、この反応はまったく無意識に起こる。痛みが認識されるのはそれからおよそ一秒後、例の低速のC触覚線維を伝わるインパルスが脳に到着したときだ。

快感はすぐに冷めてしまうのに、痛みはいつまでも続きがちなのは奇妙な事実だ。痛みの影響は、場合によっては一生皮膚に残ることもある。私たちが皮膚にダメージを与えると、しばらくのあいだ皮膚の状態が変わり、次は気をつけるように教えてくれる。たとえばひどい日焼け（サンバーン）をしたときは、何気なくほんのちょっと触れられただけで刺すような激痛が走り、シャワーは溶岩流か何かのようにとんでもなく熱く感じる。このように、ふつうなら痛いはずがない刺激を痛く感じる症状をアロディニア（異痛症）と呼ぶ。サンバーンにしろ、とげが刺さったにしろ、最初に皮膚にできた傷のダメージからサイトカイン（タンパク質）やプロスタグランジン（脂質）などの炎症性物質がつくられるが、これらの物質は痛みの刺激を感知する受容器の閾値を下げるので、皮膚の神経終末は一時的にわずかな刺激にも反応するようになる。すでに見たように、神経は信号を上り下りの双方向に伝達している。痛みに対する反応として神経終末でも炎症性物質が放出される結果、皮膚全体の痛みの閾値はいっそう低くなる。全身の皮膚は痛みを受けて変化し、損傷した組織が保護されるように仕向けると同時に、私たちを痛い目にあわせているわけだ。

とはいえ、これでは身体組織の損傷がきれいに治ったあと、何か月あるいは何年も皮膚に慢性的な痛みが残ることを説明できない。皮膚の神経終末への刺激と損傷によって、脊髄の中にある反対側の神経末端に長期的な影響が及ぶことがある。神経の接合部での信号伝達が変化したり、また実際に新しい接合が形成されたりする結果、脊髄には生涯残る「痛みの記憶」がつくられる。そうなると、皮膚のダメージは完全に元通りになっていても、この記憶から痛みの信号が絶えず脳に送られてしまう。最近の研究によれば、痛みと神経の損傷は神経系に「エピジェネティックな」変化を引き起こし、細胞の構成に一生残る変化を生じさせるため、最初に感じた痛みの痕跡はずっと消えない可能性があるという[22]。興味深いことに、このシナプス間の連絡における変化は、脳で記憶が新しくつくられるしくみと共通している。痛みを経験すると認知記憶と情動記憶が形成されるが、これらに加えて脊髄の記憶がつくられるのだ。

私はインドの片田舎にある病院に向かう途中、現実には存在すらしていない自分の皮膚にまだ痛みを覚えるという男性に出会った。アマンという名前のその男性は、私たちが会う一〇年前、インド北東部の平原地帯からヒマラヤ山脈の丘陵に位置するジャングルの奥、ミャンマー国境の近くへ向かって派手な色のトラックを走らせていた。一〇時間のドライブだ。山肌を削って通した道は曲がりくねって険しく、お天気のいい日でもぬかるんでいる。私も経験済みだが、あんなめまいがするほど怖い思いは二度とごめんだ。アマンは本格的なモンスーンの中、山道を上っていた。すると半分ほど来たところで上のほうの山腹が突然崩落し、オレンジ色のトラックは土砂に飲み込まれてしまう。押し流された車体は、幸運にも道路から数メートル下にかたまって生えていた太い木にぶつかって止まった。そうでなければアマンは間違いなく車ごとぺしゃんこになっていただろう。もっとも、アマンの右腕は着地の衝撃をもろに受け、前腕と肘が完全に押しつぶされていた。切り立った崖からの救出作業には長い時間がかかり、かつぎ込まれた病院の医師たちはアマンの腕を肘と肩のあいだで切断しなければならなかった。私と話をしながら、アマンは時々ほんのちょっと顔をゆがめた。毎日何度か、ないはずの右腕がちゃんとあるような感じがして、見えない指が熱湯につけられているような感覚がおそってくるのだという。こういった「幻肢痛」は、四肢切断を受けた人の半数以上が訴えるものらしい。私は長らく、この特異な現象は断端〔切断して残った部分〕の損傷した神経終末が脳に異常な痛みの信号を送るために生じると思っていた。ところが関連文献にあたってみると、断端部に残る神経終末を除去するためにさらに切断手術を行ってもこの痛みは消失せず、むしろ悪化する例が多い。興味深いことに、（全身麻酔に加えて）切断部に局所麻酔をすると、幻肢痛の発生は劇的に減るそうだ。これは、脳が記憶を形成するときと同じようなプロセスで、切断手術中に身体が「痛みの記憶」をつくっていることを示唆している。アマンの場合、その記憶は見えない皮膚が焼ける感覚となったわけだ。

しかしながら、痛みよりも苦痛といわれる皮膚感覚も存在する。聖書でサタンが義人ヨブの神に対する忠誠心を試すために選ぶのは、純粋なかゆみだ。またダンテの『神曲』地獄篇では、第八圏の悪の溜まり場に落とされた罪人の中でも最悪の者たちは「救いようのない激しいかゆみ」に苦しむ。かゆいという感覚は、弱く何でもないこともあるが、とんでもなく邪悪なものになることもある。北アフリカにあるリビアの砂漠に旅行した際、同行者に第二次世界大戦が専門の歴史家がいた。彼が言うには、このあたりに多いハエの小さな脚が皮膚に触れると猛烈にかゆくなり、当時駐留していたフランス人の兵士の中には「砂漠の狂気」といわれる状態に追い込まれる者が多くいたそうだ。風に乗ってどこからともなく現れる小バエの大群に襲われたときのかゆみがどうしてもおさまらず、拳銃でハエを撃ち落とそうとしたイギリス人兵士も一人いたらしい。

だが、かゆみは虫など外からのありがたくない刺激で起こるものばかりではない。皮膚の表面ではなく、内側でかゆい感覚が生じることもある。私が診たある女性の患者さんは、足首のかゆみを鎮めようとむやみにかきむしったところが化膿し、足を切断する寸前までいっていた。皮膚の内側に感じるかゆみは、鉄欠乏症や貧血、あるいは肝臓病など、さまざまな病気が引き金となって生じる場合がある。中でもとりわけ奇妙なものは水原性掻痒症という名前で知られる、皮膚が水に触れると不可解なひどいかゆみが生じる病気だ〔いわゆる「水アレルギー」〕。

このむずむずする感覚を引き起こす原因にもいろいろなものがある。おそらくいちばん有名なのはヒスタミンだろう。皮膚で炎症が起こるとマスト細胞からこの物質が放出され、アレルギー性の発疹が現れたり、あるいは蚊に刺されたところがかゆくなったりする。かゆみの存在感がこれほどまでに強いのは、そこに差し迫った感じがあるからだ。「けんかをしたくてうずうずする」「七年越しのむずがゆさ」〔日本語では「七年目の浮気」〕など、日常的な言い回しの例を考えてみれば、皮膚に特有のこの感覚は抑えきれない衝動を表現するのにもってこいの言葉だということがわかる。果たして、この感覚に対する応答、つまりかゆいところをかく行為は、大きな快感に結びつき、そのあとには罪悪感が襲ってくる。フランスの哲学者ミシェル・ド・モンテーニュはこう記している。「からだのどこかをかくことは、もっとも甘美な、そして何よりも手近な、自然の賜物《たまもの》である。だが腹立たしいことに、かくとたちまち後悔の念が湧く(23)」

かゆみは昔から弱い痛みだと考えられてきた。理由は簡単だ。どちらも不快感をともなうし、即時の防御反応につながる（痛みは熱いお皿から手を引っこめさせ、かゆみは毒をもったサソリや病気を媒介するハエを払いのけさせる）。それに両方とも認知と情動の影響を受ける。ところが、一九八七年にドイツ人の科学者H・ハンドヴェルカーが痛みとかゆみの奇妙な違いを発見したことで、それまでの見方は覆された(24)。かゆみを弱い痛みだとみなすなら、かゆみを強くしていけば、ある時点で実際に痛みが発生するはずだ。しかし、実験の参加者の皮膚に投与するヒスタミンの量を増やしていくと、かゆみは次第に強くなったものの、痛みはいっこうに感じられなかった。今日、かゆみは痛みとはまったく別のしくみであり、かゆみの情報は異なる経路で脳に送られることがわかっている。かゆみの信号を伝達する神経線維は皮膚の広い範囲（痛みを伝える線維の平方ミリに対して平方センチの面積）で刺激を感知できる。また、神経インパルスの速度は痛みのインパルスに比べるとかなり遅い。かゆみがだんだんと強まったり弱まったりするように感じるのはこのためだ。

最近の研究では、脳性ナトリウム利尿ペプチド（BNP）と呼ばれる物質が、痛みを誘発せずにかゆみの感覚を皮膚から脳に伝達していることも発見され、かゆみに対する新しい治療法につながる可能性も示されている。[25] 痛みとかゆみの違いで特に興味をそそられるのは、どちらも不快な感覚ではあるが、ほとんどの人はコンロで手をやけどしたところを想像したり、ハリウッドの戦争映画で激しい暴力シーンを観たりしても痛みは感じないのに、たとえばシラミと聞いただけで身体をかかずにはいられなくなることだ。[26] あるドイツ人の教授が行った実験で、講義の前半ではいろいろな虫のスライドや人が身体をかいている様子を、後半では赤ちゃんの肌を写した「ソフトな」イメージの画像を見せて、学生の反応を隠しカメラで撮影したところ、無意識に身体をかく動作は講義の前半のほうがずっと多かった。[27] いまこれを読みながら肌にむずむずした感触を覚えた方もいるだろうか。

虫がうじゃうじゃいる写真を見たとき、あるいは自分以外の人がかゆがっていたり、実際にどこかをかいていたりするのを見ると、自分でもつい身体をかいてしまう理由は解明されていない。一説によれば、この反応は人が生活する集団で蔓延しているかもしれない皮膚の寄生虫を追い払うために起こるのだという。かゆみが社会的に伝染する現象については、もともとは自分と同じ集団に属する人々への共感《エンパシー》がベースにあり、見てかゆくなれば本人が寄生虫に感染するリスクを減らす効果があると考えられていたが、ひょっとするともっと衝動的なものかもしれない。二〇一七年、セントルイス・ワシントン大学医学部のチョウフォン・チェン（陈宙峰）博士は、身体をかき続けるマウスの隣のケージに入れられたマウスは自分でも身体をかくようになりやすいことを発見した。[28] 実際のところ、かゆみが伝染するしくみは脳に組み込まれている可能性もある。仲間が身体をかいている様子を見たマウスの脳からはすぐにガストリン放出ペプチドという物質が放出され、自分の身体をかきはじめる。この物質の発現をブロックしたマウスでは、かゆみの伝染はみられないが、ヒスタミンなどかゆみを誘発する物質を投与されると、やはり自分の身体をかく。このように別々のメカニズムが存在することは、たとえばあくびなど、かゆみと同じく社会的に伝染する行動を理解する手がかりとなるだろう。

痛みとかゆみがそれぞれに織りなす複雑な世界は、私たちの皮膚と心が、受容器から神経を伝い、脳内のまだくわしくはわかっていないさまざまな領域に入る無数の経路を介してやりとりしていることを示している。このひとつひとつの道程は、感情や記憶、認知の波によって異なる方向に押し流されていくものが多い。しかし、皮膚と脳との物理的な距離は、哲学的な距離でもある。私たちはこの世界を直接自分の目で見、感じていると思いたいものだが、じつをいうと心が組み立てる世界のイメージの大部分は必要に迫られて生まれる幻影だ。かゆいところに手が届かない感覚は誰しも経験があるだろう。あれは身体的には現実のように思えるが、実際には心がつくり出したものだ。アマンと彼の皮膚の例に戻ると、彼の脳は切断された腕の面影を抱えていたということになる。痛みやかゆみ以外の感覚について考えてみても、私たちが現実と折り合いをつけるために幻影を必要とする理由は理解できるだろう。誰かが拍手をしているところを目にすると、目と耳からの情報は時間的にずれて脳に届いているのに、見るのと同時に音が聞こえる。脳が映し出す外の世界は現実の正確な写しではなく、私たちが理解できるように補正されたものだ。このことは脳の構造にも表れており、脳の組織では光や色の情報を感知するよりも、ずっと多く（およそ一〇倍）の領域がイメージの形成に使われている。私たちがとらえる現実は、感覚を介して心の内に組み立てた世界のイメージから生み出されるが、このときに受容器からの信号が十分でないために生じた空白は、無意識のうちに脳が埋めている。皮膚で信号を受け取るという重要なはたらきは、外界の物理的な現実と、それに対する私たちの認識——頭の中につくられる世界——

を結ぶ懸け橋となっている（ただし、ときにとても長い橋になることもある）。皮膚が心の延長線上にあることは間違いない。

触覚は並外れてすばらしい感覚だ。皮膚はそのおかげで精密な計器となり、私たちの人生の旅路を見届け、守ってくれている。ところで、皮膚と皮膚とが直接触れ合うとき、不思議な、ほとんど魔法のような力の受け渡しが起こる。カナダ人の心理学者シドニー・ジュラード教授は、一九六〇年代にたいていの研究者にとっては夢でしかないようなプロジェクトに取りかかった。世界各地の（好都合なことに流行の先端を行く）街を訪れ、人間観察をするというものだ。教授はカフェに陣取り、地元の人たちが身体を接触させる回数を数えたのだった。結果は、プエルトリコが一時間に一八〇回でトップ、パリは一一〇回、ところが我が街ロンドンは情けなくもゼロ回だった[29]。イギリス人の堅苦しさというか、スキンシップを好まないイメージからすれば予想通りではある。握手や背中をポンとたたくことにどんな効果があるかなど、ふだんはなかなか考えないが、こういった日常的な触れ合いの感覚が私たちの社会的な判断に大きく関与していることがわかってきている。

ここで、あなたはパリにあるカフェ・トゥーシュ（トゥーシュは「タッチ」の意味）の片隅に座り、ジュラード教授と同じように、周囲で起きているタッチに注意を払っていると想像してほしい。このような状況でみられる接触の効果は、心理学の研究で明らかにされている[30]。あなたの左隣のテーブルでは、男女のカップルが贅沢な旅行を予約すべきかと思案している。男性の指が携帯電話のブラウザに表示された「支払い」のボタンの上でためらうような動きを見せると、女性が手を伸ばし、安心させるように電話を持つ手の甲に触れる。男性は旅行を予約し、カップルは手をつないでカフェを出ていく。男性は女性にタッチされるとより大きなリスクをとるようになりがちだが、おもしろいことに逆はそうではない[31]。また、手を握り合うことは、その二人が特別な関係であることを世間に示す「絆のサイン」でもある。一方、あなたの右側では、ウエイトレスが男性客と楽しげに言葉を交わしており、勘定をテーブルに置きながら、ふざけて彼の腕に触れる。こんなふうに一瞬何気なく触れられた客はチップをはずむ傾向があり、その差は二〇パーセントにもなるという。続いて店の奥のほうに目をやると、緊張気味の若いシェフが料理長の面接を受けている。女性の料理長は重そうなクリップボードを手にしているが、いくつかの実験では、面接する側の人が重いクリップボードやファイルを持っている場合、軽いものを持ったときよりも面接した相手を採用する傾向が高くなることが判明した[32]。手に持っているものの重さの感覚が他人の知性や実務能力の評価に影響を及ぼすようだ。ずっしりとくる感じが伝わると、しっかりした人という印象につながるらしい。

観察を続けよう。ドアのそばの小さなテーブルでは、営業担当の女性がクライアントと向かい合っている。直接顔を合わせるのは今日が初めてのようだ。クライアントの女性はコーヒーカップを手にし、柔らかいクッションに座っている。コーヒーの温かさの効果でクライアントは相手の女性に親近感を覚え、さらにクッションの柔らかさが取引に同意する気持ちを強くしたのだろう。二人は席を立ち、短く握手をする。営業担当の女性はクライアントの腕に手を添え、安心させるように軽くたたいた。そしてどちらも笑顔で歩き去る。無意識にしろ、触覚をわざとらしくなくうまく使ったことで、営業担当の女性は確実に次の打ち合わせに進めるはずだ。今度は男性が一人店に入ってきた。すかさず学生時代の友人からの熱烈な歓迎を受ける。ハグをするとエンドルフィンやオキシトシンなど強力な「幸せホルモン」が脳で分泌され、抱きしめている相手とのつながりを確認し、いっそう強めるようにはたらく。さらに目を転じると、カウンターの後ろではエプロン姿のバリスタとウエイターたちが忙しく立ち働いている。注文をさばくのに精いっぱいだが、ものを言う代わりに背中を軽くたたいたり、からかうように肘で小突き合ったりしている。このようなしぐさは仲間の結束を高め、働きやすい雰囲気をつくる効果がある。バスケットボールのチームを対象にした研究では、ハイタッチにしろフィストバンプにしろ、コートで身体を触れ合わせる回数が多いチームは、接触が少ないチームに比べて好成績を収めていることが示されている。(33) フィストバンプはテニスのダブルスでもみられるが、やはり接触の多いペアほど勝率が高いのかぜひ知りたいものだ。

カリフォルニア大学バークレー校では、お互いのことを知らない人を二人一組にして薄い壁をはさんで座らせ、次のような実験を行った。(34) 壁には穴があいており、一方の人はそこから反対側に腕を出す。もう一方の人は、その腕に一秒だけ触れて、ある感情を伝えなければならない。驚くべきことに、触れられた側のほとんどの人は、感謝、思いやり、愛情、怒り、恐怖、嫌悪といった感情を、まさにほんの一瞬の接触から区別できたのだった。

触れることは、単に気持ちを伝えるだけではない。そこには傷を癒やす力もある。一三世紀の初め、神聖ローマ帝国皇帝フリードリヒ二世は、現代では倫理的にとても許されそうにない実験に取り組んだ。目的は人間が最初に話す言語を発見すること。実験デザインは、生まれたばかりの赤ちゃんを母親から引き離して育て、乳母ら世話係（兼研究者）は赤ちゃんがいるところでは会話禁止、さらに赤ちゃんに触れることまでも禁じるというものだった。この話は中世イタリアの年代記作者サリンベーネ・デ・アダムが記録しているが、それによれば「赤子たちは誰とも心を通わせられない状況では生きられず」、皇帝が赤ちゃんの口から初めての言葉が出る様子を見ることはかなわなかった。(35) 乳は与えられていたが、それでも言葉を話す前に死んでしまったのだ。このグロテスクな実験の所見は、その後も歴史を通じて繰り返し確認されてきた。今日ルーマニアには、触れ合いの機会を奪われて育ち、心に傷を負ったまま暮らす人々が何千人といる。チャウシェスク独裁政権が人口増加政策を押し進めていた二〇世紀後半に職員が絶対的に足りない孤児院で成長した人は、ほかのルーマニア人に比べると、糖尿病から統合失調症まで、身体・精神疾患がはるかに高い割合でみられるという(36)。この事例では言葉によるコミュニケーションの遮断など別の要因もかかわっているが、身体と感情の健康を保つ上で身体の触れ合いが欠かせないことははっきりしている。それは愛と思いやりを伝える言葉であり、人間の成長にとって何よりも大切なものだ(37)。

触れることが人間の生存と発達に果たす役割について、大部分の知識がたいへんな医療の危機をきっかけに得られたことを考えると、身の引き締まる思いがする。一九七八年、南米コロンビアのボゴタにある母子医療センターでは、新生児集中治療室（NICU）のスタッフ不足のみならず、保育器の不足という問題が発生していた。事態はかなり深刻で、赤ちゃんの死亡率は七〇パーセントに達していた。そこで、担当の医師エドガー・レイ・サナブリアは思い切った方針を打ち出す。未熟児で生まれた赤ちゃんを肌が直接触れるように母親の胸に抱かせ、（実質的には保育器の代わりに）温めるとともに、母乳養育を推奨したのだ。そうすると、死亡率は思いがけなく一〇パーセントに急低下した(38)。母親との直接の肌の触れ合いが未熟児の赤ちゃんにとって驚くような薬となったことは、すぐに明らかになった。この方法はカンガルーケアと名づけられてその後二、三〇年で世界に広がり、母親あるいは保育者との肌の触れ合いに特別な力があることを裏づける研究は増える一方だ(39)。二〇一六年のレビューでは、カンガルーケアはバイタルサイン（心拍や呼吸など）を安定させ、睡眠を改善し、体重の増加につながると結論されている(40)。また別の研究によると、途上国で赤ちゃんが生まれて一週目にカンガルーケアを受けた場合、生後一か月以内に死亡する割合が五一パーセント減少するという。[41] なお、このスキンシップも双方向にはたらき、両親（父親も赤ちゃんとの肌の触れ合いから得るものがある）に対して心理的にプラスの影響を与え、不安を和らげて育児に自信をもたせる効果が認められている。

触れることの癒やしの力は何も未熟児に限らない。私は学生時代、ある総合診療医の先生のところで研修をさせてもらった。「思いは肌から伝わる」がモットーの先生で、患者さんによっては手を握って安心させたり、優しく背中に手を添えて元気づけたりすることが大事だと言っていたが、私はそんな客観的に分析できないアプローチにどれほどの意味があるのだろうといぶかしく思ったのだった。だが、その後まもなく、ある研究について読む機会があった。MRIスキャナーに入った患者さんに、これから電気ショックを受けてもらいますと告げるとき、恋人が手を握っていればストレスレベルが著しく低くなるというものだ。[42] 別の研究でも、感情に訴える繊細なタッチを教わり、長期にわたってその方法でお互いに触れていたカップルは、対照群に比べてストレスが少なく、血圧も低かったという。[43] 肌と肌を触れ合わせたり、ハグをしたりすると、脳からエンドルフィンやオキシトシンが分泌され、報酬系や思いやりの回路が活性化されることを示す研究も相次いでいる。スキンシップによって一時的な幸福感が得られたからといって、それで感染症が治ったり、がんが予防できたりするわけではないだろうが、ストレスを減少させ、精神的な健康状態を改善する効果は認められており、結果として免疫システムを強くすることにつながっている可能性もある。もっとも、短期的な化学変化がすべてではない。毛繕いをする動物にみられるように、母親が我が子にしきりに触れていると、子の体内で長期にわたるエピジェネティックな変化が生じる。母親が手をかけて世話をした形跡は子の生涯にわたって残り、健康を増進し、ストレスを減少させるようにはたらくのだ。また、生まれた子から一足飛びに高齢者の話になるが、アルツハイマー病の患者さんに触れるケアを取り入れると、周囲の人との感情的なつながりが改善され、症状を和らげる効果があることも明らかになっている。

私は一〇代の頃トライアスロンのナショナルチーム入りを目指していて、プールの底のラインを見つめたり、ぬかるんだ野原を走ったり、イギリスの雨に負けずに自転車をこぎ続けたりすることにかなりの時間を割いていた。そしてその分、スポーツマッサージにかける時間も相当なものだった。筋肉をほぐしてもらう効果は確かにあるように思えたが、皮膚を直接触れ合わせることも私によい作用をもたらしているかは考えたことがなかった。マイアミ大学のティファニー・フィールド教授のチームは、マッサージのさまざまな健康促進効果を発見している(44)。たとえば、ある高齢の患者さんに訪問介護サービスでマッサージをするようにしたところ、マッサージなしの訪問よりも認知機能と情動機能が大きく向上した。しかも、施術者が意図的に感情を表しながら行うマッサージは、感情をあらわにしないマッサージよりも効果が高かった。そして、感情を出さずに施すマッサージは、マッサージチェアで動きとしては同じマッサージを受けるよりも効果があった。なお、自閉症の人はかつて他人との接触を嫌がると考えられていたが、マッサージでとても落ち着くケースが多いこともわかってきている。

身体に手をあてて不調を治す方法は大昔から知られているが、そのしくみの理解はまだ始まったばかりだ。手で触れることには強く感情に訴える性質があり、触れられた側は生物学的にも認知的にも愛されていると感じてリラックスすることから、ストレスの軽減につながる。脳と身体の対話にこうしてゆとりが生まれると、血圧の低下や免疫性の向上など、さまざまなかたちで身体に現れてくるわけだ。触れることによる癒やしの力は、実際に私たちの精神と心に影響を及ぼしている。今後研究が進めば、人間のタッチの力でさらに驚くような発見がなされることは間違いないだろう。

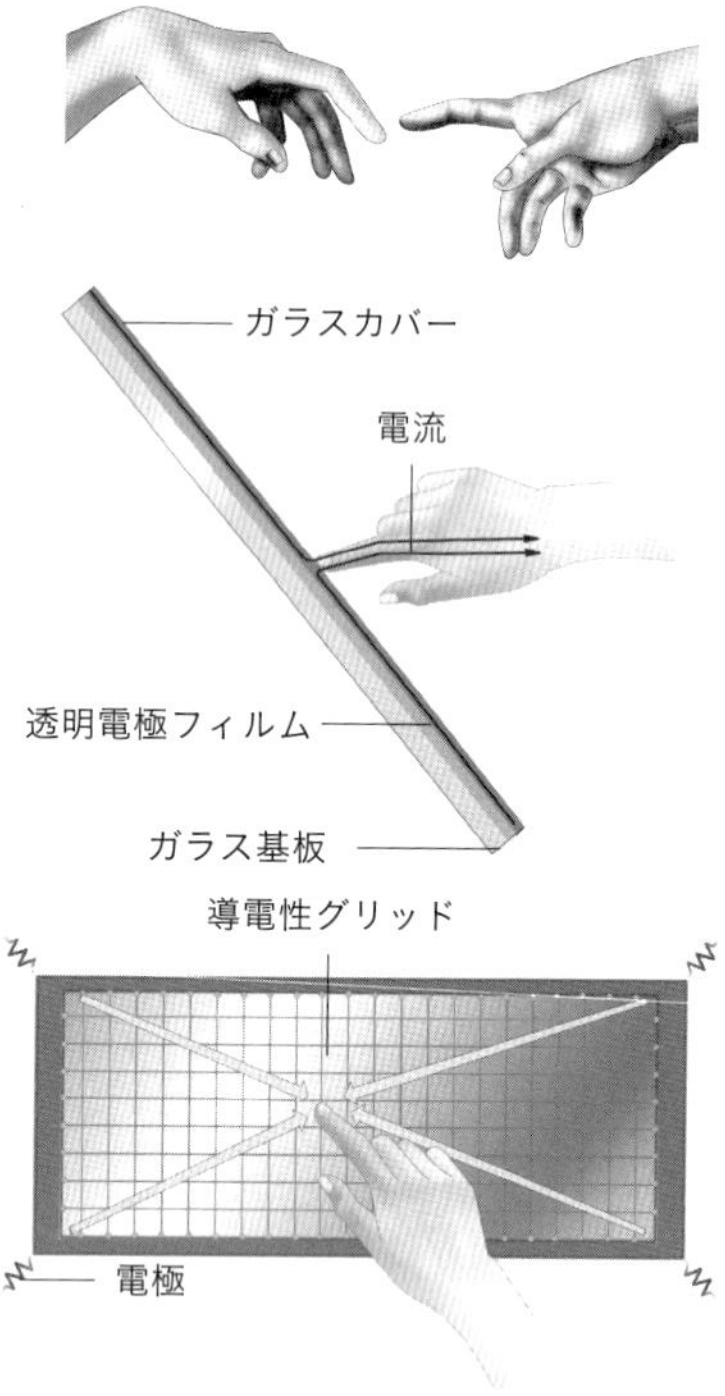

アダムのタッチスクリーン

ものを知覚するというすばらしい皮膚の能力は、人間が文明を発達させ、自然を征服していくことにもつながった。英語の technology は古代ギリシャ語の tékhnē と logía が合わさってできた語で、おおよその意味は「手仕事の研究・知識」というところだ。私たちは指を使って情報を生み出し、操ることができる。そしてそのおかげで社会を巧みに作り上げてこられた。手で動かして使う道具から象形文字を刻むようになり、一分一〇〇ワードのブラインドタッチを経て、いまや魔法の鏡——タッチパネルやスマートフォンの液晶画面——を操作するようになっている。抵抗膜方式のタッチパネルは、表面を指で触れたときにできるたわみを検出し、外部装置に信号を送る。より新しい静電容量方式はスマートフォンに採用されている動作原理だが、あまり知られていない皮膚の性質を利用したものだ。このタイプのパネルでは、ガラスカバーのすぐ下に電極が碁盤の目のように配置されている。上下に走るごく細い導線には常に電流が流れており、駆動線と呼ばれる。左右に走るのは検出線で、電流を検出する。私たちの指がパネルの表面に触れると、電流が指に吸い寄せられて電圧が降下するために電場の状態が変化し、指の位置や力はもちろん、スワイプの場合ならその向きなど含めて、信じられないほど詳細な情報が処理装置に送られるわけだ。(45)ギリシャ神話の最高神ゼウスのように指先から稲妻を放つことはできないにしても、人間の皮膚には電気を通す性質（導電性）がある。静電容量方式のタッチパネルは、非導電性の素材でいくら力を込めて押しても反応しない。ふつうの手袋をしたままで操作できないのはこれが理由だ。この次にソーシャルメディアの画面をスクロールするときには、あなたの皮膚がじつは電子機器の一部として機能していることを想像して驚いてほしい。

また逆に、私たちの皮膚にある信じられないほど繊細な装置は、テクノロジーに接続してメッセージを受け取ることもできる。一九世紀の初頭にこれを発見したのは、非凡な才能をもつフランス人、ルイ・ブライユだ。ルイの父親はパリの東では有名な馬具職人で、幼いルイはよく工房に入り込み、父の手つきをまねていた。ルイが三歳のある日、やはり工房で遊んでいたところ、父が客に応対するためにほんのしばらく場を離れた。その間にルイは錐《きり》を手にし、革の切れ端に穴をあけようとしたのだが、手が滑って錐の先で左目を突いてしまう。傷ついた目の感染症はのちに右目にも広がり、ルイは五歳で両目とも失明する。その頃、目が見えない人はたいてい施しに頼って生きていかねばならなかったが、幸いにもルイには、手に杖を握らせ、一人で歩き回ってみるよう勇気づけてくれる両親がいた。一〇歳になったルイは、ヴァランタン・アユイが設立したパリの盲学校に入学。当時は目の不自由な人が読める本はほとんどなく、わずかに手にできる本はアユイが考え出した「浮き出し文字」を使ったものだった。銅で作ったアルファベットの型をページごとに並べて紙に押しつけ、浮き上がった語句を読み取る方法だったが、本が大きく重くなるので扱いづらい。ルイの頭の回転の速さと、浮き出し文字の文章を読む速さのずれは耐えがたいほどだった。そんなルイはフランス軍の大尉シャルル・バルビエが暗号として考案した夜間通信法に出会う。一二個の点をなぞって読むバルビエの点字はアユイの方法よりも優れていたが、それでもまだ使いづらく、しかもとんでもなく難解だった。ルイの天才的な発想は、これを縦三点・横二列の六点式に簡略化し、指一本で読み取れるようにしたことだ[46]。この基礎的ながら独創的なテクノロジーによって、ルイ・ブライユは目の不自由な大勢の人々が触覚を通じて読むことができるシステムを発明したのだった。

人間が触覚を通じてどのように情報を得ているかの研究で近年格段に進歩したのは、振動や動きなど、触覚を通じてユーザーに情報を伝達するハプティクス（触覚技術）の領域だ。私が一〇代の頃やっていたビデオゲームでは、自分のマシンがコースを外れたり、自分が敵弾に倒れたりすると、コントローラーがブーッと音を立ててぎこちなく振動していたものだ。技術はその後目を見張るほどの発展を遂げ、触覚を通じたコミュニケーションは今日バーチャルリアリティ（VR、仮想現実）研究における最後のフロンティアとなっている。視覚と聴覚の刺激はVRヘッドセットを使えばたやすく再現できるが、仮想空間に入り込んだような感覚を味わうには、どうしても触覚が必要だ。ペンシルベニア大学のキャサリン・クーヘンベッカーは「触覚を取り込めなければ、バーチャルリアリティの〝リアル〟にも限界がある」と述べている[47]。彼女が率いるチームは、指先に取りつけて、さまざまな物体に触れている感覚を驚くほど多様な周波数の振動で再現するコントローラーの開発にかかわった[48]。この装置は空間内の指の位置を検出し、指の向きの変化に応じて仮想物体の異なる感触を伝える波動の力（振動触覚波 dynamic tactile wave という）を計算することもできる。指の動きにともなう振動と視覚・聴覚刺激の入力をミックスすることで脳をだまし、実際には空をつかんでいるだけなのに、あたかも何かを手に持っているような感覚をつくり出すわけだ。このテクノロジーの可能性としては、オンラインで服を買う前に生地の手触りを確かめることから、外科を学ぶ学生が実際の患者さんの手術を執刀する前に、臓器に触れる器具の感触を「肌で感じ」られるように練習することまで、多岐にわたっている。

より人間らしいロボットの開発についても飛躍的な成果がもたらされている。ロボットは、自動車の組み立てや、信じられないほど精密な手術ができる。会話ができ、独自の言語まで生み出している。チェスで人間を負かすこともできれば、医師をしのぐ精度で病気の診断ができるようにもなっている。ロボットが「執筆」した小説が日本の文学賞で一次選考を通過したことさえあるほどだ。人間の触覚《ヒューマンタッチ》をロボットで再現することについてはかなりの研究がなされており、中でも人体に近い感覚を備えた人工装具（プロテーゼ）の実現には期待がかかっている。私は最近、ロボット開発の未来とそれが社会に及ぼす影響に関して、ロボット工学の研究所に勤める友人を質問攻めにしてみた。「私の仕事はロボットに奪われるか」「世界はロボットに乗っ取られるのか」といったお決まりの質問（彼にそんなことを聞いたのはきっと私が初めてに違いない）のあと、人間の皮膚にそっくりな表面をもつロボットは実現可能か、つまり、人間の触覚がもつ複雑な機能を人工的につくり出すことはできるのかと尋ねてみた。彼の答えには大きなヒントが隠されているように思う。「やっかいなのは、感覚というと、みんな皮膚に神経終末がたくさん集まるターミナルのイメージしかもっていないことだ。ロボットに鍵の束を拾い上げさせるのでも難しいのに、感触や感覚を覚えさせるなんて、まったく次元が違う」なお、滑りの検出や力の調節など、例の四種類のメカノレセプターの機能を正確に再現するバイオニックスキンはいつかできるかもしれない。[49][50]事実、伸縮性があり、ずれの力と振動の変化を大まかに検知できるロボット用の人工皮膚は二〇一七年に開発されている。[51]しかし、皮膚全体で感情を表し、伝え、受け止める能力に加えて、身体的なものと社会的なものを結びつける無数の複雑なルートを再現することは、現時点では工学技術で解決できる範囲を超えているようだ。もしかすると、私たちの皮膚をもっとも人間らしい臓器にしているのは触覚なのかもしれない。

最近のタッチ技術や触覚センサーの進化には皮肉な一面もある。社会の中で人と人との「触れ合い」が失われつつあることだ。ハグで気分を和らげたり、背中をたたいて元気づけられたりするよりも、自分の指先とスマートフォンの画面との接触のほうが落ち着くという人が増えている。私たちに備わったもっとも原始的な感覚はじつに不思議で、ときには何とも表現しようのないものだが、感情に訴えるコミュニケーションや社会における絆、さらには健康と生命の維持に触覚が及ぼしている影響の大きさを忘れてはならない。触れ（られ）ているという感覚によって、皮膚は身体的かつ感情的な存在、また同時にそれらを超越した何かになる。システィーナ礼拝堂の天井画をまさに神のタッチで描いた画家はそのことを知っていた。なぜなら彼はこう言ったからだ。「触れるとは、命を吹き込むことでもある」

第7章　心理的な皮膚

心と皮膚が互いに及ぼす影響について

隠蔽作戦は抜かりなく、自己診断は果てしなく
——ジョン・アップダイク『自意識』(「皮膚とのたたかい」と題する章で、持病の乾癬をめぐる身体的・精神的・社会的な苦痛が綴られている。)

そのずんぐりした小屋は、マサイ族の集落の端に建っていた。この集落自体、タンザニア北部セレンゲティに接する草原の海にぽつんと浮かんでいるようなものだった。床にあぐらをかいて座る私の向かいには、案内役を務めてくれるレミと、現地の医師でマサイ族の薬草にくわしいアルバート。私たちはサバンナに生える植物を人間用の薬として、またこの地ではより重要なことだが、家畜用の薬として使うことについて意見を交換した。

しばらく話したところで、レミは一人の少年を小屋に呼び入れた。一四歳のその子は、家族と集落の人々によれば「不治の皮膚病」にかかっていた。額と両頬にかけて紫色の発疹がぶつぶつと出ており、水疱もできていたが、顔以外の部位は何ともない。大きな水ぶくれが左右のまぶたにあるせいで、まばたきをするたびに顔をしかめていた。症状は数か月前に現れ、以来ひどくなっているという。アルバー

トに診断を請われたが、私はただ少年の顔の異様な発疹を見つめるばかりだった。アルバートの様子からすると、彼もまったくわからないようだ。もっとも、少し探りを入れてみたところ、この少年は近々モラン（戦士）となる儀式を受ける予定であることがわかった。そのためには、集落を遠く離れて何か月か放浪生活を送らねばならない。一種のテストだ。昔は槍を携えライオン狩りに出かけたのだが、それに比べるとわくわくするような冒険ではなさそうだ。少年の話を聞いているうちに、ことの次第がはっきりしてきた。サバンナには光線過敏症と水ぶくれを引き起こすと誰もが知っている植物が生えているが、どうやら彼はその葉をこっそり顔にこすりつけていたらしい。通過儀礼に参加せず、家にいてもよいことになるように、皮膚病を装うどころか自分でかぶれを起こしていたというわけだ。このように、病気に見せかけるために自分の皮膚を意図的に傷つけた結果生じる病変を自傷性皮膚炎と呼ぶ。精神的な不調が身体に現れた状態だ。仮病と同じく、自傷性皮膚炎の原因は私たちの精神にあるいくつもの泉から湧き上がってくる。それは虐待や心的外傷の経験に端を発する注目されたい・かまってほしいという欲求であったり、ミュンヒハウゼン症候群のように病院で世話をしてもらいたいという願望であったりする。(1) アルバートは冗談交じりに、少年は学校に行きたくない子どもによくみられる「ブルーマンデー症候群」だと言った。皮膚疾患（の中でも特に症状が目に見えるもの）は単なる身体の不調ではなく、精神的な問題でもある。

皮膚は大陸を覆い包む衣だ。そこで心と身体という二つの海が出会う曖昧な境界に注目しよう。この有形無形の境界を研究する学問は比較的新しい分野で、精神皮膚科学（皮膚科心身医学）と呼ばれている。(2) 興味深いことに、人間の脳と皮膚は胚の同じ細胞層（外胚葉）から派生しており、この二つの器官はいわば幼なじみとして、生涯にわたってさまざまなところで再会しているようだ。皮膚と心のあいだに変化してやまない関係があることは、かつては神秘の世界の話として疑いの目を向けられていたものだが、今日ではそれを裏づけるような科学の発見が相次いでいる。

皮膚と心の相互作用はきわめてあたりまえの現象ながら、驚くほど見過ごされている。これは次の三つに分類されるが、複数の分類が同時に当てはまることもある。

1　心→皮膚の作用――精神状態が皮膚の状態に影響を及ぼすこと
（例）精神的ストレスは乾癬を悪化させる。

2　皮膚→心の作用――皮膚の外観がさまざまな感情や精神の状態に影響を及ぼすこと
（例）ニキビは抑うつ状態をともなうことが多い。

3　皮膚に症状が現れる精神疾患
（例）スキン・ピッキング（皮膚むしり症）、マサイ族少年の自傷性皮膚炎
1や2ほど一般的ではなく、絶対数は少ないが、壊滅的な影響を及ぼすおそれがある。

さて、こんな場面を想像してみてほしい。あなたもあのマサイ族の集落にいて、明るい笑顔の長老たちのそばに腰を下ろしている。水ぶくれ少年の謎が解けたので、彼らもほっとしているようだ。帰り道はまた長時間のドライブだから、あなたと仲間は別れのあいさつをし、車に向かう。その途中、集落の囲いを抜けたところで、あなたはまわりの景色を一望する。太陽が地平線の向こうに沈みはじめ、セレ

ンゲティの草原を金色に染め上げている。その中で長く緩やかに伸びるアカシアの木の影。どうしてもこの写真を撮りたい、これで最後だ。そう思ったあなたは、仲間から離れ、見晴らしのよさそうな場所を探して歩き出す。五分後、あなたは一人で小高い丘らしき場所に立ち、カメラのレンズをのぞき込んでいる。

手前の何かに目が行く。

サバンナのまばらな草むらの向こう、せいぜい五〇メートルくらいのところに、筋骨たくましい雌ライオンが一頭。こちらを見ている。

全身の感覚が研ぎ澄まされる。あなたは一瞬仮死状態に陥るが、自分の胸が動悸し、肺が拡張していることに気がつく。身体中の筋肉の存在を痛いほど感じる。素早く激しい動きを繰り出すことになっても大丈夫だ。この場の選択肢は、逃げるか、それとも闘うか。膀胱と腸が反応して用を足したくなる。心臓が強く速く打ち、戦いに備えて大量の酸素が筋肉に送り込まれる。顔からは血の気が失せ、その代わりのように大量の汗が噴き出てくる。体毛は逆立ったまま。毛穴の一個一個が、いま身体全体に起きていることをまねているかのようだ。

これはストレスが身体の外側と内側にもたらす変化だが、ストレスはもちろんきわめて重要なものだ。いわゆる「闘争か逃走か」の反応は、ほとんど無意識のうちに特定の神経（まとめて交感神経系と呼ばれる）が活性化することによって引き起こされ、人間をつかの間スーパーマンにすることで、太古の昔から人間の生存に欠かせない能力だった。統計的に推測するなら、おそらくあなたに生死を賭けてライオンと対決した経験はないだろう。それでも先に挙げた身体の変化のいくつかは、大切な面接やスピーチの直前に感じたことがあると思い当たるはずだ。この反応が起きている数秒間あるいは数分間——

戦いに備えて汗が体温を下げ、筋肉に血液を送るために顔から血液が奪われる――だけでなく、その後の数時間、数日においても、皮膚が果たす役割は大きい。闘争・逃走反応に続くこの時期には、皮膚の免疫機構が全体的に変化する。精神的ストレスは何日にもわたって皮膚の炎症を増加させるが、これはライオンに噛まれたときに起こる感染症と闘うための準備かもしれない。[3] しかし、精神的ストレスで皮膚にマイナスの影響が出るのは、何もこの闘争・逃走反応のあとだけではない。

ストレスがかかった状態になると、視床下部という脳のごく小さな領域から副腎皮質刺激ホルモン放出ホルモン（CRH）が分泌される。CRHは脳下垂体を刺激して、副腎皮質刺激ホルモン（ACTH）の分泌を促進する。このACTHは左右の腎臓の上にある副腎に達し、コルチゾールを産生させる。コルチゾールとCRHはいずれも皮膚の炎症に対して強力な効果を及ぼす。ただし紛らわしいことに、状況次第で炎症を増加させるときと減少させるときとがある。コルチゾールには免疫を強化し、炎症を増加させる作用がある反面、高用量で用いると炎症を抑制できる。湿疹で処方されるステロイドクリームがよくある例だ。この種のクリームはコルチゾールを高濃度で含み、身体の自然な免疫反応を抑えるように設計されている。また、精神的ストレスが皮膚を刺激しようとするときにたどるもうひとつのルートは、よく神経性炎症（神経系が引き起こす炎症）と呼ばれる。皮膚の神経終末にはさまざまな炎症性物質が存在するが、その中でも「サブスタンスP」は特によく知られている。[4] ストレスを受けると神経終末はこれらの物質を放出し、大騒ぎが持ち上がる。サブスタンスPをはじめとする神経伝達物質ばかりでなく、アドレナリンやCRHなどのホルモンも、マスト細胞（皮膚にとっては地雷に相当する）から炎症を引き起こす強力な分子が放出されるように作用する。この分子は皮膚の血管を拡張して透過性を高めるので、身体の免疫システムから派遣される細胞が最短時間で現場に到着できるようになるが、その一方で神経終末を刺激するためにかゆみが生じ、さらに多くの炎症性物質が放出されてしまう。炎症のやっかいな悪循環はこうして始まるわけだ。

精神的ストレスは、皮膚の免疫システムの性質を変えてしまうことさえある。皮膚に存在するヘルパーT細胞は免疫反応を調節する重要な免疫細胞で、いうなればその「キャラ」によっていくつかに分類されている。このうちTh1細胞は細胞内で増殖する細菌やウイルスに対する感染防御を担い、Th2細胞は主に細胞外に存在する寄生生物などを攻撃して排除する役割を受け持っている。ヒトのTh1細胞とTh2細胞のバランスはたいてい正常に保たれているが、精神的ストレスが原因でTh2側に傾くと、湿疹のような赤くかゆみをともなう炎症が生じる。(5) たとえば頻繁に鳴る携帯電話の通知音が引き起こすような中程度のストレスでも、皮膚の免疫システムの性質を完全に変化させることがわかっている。急性の（短期間に生じる）精神的ストレスは免疫反応を増加させる。その場合、マスト細胞など皮膚に存在する免疫細胞が活性化するだけでなく、身体のほかの部位からも血流に乗って応援要員の免疫細胞が皮膚に集結する。炎症は雌ライオンに噛まれて感染症が起きたときのための準備だが、同時に「アジュバント」（抗原性補強剤）としての作用もある。ストレスが免疫システムを刺激し、皮膚の裂け目から侵入してくる微生物などの異物をさらにうまく認識できる態勢を整えているということだ。二〇一七年の研究では、皮膚の幹細胞は炎症を「記憶」でき、二度目以降に同じ場所に生じた傷がより早く閉じるようにして炎症を消散させていることが示された。(6) このように短期間炎症が起こるのは私たちの身体を守るためのしくみだが、もともと皮膚に問題を抱えている人にとっては、そのためにつかの間にしろ乾癬が再発したり、ニキビができたりと、望ましくない状態につながる。

慢性的な（長期にわたる）ストレスは、数日間から数か月、ときにはもっと長く続き、一時的なストレスとはまったく異なる難しさがある。慢性的なストレスは炎症を増加させ、免疫反応を低下させる。どちらも歓迎できない影響だ。基本的にこのタイプのストレスは皮膚のバランスを崩すので、疾患を悪化させるサイクルを引き起こすおそれがある。湿疹の場合、長期のストレスによってTh1／Th2のバランスがTh2側に偏り、病状が悪化すると考えられている。さらに、慢性的なストレスは、皮膚とその付属器が老化するスピードも速める。バラク・オバマ元アメリカ大統領の任期中の写真を順番に並べると、八年間でだんだんと白髪が増えていき、グレーのペンキの色見本に使えそうなほどだ。顔にはくっきりとしわが刻まれ、ふつうの加齢による老化よりも短い期間のうちに見た目がはっきり変わっているのは、重責を果たした証といえるかもしれない。オランダの写真家クレア・フェリーツィーは、わずか一年のあいだにこのような変化を目の当たりにした。アフガニスタンに駐留したオランダ海兵隊の若者たちを派遣前・中・後と撮影し、それを一人一枚のパネルに並べた印象的なポートレートからは、ストレスによる老化の微妙だが重大な影響がはっきりとうかがえる。(7)

乾癬はストレスと深いかかわりがあり、たとえばアメリカとヨーロッパで行われた調査によれば、感情的なストレスは乾癬を悪化させる原因の一位となっている。(8)二〇〇八年の金融危機、いわゆるリーマン・ショックの時期に乾癬と湿疹で病院を受診する人が記録的に増加したことは驚くにあたらない。(9)乾癬の悪循環に陥ってしまう人はいすぎるほどいるし、ときにはどうしようもないほど症状が悪化することもある。乾癬プラーク〔皮疹が大きくなって盛り上がった状態〕は症状がはっきりと見えるため、身体的につらいだけでなく、人づきあいにも影響し、そのストレスで状態が悪化する。またこの時点で他人から見られやすい場所に症状が広がっていることもよくあり、さらにストレスを抱え込み、社会とのつながりを断ったり、抑うつや不安が現れたりする場合もある。

長期のストレスを受けると、皮膚に駐屯する免疫細胞の士気がくじかれ、うまく機能しなくなることを示す有力なエビデンスがある。このような状態を免疫抑制という。読者もストレスが引き金になって口のまわりにヘルペスができたり、帯状疱疹が現れたりしたように思ったことがあるかもしれない。この症状の原因である単純ヘルペスウイルスと水痘・帯状疱疹ウイルスは、いずれもヘルペスウイルス群に分類されるたちの悪いウイルスで、潜伏感染という特徴をもっている。一度ヒトの宿主に感染すると、発症はしなくてもずっとその身体にすみ着くという意味だ。ヘルペスウイルスは神経終末に落ち着き、再活性化の機会をうかがっている。長期のストレスで皮膚の免疫システムが抑制されると、静かにしていたウイルスが防壁をすり抜けて一勝負に出てきやすくなるのかもしれず、それでまた発疹が出てくるという説がある。(10) いくつかのエピソードをデータと呼ぶことはできないが、第6章で述べたように、ものすごくプレッシャーのかかった試験を間近に控えたタイミングで私に帯状疱疹が現れたことは、やはり偶然ではないかもしれない。私以外の皮膚科医の意見としては、たまたま重なっただけという判断もあれば、ピザばかり食べていたせいだという指摘もあることだろう。しかし、精神的なストレスが皮膚に及ぼす影響についてこれまでにわかっていることを踏まえれば、心の状態が身体の病気への入口になっている場合が多いとしても不思議ではないはずだ。

ここまで読んでくださって、あまりの情報量に精神的なストレスを感じたとしても、専門の研究者でも混乱が多いのだから落ち込まないでほしい。ただ、もし誰か（あるいは、あなたに何かを買わせようとする商法）が脳と皮膚の関係を絶対的なものとして説明したとしたら、そのときは要注意だ。脳と皮膚は、機械のように簡単にオンオフの切り替えができるものではない。どちらもそれぞれに複雑で、絶えず不規則に変化している環境なのだ。確信をもって断言できるのは、精神的ストレスは必ず皮膚に悪影響を及ぼすということしかない。ストレスは湿疹や乾癬、ニキビ、脱毛、かゆみ（医学用語では「掻痒感」）といった皮膚の状態を悪化させるほか、日和見性の微生物に侵入の足がかりを与えてしまうことがある。そんな症状が現れたなら、読者の皮膚もある時点でいろいろなストレスと重圧を感じていた可能性がありそうだ。

皮膚疾患で身体に現れた症状を治療するために医師の診察を仰ぐことはもちろん大切だが、突然ひどくなったような場合は、精神状態についての警報かもしれない。ストレスを抱えていたり、感情的・精神的プレッシャーが高まりすぎていることを知らせてくれているのだ。私たちは、仕事の業績目標はもちろん、雑誌を見れば修正済みのモデルの画像、ソーシャルメディアには「一〇〇点満点」の人生の絶え間ない広告があふれる世界に生きている。職場でも家でも、とにかく自分を心身ともにレベルアップさせようとがんばっているわけで、ひたすら追いかけっこをしているような気分になることもある。ストレスとその現れ方は人によってかなり違うため、その対処法もさまざまだ。単純に仕事その他の負担を減らすことにはじまり、一週間のどこかで休む時間を確保して瞑想する、認知行動療法（もしくは、その人に効果があるほかのリラクゼーション法）を試してみる、あるいは専門医と話すことなどがあるだろう。乾癬の治療で光線療法を受けている患者さんを追跡した研究によれば、認知行動療法を併用した群では光線療法で乾癬の症状が消えるまでに要した照射回数が四〇パーセント少なかった[11]。また、催眠と組み合わせて施術されることが多いイメージ療法にも効果が認められている。私が診た女性の患者さんは乾燥してかゆみのある湿疹が出ていたが、症状が再発するたびに思い浮かべるイメージがあるのだと話していた。それは、イギリスらしくじめじめと霧雨の降る午後、通り過ぎる車に水を浴びせられる場面だそうだ。実際、濡れてひんやりしたイメージの効果で湿疹のかゆみは徐々に鎮まり、そのあと治癒するのも早かった。精神的なストレスの影響はいろいろなかたちで身体の病気につながることがあり、クリームその他の医薬品で火消しはできても、本当の意味で治すためには根本的な原因を解決しなければならない。長期のストレスを減らすことは、健康な皮膚を保つ上ではもちろんのこと、快適な生活を送るためにきわめて大切だ。心の状態を含めて皮膚をいたわることは可能だし、ときには必要でもある。

多くの人にとって、ストレスは皮膚にゆっくりとした微妙な変化をもたらす。しかし、心の奥底の動きが瞬時に身体の表面に現れる、ほぼ全人類共通の体験がひとつある。赤面だ。誰でも覚えがあるだろう。たとえばあなたはミーティングで質問をしていたが、途中でその答えは火を見るよりも明らかで、議論はもう終わっていることに気がつき、しどろもどろになる。恥ずかしさがこみ上げる。顔がちくちくし、嫌な汗が出て暑くなってくる。その場の全員の目が自分に注がれているように感じる。親切な誰かの声。「顔が赤くなってきたよ!」それでますます赤くなってしまう。

ある特定の状況で恥ずかしさを感じると、体内ではアドレナリン（闘争・逃走反応にかかわる化学物質のひとつ）が分泌される。アドレナリンは血管を拡張させ、顔と耳、そして首への血流量が増大する。「赤面」というときに赤くなるのはふつう首のあたりまでで、「紅潮」とはこの点が違う。紅潮は胴部や手足を含め広範囲に赤くなることで、一般に医薬品やアルコール、あるいは何らかの病気によって起こる。赤面に関係する物質や受容体はおそらくほかにもたくさんあるのだろうが、意外にもこの現象を生じさせるしくみはほとんど解明されていない。その理由のひとつは、測定が難しいことだ。赤面は皮膚の色によらず起こる現象ながら、色が白いほどわかりやすい。黒人の友人はこう言っていた。「ぼくが赤面したら、姉や妹、それに母は一キロ離れていてもわかるけど、ぼくのことを知らない人にはまず見抜けない。誰もいない森の中で倒れた木は音を出して倒れたのか、という話と同じだよ」この言葉は、自分以外の誰かに気づかれることが赤面の重要な要素であるということを見事に指摘している。たとえ注目されるのが苦手でも、あなたが赤面している様子をほかの人が見てそうとわかることには意味がある。皮膚はそのとき何かを伝えようとしているのだ。

赤面をめぐる大きな謎のひとつは、そもそも人間はなぜ赤面するのか、というものだ。自然科学者だけでなく、心理学者や社会学者も赤面に興味を示している。チャールズ・ダーウィンは『人及び動物の表情について』でこう記した。

赤面は、あらゆる表情のうち、もっとも特異かつ人間的……（中略）……皮膚をくすぐれば人を笑わせることができ、一撃を加えれば泣かせるか不機嫌にすることができ、痛みの恐怖から震えを起こさせるといったようなことができる。だが、いかなる物理的手段をもってしても、すなわち身体にどのような作用を及ぼしても、赤面を生じさせることはできない。そのためには精神に影響を及ぼさねばならない。赤面は意図せずひとりでに生まれるばかりでなく、それに意識を集中して抑えようとすると、かえって強く現れることになる。

ダーウィンは赤面を人間に特有のものとみなした。社会的な環境で気まずさを感じたり、自分がどう見られているかを意識したりすることによって本能的に起こる身体の反応というわけだ。一人でいるときに落ち着かない気分になったり、ばつが悪いと感じたり、恥ずかしくなったりしても赤面することはないので、やはり他人の目を気にする気持ちから起こる現象のようだ。人は他人に「顔が赤い」と言われただけで赤面するという研究結果もある。[12] 誰しも赤面すると、皮膚を通して心の中まで見透かされているような気になる。だが、心ならずも顔が真っ赤になり、消えてしまいたいと思うこともあるにしても、心理学者によれば赤面は社会的にプラスになるという。顔が赤くなるのは、社会の決まりを破ってしまって申し訳ないという気持ちを相手に知らせる信号なのだそうだ。もしかすると、つかの間「顔向けができない」状態になることは、社会集団の長期的な団結に役立つのかもしれない。おもしろいことに、エチケットに反する行為をして赤面する人は、赤面しない人よりも他人から好意的に評価されている。[13]

顔が赤くなることに不安や恐怖を感じる赤面恐怖症の人は多いが、もし読者もその一人なら、赤面にはこのように好ましい面があることを知ってもらえればと思う。それに赤くなるといっても、ふつうは本人が考えるほど目立たないし、しかもたいていすぐに忘れられてしまうものだ。研究によれば、赤面恐怖症の人は赤面によって被る損失を過大に評価する傾向がある。[14] とはいえ、実際に顔が赤くなってしまったら、赤みを抑えることに使える簡単なテクニックがいくつかある。ひとつは、顔をリラックスさせること。いちばんよいのは笑顔になることで、赤みが引く効果だけでなく、ほぼどんな状況でも場を和ませる効果があることが示されている。もうひとつの対処法は、顔が赤くなっているという事実から意識的に自分の気持ちをそらすことだ。深呼吸――呼吸に意識を集中して、肺いっぱいに吸い込んだ空気を優しく吐き出す――はやってみると意外に難しいが、きちんとできれば驚くほどよく効く。また、心の中で顔のほてりを取る様子を思い浮かべる方法でうまく対応している人もいる。「頭を冷やす」イメージで、たとえば冷たい水を頭からかぶるとか、顔から出る熱を握った手に移すことを考えるのだという。それから、水分補給も欠かせない。水を十分に飲んでいると、顔が赤くなる回数と赤みの程度が抑えられるし、しかもこの方法には（第3章で見たように）身体と皮膚のためになるというおまけがついてくる。

恥ずかしいという感情だけが赤面の原因ではない。私の人生で最初の算数の先生は、ミスター・スターリングという気の短い男性だった。子どもに我慢できない人がなぜ小学校の先生になったのかと子どもながらに不思議に思っていたが、しょっちゅう癇癪を起こして怒鳴り散らすような人が首にならずにいることはもっと解せなかった。スターリング先生は、教室では何も教えない。クラスの最初の五分間は生徒たちに背中を向け、恐ろしく難しい問題をホワイトボードに書きつける。それが終わると、無言のまますんぐりした体をこちらに向ける。そしてマーカーを持った腕を伸ばし、ゆらゆらと遊ばせてから、誰かを指すのだった。その日、にらみつけるような視線はまっすぐ私に向けられていた。

「お前、解いてみろ！」

記号や数字を眺めるものの、まったく意味がわからない。お手上げだ。私は動けず、しばらくもごもごと何ごとかをつぶやいてみたが、その数分は何か月もの長い時間に思えた。私は二〇人分の目が自分に注がれていることを感じて赤面しはじめ、首のあたりの赤みは熱をもってちくちくしてきた。だが、そんなのはスターリング先生の様子に比べれば何でもなかった。怒りといら立ちに身体を震わせるにつれ、はげ頭は汗に光り、こめかみの血管が浮き上がってきた。そして、抑えられていたものが一気に流れ出す。先生の顔はたちまち濃い赤に染まった（いまにも膿が出そうなおできを想像してほしい）。

「できないなら出ていけ！」

人によっては「顔を真っ赤にして怒る」ことがあるが、これは首から頭部に血液を供給する頸動脈が拡張し、顔面への血流が急に増えるために起きる現象だ。急に頭に血が上ると血圧が危険なほどに上昇するので、安全弁のような役割を果たしているのかもしれない。もうひとつの可能性は、闘争・逃走反応が生じたとき、血液は当然筋肉に送られそうだが、そこで顔が鮮明な赤に変われば相手に対する警告として機能するというものだ。赤は自然界では危険を表す色だから、皮膚は「あっちへ行け！」と叫んでいることになる。スターリング先生に近づかないのは、やはり正解だったのだ。

心の状態は無意識のうちに汗としても現れる。よく知られている「冷や汗」は、緊張したとき、落ち着かないとき、恥ずかしいときなどに出る汗で、赤面と同じように、汗をかいていることを意識すると余計にひどくなることがある。皮膚の汗腺は交感神経系の興奮によって活性化されるが、これは闘争・逃走反応で活性化される神経系だ。

しかし、何ら精神的なものではない過剰な発汗（多汗症）も存在する。発汗を気に病んでさらに汗をかいてしまう悪循環を断ち切る方法はいくつかあり、たとえば、汗が目立たない色（白や黒）のゆったりした服を着る、発汗をうながすもの（カフェインを含む飲み物など）を避ける、デオドラントではなく制汗剤を日常的に使うといったことが挙げられる〔デオドラントは汗の臭いを抑えるもの、制汗剤は汗を減らすもの〕。一般的な制汗剤で効果がなければ、汗腺をふさぐ成分である塩化アルミニウムの含有量が多いものを試してみる価値があるだろう。これはロールオンタイプが多く、就寝前に使用する。副作用としてかぶれが生じることがあるが、高い制汗効果のための小さな代償と思えるはずだ。

二〇〇〇年代に入ってすぐの頃、制汗剤に使われている保存料が乳がんのリスクを上昇させるという噂が流れた。[15] これは根拠のない説で、もともとはある迷惑メールに書かれていたことだ。実際のところ、制汗剤（アルミニウム含有・非含有いずれも）の使用と乳がんとの因果関係を示すデータはない[16]。また、アルミニウムの短期毒性となると、皮膚のバリアを通過できる量の測定が難しいために一段と評価しづらい。ただし、科学界の見解としては、推奨用量で使用する限り安全とのことでおおむね一致している。強力な制汗剤や汗とりパッドの利点は、発汗が目に見えて減る効果はあまりなくても、汗の量が減ったと本人が考えるようになり、その結果症状が改善していくという好循環を生むことだ。

ストレスが原因で起こる皮膚の炎症の場合と同じく、もし赤面や発汗の問題で悩んでいるのなら、恥ずかしがらずに医師に相談してほしい。心理療法やリラクゼーション法は、これらの不快な症状の根本原因としてよくある不安の軽減に役立つことがわかっている。ほかの治療では効果がみられないような極端なケースについては個々の状況に応じた外科的処置があり、赤面と発汗のいずれの場合にも有効であることが示されているが、ほとんどの場合はもっと控えめな介入で解決できる。何らかの不調が抑えつけられ、皮膚のバリアの下に隠れていて、皮膚が脳の指図通りに動いていないように思えるとき、いちばん簡単で効果的なのは、誰かと話してみることだ。相談相手は専門家でも友達でもかまわない。

赤面と発汗は、どちらもある意味で言外の思考が皮膚の表面に現れた状態だから、この現象を利用しようと努力が重ねられてきたのも驚くことではないかもしれない。タッチスクリーンの操作に皮膚の導電性が利用されているという例はすでに見たが、皮膚の電気活動が絶えず変化していることは昔から知られていた。一八七八年、スイスの科学者ヘルマンとルフジンガーの二人は、人体の電気活動の変化がもっとも顕著なのは手のひらであることを確かめ、水分と電解質からなる汗が電気信号を増大させる最大の要因であるという発見に至った[17]。その後、皮膚電気活動（ＥＤＡ）の見てもわからないような微小な変化が潜在意識の興奮状態と直接関係している可能性に科学者たちが気づくまでに、さほど時間はかからなかった。同じくスイス出身の著名な精神分析学者カール・ユングは、人間の精神の奥深くに潜む思考が皮膚ににじみ出ることを認め、「なるほど、無意識をのぞき込む鏡か！」と叫んだと伝えられている。(18)

汗によって人が抱えている秘密がばれることが明らかになると、たちまちのうちに新しい装置が開発された。ポリグラフ（俗に「うそ発見器」）のことだが、これには問題が多く、のちに世界中で数えきれない人々の人生に影響を及ぼすようになる。一九三〇年代、レオナルド・キーラー（天才レオナルド・ダ・ヴィンチにちなんだ名前だという）は、当時新しかった血圧と心拍を同時に測定する装置にEDAを測定する機能を組み込み、うそを見破れるようにした。(19)一九三五年にはキーラー式ポリグラフによる検査結果がアメリカの法廷で初めて証拠として認められ、その後ウィスコンシン州の裁判で陪審がポリグラフの結果によって意見を覆すと、キーラーは「法廷において、うそ発見器による結果は指紋の証拠と同等に認められる」と明言した。(20)ポリグラフの判定が一〇〇パーセント正確であれば正義と科学の勝利となるところだったが、実際そこまでの精度はない。興奮状態は測定できるにしても、その反応を生じさせた感情が怒りなのか、罪悪感なのかは区別できないのだ。湿度や温度、飲んでいる薬など、さまざまな要因でEDAが変化し、正確な測定値が得られない場合もある。さらに、うそ発見器をだますこともできるし、反社会性パーソナリティ障害（一般に「サイコパス」と呼ばれる）で取り調べ中にまったく感情を高ぶらせない人もいる。今日、うそ発見器による検査結果はアメリカをはじめヨーロッパのほとんどの国で証拠能力を認められていないが、かつては陪審よりもこの信用ならない機器が優先され、悲惨な結末を招いてきた。二〇〇六年、一五歳少女の暴行殺人事件で一六年にわたって収監されていたジェフリー・デスコヴィックに、DNA鑑定でようやく無罪が証明された。彼の有罪判決は、虚偽の自白に続くポリグラフ検査でクロと判定されたことにほぼ全面的に基づいていたのだった。[21]

もっと前向きな話をすると、最近の研究では、EDAの可視化によってストレスが軽減できるかもしれないことが明らかになりつつある。《PIP》という小さなガジェットは、EDAを一秒に八回のペースで測定し、スマートフォンやコンピューターにデータを表示する。ユーザーは現在のストレスレベルをまずまずの精度で確認できるというしくみだ。EDAの値が下がるとポイントがつくゲームもあり、併用すればストレスを緩和する効果が期待できる。このようなバイオフィードバックを利用したセラピーは心身の緊張を和らげ、心臓疾患から片頭痛まで、さまざまな身体の不調を改善できる可能性を秘めている。

EDAはさらに、これまた珍しく、謎の多い皮膚の現象に関する研究にも用いられている。クラシック音楽で大音響のクライマックスに引き込まれたり、特別な思い出があるポップソングを耳にしたりすると、背骨に沿って寒気とは違う震えが走り、首から顔、腕に鳥肌が立つのを感じるかもしれない。もしそうなら、あなたは「鳥肌感」を経験できる三分の二の人々の一人だ。心が皮膚を完全にコントロールしているときに覚えるこのぞくぞくする強烈な感覚は、感動的な映画の一シーンや美しい絵画を観て生じることもあるが、音楽を聞いたときに経験されるケースがきわめて多い。[22]私は常々「情にもろい」人ほど音楽で鳥肌感を感じやすいと思い込んでいたが、現在の研究によれば、鳥肌感を生起させる要因はむしろ音楽への認知的エンゲージメント（没頭・集中度）のようだ。もし作曲家として聞き手の皮膚に興奮を味わってもらいたければ、旋律に遊びがなければならない。音楽科学と呼ばれる分野の研究者のおかげで、聞き手が予期していなかった方向に展開した音楽がその後うまく収束されると、鳥肌感が生じることがわかっている。アメリカのウェズリアン大学で神経科学を研究する一方、ヴァイオリンとピアノの演奏家でもあるサイキ・ルイは、この感覚に強い興味を抱いた。彼女が行ったレビューでは、メロディとピッチの変化に加え、わずかな不協和音がすぐに解消される箇所にも聞き手の予想をよい意味で裏切る効果があることが明らかになった(23)。私たちが成長するにしたがって、脳では音楽の流れや構造に関するルールが文化的な音楽の規範に応じて組み立てられる。このため、自分の音楽のルールを忠実になぞった作品はおもしろくないが、かといってあまりにもかけ離れていると耳障りで聞いていられない。適度に緊張感のある楽曲を聞くと脳がくすぐられ、皮膚がそれを感じるというわけだ(24)。

このような鳥肌や身震いも予想と裏切りのゲームの一部なのだと私が初めて知ったのは、二〇〇九年に家族と《ブリテンズ・ゴット・タレント》を観ていた時だ。スーザン・ボイルが初登場した回だった。まず一分弱のインタビューが流れ、このスコットランド出身で四六歳の独身女性は無職で、猫のペブルスと一人一匹暮らし、ファーストキスはまだだと明かされる。そして本人がステージに登場すると、聴衆からは盛大な笑い声と冷やかしの口笛が飛んだ。いかにもあか抜けない外見は女性歌手のあるべき姿と正反対で、こんな素人丸出しの人がオーディションを通過するはずがないと皆思った。ところが、イントロが流れ、彼女がミュージカル『レ・ミゼラブル』の「夢やぶれて」をゆっくりと、すばらしい歌声で歌いはじめると、誰もが一瞬息をのみ、それから割れるような喝采を送ったのだった。うちでは家族全員、テレビの前でぞくぞくしていた。

もっとも、鳥肌感の原因は意外性だけではない。思い入れのある楽曲を聞くと特定の箇所で必ず鳥肌が立つという人がいることからすると、そう感じるように条件づけされているようだ。夢中になって音楽を聞いているときに皮膚で感じる快感は脳で生じている。音楽の刺激でオピオイドやドーパミン（報酬系で重要な役割を担う物質）が放出されるのだが、その経路は食品やドラッグの摂取、あるいはセックスで活性化するものと同じだ（ちなみに、ヘロイン過剰摂取の緊急措置として使用されるオピオイド拮抗薬ナロキソンを投与された人は鳥肌感を感じない）。ドーパミンなどのはたらきで、この皮膚感覚は癖になりやすい。またこれらの化学物質には幸せな気分をもたらす性質もある。友達と一緒によい音楽を聞くと友情が深まり、仲間意識が強まるのは、こういったことからも説明がつく。

心は皮膚に影響を及ぼすが、皮膚が直接心に対して影響を与えることもある。皮膚は一冊の本のようなものだ。私たちの身体で唯一外界にさらされていて、よくも悪くも自分の第一印象を左右する。誰しも自分の皮膚によって決めつけられ、その中に閉じ込められているような気分になることがあるだろう。自分の皮膚は他人にこう見られているはずだという考えは、私たちの心に短期・長期の影響を及ぼす。何十億ドル規模に成長した化粧品業界の存在感をみれば、皮膚がアイデンティティにとっていかに重要であるかは歴然としているが、そのことを本当に痛切に感じているのは、一般に目に見える皮膚疾患を抱える人たちだ。アメリカの小説家ジョン・アップダイクの自伝『自意識』では、持病の乾癬との身体的・精神的・社会的な苦闘にまるまる一章が割かれている。いわゆる生活の質（ＱＯＬ）評価には、少ないながら疾患に特異的な指標があり、皮膚科領域でそのような評価尺度が開発されてきたことには理由がある。(25) 皮膚疾患に特化したＱＯＬの調査票は、人体の表面を覆う臓器が病気になったときに顕在化しやすい精神的・身体的負担や社会的状態、性生活における問題などについて、患者さんの状況を尋ねる質問で構成されている。

皮膚が心に影響を及ぼす例としては見落とされがちながら、ニキビに悩み自殺を考えたことのある人はアメリカとイギリスで五人に一人に達するというショッキングな調査結果が出ている。(26) 尋常性痤瘡

（ニキビ・吹き出物）はごくありふれた疾患で、身体が子どもから大人になり、ホルモンバランスが変化する時期に発症することが多い。ちょうど親友ができたり、恋に落ちたりする頃だ。進学や就職など、新生活を始めるときの第一印象にもかかわってくる。いじめや嫌がらせの有無によらず、ニキビの問題をそのままにしておくと、本人の自信や社会性の発達、精神面での健康に壊滅的な影響を及ぼすおそれがある。[27] なお、ニキビはストレスでも悪化するため、ニキビができたというストレスから症状が悪化し、そこからさらに気分の落ち込みや不安につながるという悪循環に陥ってしまう。スタンフォード大学が行った研究によれば、大学生には試験前の時期にかなり高い割合でニキビが発生するという。[28] 情緒不安定になったり、精神的ストレスを受けたりすると、コルチゾールとテストステロンの血中濃度が上昇して皮脂腺が活性化され、ニキビの状態に油を注ぐわけだ。しかも、ニキビはどうしても触ったりつぶしたりしてしまいがちで、その痕が残ると、一生続く絶望の渦に飲み込まれることにもなりかねない。私が診た二六歳の女性は、一〇年近くきれいな肌を保っていたのに、結婚式を数週間後に控えたタイミングで、赤く腫れ上がり膿をもったニキビがいくつも発生した。彼女は恥ずかしさにいたたまれなくなり、結局ニキビが治るまで結婚式を延期したのだった。多くの点で、ニキビは身体の不調というよりもむしろ心の病気だ。ニキビのブツブツは不潔にしているからではないのだが、そのような誤解から成長期にいじめを受け、社会面や心理面の発達が妨げられることもある。一〇代の頃はニキビに悩んだが、傷痕も残らずきれいに治ったという人でも、多感な時期に受けた感情面・精神面での傷は生涯にわたって残るかもしれない。誰でもできる、大したことはないと放置されてしまうことがあまりにも多いニキビだが、その症状のために人生が変わったという話をよく見聞きするようになってきた以上、社会としても、医療関係者としても、もっと真剣な取り組みが必要だ。

ある夏の蒸し暑い午後、私はバーミンガムの中でも民族的に多様な地域にある皮膚科のクリニックで、アイルランド出身のお年寄りの女性に病歴を尋ねていた。酒皶で「赤く醜いでこぼこ顔」になったことに悩み、自死しようとしたことがあるとのこと。若い頃はモデルだったそうだ。その次に診察したのはパキスタン系の若い女性で、白斑の患者さんだった。色素が抜けていく病気だが、彼女の場合は顔の左半分に不揃いな白いあざがいくつもできていた。深刻なうつ病に苦しみ、こんな見かけでは結婚など絶対に無理だと決めつけていた。後日、医学文献に目を通していたところ、酒皶と白斑のいずれでも約半数の患者さんが抑うつ状態を訴えるという研究を見つけた。[29][30] 私には外科医の友人がいて、彼は皮膚科学は人の命にかかわる異常を扱う領域ではないと言っていつもばかにする。だが私に言わせれば、多くの皮膚疾患は人の一生を台無しにしてしまう。症状が目に見えるものならなおさらそうだ。

心の状態が皮膚に作用して現れるものとしてもっとも劇的な症状は、精神疾患にともなって生じるものだろう。精神医学と皮膚のつながりについて私に初めて教えてくれたのは、オックスフォードの皮膚科の先生だった。退職間近の先生は、新人の女性医師として働きはじめてすぐの頃に診た患者さんの話をしてくださった。その患者さん、ジャックは痩せてひょろっとした若者で、ねずみ色にペンキの染みが飛んだぶかぶかのつなぎを着ていた。その日最初の患者さんだ。先生は診察室に入ってきたジャックに声をかけた。

「おかけください。どうされました?」

「いやね、虫がいるんです。かゆい――いや違うな、皮膚の下にうじゃうじゃいる感じがしてきたんです。前は造園の仕事をしていたんですけどね、そこでもしかしたら何かの虫が入って、そいつが増えてるのかな。腕は両方とも全体、あとここ……」そう言いながら、胸や腹のあちこちを指さす。「もうへとへとで死にそうです。眠れないし、仕事にも身が入らない。すごく立派な庭で働いていたんですよ。そしたら、得体の知れない変な虫が潜り込んできて、皮膚の下で卵を産んでる——ほら見てください！小さな黒い虫が這ってるでしょう」

先生はジャックが指したあたりをじっくり調べたものの、虫どころか何の異常も見つけられなかった。ジャックは先生に質問させる隙を与えず、大きなポケットに手を突っ込むと、得意そうに小さなジャムの瓶を取り出した。チーズのようなものが縁まで入っている。ポーカーでロイヤルフラッシュがそろったというようなしぐさで、ジャックはそれを先生の机にぽんと置いた。

「先生、これが証拠です！　この前の先生にも見せたけど、取り合ってくれなくて」

よく見ると、ガラス瓶の中身は緑がかった茶色の薄片だった。ごくごく小さい、チーズ状のかけらがいっぱいに詰まっている。

「おれの皮膚ですから！　検査してください、虫がいるってわかるから。ちゃんと話を聞いてほしいんですよ！」

面食らってジャックの皮膚を調べても、本人が自分でかいた引っかき傷以外に不審なところは一切なかった。先生はジャックにそう言い、皮膚片を検査に出した。結果は異状なし。瓶に入っていた皮膚は時間がたっていてちょっと臭ったが、健康な皮膚で、虫が侵入した証拠は見つからなかった。先生はその後まもなく、ジャックが寄生虫妄想という精神疾患を抱えていることを知る。この病気の患者さんは、自分の身体に昆虫などの生物が寄生していると思い込んでおり、それは事実ではないという決定的な証拠を示されても意見を曲げない。蟻走感《ぎそうかん》と呼ばれるが、皮膚の下で虫がうごめいているような感覚を感じるので、虫がいることを証明するために自分の皮膚を標本として集め、専門家に見せる患者さんも多い。このような兆候は「マッチ箱サイン」などという名称で知られる。

ジャックの寄生虫妄想は完全に精神医学的な病因による単独の疾患だったが、この症状は糖尿病やがんなどの患者さんにみられることもあり、医薬品やドラッグ（特にコカイン）でも起きる。なお、最近では虫がテクノロジーの世界の物体にだんだんと置き換えられていることから、病名としては「体内侵入妄想」のほうがより適切だ。自分の皮膚の下にナノチューブやマイクロファイバー、追跡デバイスまでが埋め込まれていると信じている患者さんの例は次第に増えている。

体内侵入妄想の研究で用いられる手法のひとつに、第6章で紹介したラバーハンドイリュージョンという驚くべき現象を応用するものがある(31)（一四一ページの図を参照）。実験の参加者は両手をテーブルの上に置くが、左手は本人から見えないように仕切りを立てて隠し、その手前の見える側に本物そっくりのゴムの手《ラバーハンド》を置く。次に、実験者が参加者の見えない左手の人さし指とゴムの手の人さし指を同時に撫ではじめる。一分ほど撫で続けていると、およそ三人に二人は自分の脳にだまされ、ゴムの手を自分の手だと考えるようになる。視覚と触覚に由来するボトムアップの知覚と、ゴムの手は自分の身体の一部ではないというトップダウンの知識のあいだで、難しいせめぎ合いになるわけだ。体内侵入妄想の患者さんはこの実験での反応性がきわめて高く、撫でられている様子が見えるゴムの手を自分の手だと思い込みやすい。つまり、この人たちは複数のボトムアップの知覚を組み合わせたところから「現実」を見極め、それを解釈する能力にエラーが生じている可能性が示されている。さらに、体内侵入妄想の患者さんは虫の話題が出ると明らかにかゆみがひどくなることがわかっており、認知のトップダウンの機能に変質をきたしていることも考えられる。初めは皮膚の病気かと思うような現象から、人間の脳の一風変わったしくみにこれまでにない方法で接近する道が開ける。なお、体内侵入妄想は精神障害のため、精神科医あるいは精神皮膚科学の専門医による慎重な治療が必要だ。

体内侵入妄想のような珍しい精神疾患に私たちは驚くが、愕然とする状態につながりかねないのは、じつは一見害のなさそうな症状のほうだ。たとえば強迫性障害（ＯＣＤ）は、「マイケルのＯＣＤはひどい！　オフィスの非常口が全部通れるのを確認してからじゃないと仕事を始められないなんて」と言ったりするように、ささいなこととして片づけられてしまいやすい。しかし、ＯＣＤスペクトラムで重症度が高い、あるいは慢性度が高いという診断を受けた人にとって、この状態は人間のもっとも繊細かつ複雑で、さらに陰鬱な一面をのぞき見ることができる窓のようなものだ。

ＯＣＤの主な症状は強迫観念と強迫行為とされる。強迫観念とは本人が考えまいとしても頭に浮かんで消えない考えであり、強迫行為は本人にとってはどうしても行わなければならない儀式の性格をもつ行為のことだ。強迫行為は身体にダメージを与えるかたちでなされることが多く、たいていの場合は皮膚を傷つける結果になる。現に、皮膚科のクリニックではＯＣＤの診断を受けた人に会う可能性が街中よりも約一〇倍高い。[32] 症状が果てしなく続くように思えるのもＯＣＤの特徴で、たとえば何かに触って手が汚れているという強迫観念で起こる不安は、手洗いという強迫行為によって一時的に解消されるが、しばらくするとまた気になって手を洗うというサイクルが、ときには一日に何百回と繰り返される。

ＯＣＤにともなって皮膚に現れる症状の多くには名前がつけられており、たとえば正常な毛を引き抜いてしまう抜毛症や、繰り返し爪をかむ咬爪症《こうそう》（爪かみ）がある。食皮症は皮膚を噛んだり食べたりする行為で、爪かみに比べるとずっと少ないが、ＯＣＤと衝動制御障害〔病的賭博など〕、それに自閉症の患者さんでは有病率が著しく高くなる。嚙む部位としては、爪のまわりやこぶしの角、唇の内側が多い。食皮症による傷は社会的な孤立につながるだけでなく、身体的にも大きなダメージとなる。皮膚を嚙みちぎると表面のバリア機能が壊れて病原体が侵入しやすくなるし、爪や髪の毛を食べ続けることは胃腸に大きな負担をかける。食毛症の極端な病状はラプンツェル症候群と呼ばれるが、食べた髪の毛が胃でボール状にかたまり、このボールから毛の束が腸に広がった状態で、腸閉塞を起こして死亡することもある。二〇一七年には一六歳のイギリス人少女がラプンツェル症候群で亡くなっている。病原体に感染した毛のかたまりが胃に穴をあけたのだった。

抜毛症は、医学生はもちろん現役の医師にも完全に素通りされることが多い病態だが、これを最初に記述したヒポクラテスは、医者は自分の患者が健康な毛を抜いていないかを日頃から確認すべきだと説いている。ヒポクラテスが出会ったタソスという女性は、大きな悲しみの最中にあり、「頭に手をやり髪の毛を引きむしっていた」という。意外かもしれないが、自分の毛を引き抜く行為は極端な情動ストレスに対する反応ではない。抜毛症の患者さんはほとんどの場合、日常生活の中で少しずつ自分の毛を抜いていく。

身体醜形障害（BDD）もOCDのスペクトラムに位置づけられている。[33] この症状があると、たとえば他人にとっては小さなニキビがぽつんと一個あるように見えるものが、鏡を見ている本人にはヴェスヴィオ山のように見えてしまう。虚栄心とは自分を実際以上に美しく見せようとする態度のことだが、BDDの患者さんは対照的に自分の身体や容姿を低く評価し、ある一定の基準に達するようにと腐心する。患者さんが不満や不安を感じている部位はさまざまながら、七三パーセントは自分の皮膚をひどく気にしている。また、OCDスペクトラムに含まれるほかの症状とは異なり、BDDではうつ病や引きこもり、自死の割合が高い。OCDスペクトラムの症状を管理する方法にはいろいろあり、注意をほかのものにそらす対処法のほか、不安の原因に少しずつ慣れさせ、反応が起こらないように導くセラピーなども取り入れられている。とはいえ、強迫観念と強迫行為は本質的に抑止がきわめて難しく、重度のOCDの患者さんは精神科領域の中でも治療や支援がもっとも困難なグループに属している。

総合診療医の日々の診察にしろ、特殊な専門領域に特化した精神科医のクリニックにしろ、皮膚は往々にしてこの上なく複雑で計り知れない医学の最先端の領域が葛藤する場となる。「医学的に説明困難な身体症状」と呼ばれる状態だ。私の経験では、両足の皮膚にしびれたような感覚があり、上半身全体がかゆいと訴える男性の患者さんを診たことがある。足が両方ともしびれるというのは脊椎の損傷や炎症を示している可能性もあり、要注意の症状だ。そこで何度もスキャンを撮ったが、結果は異状なし。さらに話を聞いてみたところ、謎が解けてきた。彼はその頃給料の安い仕事を三つ掛け持ちしながら末期がんの妻を介護し、二人の子育てにも奮闘していた。プレッシャーから不安が大きく膨らみ、精神的に消耗したことが皮膚に出たようだ。心の軋轢が身体に現れるこのような現象を「身体化」という。この患者さんの場合は、文化的に精神疾患をタブー視する傾向がかなり強く、「男らしく」しっかりしなければと思い詰めたことが輪をかけたのかもしれない。彼の皮膚に現れていた症状は、心理療法で完全に治った。認知行動療法のセッションを通じてストレスや精神的な問題の根本原因を明らかにでき、最終的に身体の状態も改善したのだった。皮膚は物理的・身体的なステージだが、そこに出ずっぱりの役者たちといえば、認知や態度、気分、知覚といった謎めいた連中だ。

二〇一三年に、カリフォルニアの皮膚科医のチームによって特異な症例が報告された。[34] 救急外来に搬入されてきたジャニスという五一歳の女性は、右半身の筋力が急に低下し、記憶障害のほかに発話困難もみられた。この段階の診断に賭けるなら、まず脳卒中だ。診察中のチームはジャニスの顔にはニキビと傷跡がいくつかあることに気がついた。傷は治っており、それ自体は必ずしも救急医が最初に診るべきものではなかったが、額の生え際のかさぶたが小さなガーゼで覆われているのが目に留まる。一応……とそのガーゼを剥がした時のチームの驚きといったら。誇張ではなく、彼らは本当に病因をのぞき見ることができたのだ。じつは、ジャニスは縫い針を使って額の皮膚をむしる行為を繰り返しており、その場所が四×二センチ大の痛みをともなう潰瘍になっていた。本人に自分を傷つけているという意識はあるものの、どうしてもやめられない。ジャニスは何か月にもわたって額の傷を針でつつき、皮膚はおろか結合組織と筋肉まで掘り下げて、とうとう頭蓋骨に小さな穴をあけてしまった。こうして脳が損傷したために、神経性の症状が起こったわけだ。

これはまさしく文字通りの意味で、皮膚から脳に直行する例だ。この二つの臓器を実際に結ぶトンネルを隠すために、ジャニスはガーゼを使っていた。ほかの大勢の人たちの場合、このようなトンネルは目に見えないが、それでも確かにそこにあるように感じられ、うつや引きこもりの状態、ストレスのサイクルを伝えてくることもある。心と皮膚とが密接に絡み合っているのと同じように、心と身体の健康も互いに手に手を取って歩んでいるし、この二つはときに切り離せないものでもある。

第8章　社会の皮膚

刻んだ模様の意味

'Taia o moko, hei hoa matenga mou'（模様《モコ》は生涯の友）
――マオリの言い伝え

ニュージーランド北島の北端、ラッセルという小さな港町のビーチからは、対岸に岬が望める。一八四〇年にマオリの首長たちとイギリス政府代表によってワイタンギ条約（ニュージーランドに対するイギリスの主権を宣言した条約）への署名が行われた場所だ。(1) しかし、二つの異質な文明のあいだには摩擦が生まれる。穏やかなコロラレカ湾（「コロラレカ」はマオリの言葉で「おいしいペンギン」という愉快な意味になる）に抱かれたラッセルは、いまでこそ時間がゆっくり流れているような雰囲気の場所だが、血なまぐさい歴史が秘められている。ここはニュージーランドで最初にヨーロッパ人が住みはじめた土地で、無法な船乗りに山師、売春婦たちを引きつけ、「太平洋の地獄の穴」とあだ名されるほどだった。そして一八四〇年代半ばには、イギリス系入植者と先住民のあいだに勃発した第一次マオリ戦争の最前線となったのだ。かつてイギリス国旗が掲げられていたポールは、いまも近くの丘から町を見下ろしている。もっとも、ワイタンギ条約以降の衝突でマオリの戦士たちはひっきりなしにラッセルを攻撃し、この旗竿を何度も切り倒したので、今日のものはじつは五代目だ。

いまからおよそ二〇〇年前、私の先祖につながる五歳の男の子が、このラッセルにある砂浜の浅瀬でマオリの男の子と遊んでいた。激しい文化戦争の震源地にいながら、何も知らない二人は仲のよい友達同士だった。水しぶきを飛び散らし、砂を投げ合って遊んでいたところ、急に大きな波が来てマオリの子が海に引き込まれた。私の親戚にあたる子は浅瀬から飛び出し、必死で友達を救おうとする。だがどちらも泳げず、溺れてしまう。そして二人は、ニュージーランドに現存する最古の教会であるラッセルのクライスト教会に一緒に葬られたのだった。私はラッセルを訪ねて、地元の学校では二人の名前を冠した水泳大会が開催されていることを知った。私自身オープンウォータースイミングのとりこになっていたので、これを聞いたときにはいたく感激したものだ。

私たちは家族の歴史をひもとくのが大好きだ。現在を生きる自分たちについて、何かがわかるかもしれないと思うからだろう。家系を調べるウェブサイトへの関心が急上昇していることをはじめ、著名人が先祖について探るBBCのドキュメンタリー番組《Who Do You Think You Are?》やDNA検査の流行をみれば、その人気ぶりは一目瞭然だ。私の先祖はヨーロッパ系だから、何世紀にもわたる家族の来歴は（文法があやしいとか、名前の綴りがおかしいとかいうことはちょくちょくあるにしても）大部分が紙に記されてきた。しかし、マオリの家族の歴史は彼らの皮膚に刻まれている。

あなたが近所のタトゥースタジオで入れるタトゥーも痛くないはずがないが、マオリの伝統的なタトゥー「モコ」を彫っている人々が味わった痛みを想像してみてほしい。今日では針を刺して色を入れていくが、昔のマオリのモコは、まず「ウヒ」と呼ばれるノミ（刃はアホウドリの骨）で皮膚に切り込みを入れ、そこにカビと灰からつくった顔料をのせて色をつけていた。できた傷はそのまま自然に治るに任せる。施術された顔はひどく腫れることが多く、数日間は漏斗を使って食べ物を流し込んでもらわねばならないほどだった。男性は年をとるとともに顔全体がモコで覆われていったが、女性は一般に唇から顎にかけて特徴的なモコを彫っていた。一七六九年、ジェームズ・クックとエンデバー号の〔入れ墨のない〕乗組員たちが、ヨーロッパ人として初めてニュージーランドの先住民と接触した。キャプテン・クックはこの時、モコは美しいだけでなく、複雑な模様のひとつひとつに意味があり、個性を表現するものでもあることをすぐに認め、こう記している。

主な模様は渦巻き線で、きわめて精巧に描かれ、洗練さえ感じられる。片側の模様はその反対側の模様と対称になっている。体の模様は、古い装飾品にみられる型押しの葉飾りや線条細工の文様に似ているが、彼らが描くものは種々多様であり、一見すべて同じと思える一〇〇個の図柄も、綿密に調べてみると二つとして同じものはない(2)。

本も紙も用いず、マオリの人々のほとんどは自分の物語を皮膚に刻んでいる。私はロトルア〔ニュージーランド北島の都市。マオリの伝統文化が体験できることで有名〕で、あるマオリの首長からその線の意味を教えてもらう機会に恵まれた。ニュージーランドでここ二、三〇年続いているモコの復興運動に深くかかわってきた人だ。彼はにこやかにこう言った。「言葉さえ知っていれば、私のことは本みたいに読めるよ」笑顔につれて、唇から頬を覆う精緻な渦巻き模様がいきいきと動く。「大ざっぱに言うと、モコを顔に入れられるだけステータスが高い人なら、社会的な身分を示す模様を額と目のまわりに彫る。生まれは上顎、自分で手に入れた土地と財産は下顎。代々金持ちか成金かが顔に描いてあるなんて、君らイ

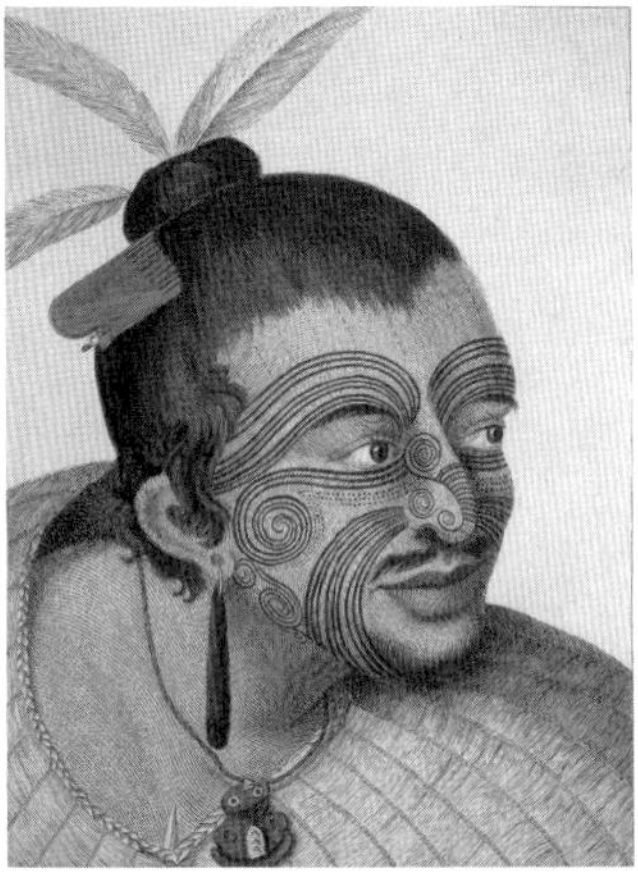

マオリの首長、1769年のスケッチ
（Sydney Parkinson, *A Journal of a Voyage to the South Seas,* 1784より。シドニー・パーキンソンはキャプテン・クックのニュージーランドへの最初の航海に同行した植物画家）

ギリス人は嫌がるだろうね。鼻の頭は簡単な学歴。それから、自分の署名《サイン》も顔に入れる」そう言って上唇と鼻のあいだの模様を指さした。「未完成のモコは恥ずかしいものだ。痛みに耐える勇気がなかったわけだから」

マオリが顔に刻むタトゥーは、家族の系譜と自分の経歴書、預金残高がまとめて顔に書いてある状態に近い。世の中の優れたものはたいていそうだが、マオリのタトゥーも美しさと強さを兼ね備え、機能と形を組み合わせている。モコを施した顔は輪郭と頰骨が引き立ち、目と唇に視線を向けさせる効果がある。威圧感を出すためのものだが、それにもかかわらず魅力的だ。顔に入れた模様は指紋のようにそれぞれ異なることから、イギリスとのあいだで結ばれたいくつもの条約には、マオリの首長が署名の代わりに自分のモコを描かせた文書があるという。

モコは本人の経歴と家族の系譜を表していると考えれば、それが大いなる尊厳の対象となっていたのは当然だ。マオリの戦士が死ぬと、モコが施された頭部「モコモカイ」は煙でいぶした後さらに日干しにして模様が保存された。つまり、マオリの歴史資料は先祖の皮膚からなっていたわけだ。部族間の争いの最中でも、勝った側が討ち取った首を遺族の元に返す慣習があったし、和平を結ぶ際にモコモカイを交換することもよく行われていた。一八〇〇年頃からイギリス人の入植が進み、キリスト教が入れ墨を否定したためにモコは断絶したが、同時にヨーロッパではこの干し首に対する収集欲が短い期間にとめどなく高まり、モコモカイの深刻な「供給不足」が発生した。一八二〇年代は需要の高まりを受け、ひともうけしようと互いに殺し合うマオリも出たほどだ。

身の毛もよだつような歴史の遺産は現在まで受け継がれ、私が在籍した大学のうち二校にも影響を及ぼした。バーミンガム大学医学部はイギリスで最古かつ最大規模の学部で、大英帝国の隅々から集められた工芸品や解剖学関連の珍品の膨大なコレクションがある。一八～一九世紀に裕福な卒業生らが寄贈したものだ。二〇一三年、ウェリントンにあるニュージーランド国立博物館テ・パパ・トンガレワの代表団が、バーミンガム大学が所蔵する多くのモコモカイを引き取るために来英した。いまなおマオリの人々にとって神聖な意味をもつ頭部はニュージーランドに返還され、かの地で埋葬されることになったのだ。ジョナサン・ライナーツ教授とジューン・ジョーンズ博士は私の先生でもあるが、お二人とも、遺体の帰還を記念して大学で開催された式典にかかわっていた。またオックスフォード大学ピット・リヴァース博物館でも、大英帝国時代に植民地から持ち出された貴重な品々の中にモコモカイがあることがわかり、二〇一七年に同じ趣旨の式典が行われている。(3) 今日、マオリのモコがもつ神聖な意味合いは、それを刻む人にも当てはめられるようになっている。歌手のリアーナや元プロボクサーのマイク・タイソンらはモコの模様を使ったタトゥーを入れているが、マオリではない有名人が神聖な模様を私物化することに憤慨するニュージーランド人は多い。
世界のどこに行こうとも、いつの時代にさかのぼろうとも、必ず入れ墨を施した人間が生きている。それどころか、他者に何かを伝えるために自分の身体に消えない模様を入れるのは人間だけだ。一生残るこの模様をつけるために、私たちは皮膚――身体的なものと社会的なものがときに一体となる場――に備わる、美しくもほとんど知られていない複雑なしくみを利用している。

このページをめくろうとして、紙の縁で人さし指をスッと切ってしまったとしよう。傷口から血がにじみ、驚くほど痛い。いや、ちょっと紙で切ったくらいで痛いと認めたくないからかもしれないが。ところで、身体はこんな攻撃に対してどう反応するかを考えたことはあるだろうか。皮膚はただちに行動を開始し、四楽章の交響曲をつくりはじめる。身体にとっての最優先事項は、流れる血を止めること。このプロセスを止血という。紙の縁が真皮の毛細血管を切りつけると、その場の痛覚受容器が傷ついた血管を収縮させ、皮膚にできたばかりのクレバスへの血流を減らす。そして、二、三分のうちには救急隊として血小板が素早く活動を展開する。血小板は円盤状の細胞で、赤血球や白血球よりもずっと小さく、ふだんは静かに血流に乗って体内を循環している。しかし、傷の現場に到着すると、血小板はダメージを受けた血管の内壁はもとより、真皮中のコラーゲンとも結合して活性化する。活性化した血小板は、たちまち何とも不規則な形に姿を変え、互いに可能な限りしっかりと連結・接着してかたまりを形成する。その状態で血小板は何種類もの分子を放出するが、これらは局部の血管をさらに収縮させるとともに、より多くの血小板を集め、かたまりを大きくするようにはたらく。こうして血小板の血栓ができ、凝固のプロセスが始まる。凝固因子と呼ばれる多くのタンパク質が複雑な連鎖反応で一緒に作用し、血小板の血栓は最終的にフィブリンというタンパク質の網で覆われる。以上を「止血期」と呼ぶが、このすべてはものの数分で終わる。

出血が止まったところで、二番目のステージ「炎症期」にギアが入る。免疫細胞で構成される防衛軍――損傷を受けた場所に駐屯していた部隊と、体内のほかの場所にいた特殊部隊の両方――が、二種類の任務のために召集される。ひとつは軍事上の要請で、皮膚に形成された防御線の突破口から体内に侵入した細菌を捕らえて殺害すること。もうひとつは災害支援活動で、がれきを取り除き、死んだ細胞を破壊することだ。この炎症期が数日内に「増殖期」に移行すると、皮膚の建設現場作業員である線維芽細胞が仕事に取りかかり、傷の治りを早めるコラーゲンやタンパク質を新たに産生して残骸の再建を始める。

紙で切った小さな傷よりも傷口が大きく深い場合、皮膚は精鋭部隊の応援を要請する。現場作業員の中でもとりわけ屈強な、筋線維芽細胞からなるチームだ。この細胞は傷口の周囲に移動して組織を収縮させるようにはたらくので、傷口は一日に約一ミリのペースで小さくなっていく。なお、傷口の周辺に放出されている分子は、必要に応じてふつうの線維芽細胞を筋線維芽細胞に昇格させ、チームの任務に参加させることもできる。また、この時期には新しい結合組織の傷口周縁に血管が発達しはじめ、欠損部が埋まっていく。このように新しい細胞と血管が混在している状態は肉芽組織と呼ばれる。組織としてはまとまりがなく、機能もそろっていないが、表皮を復元する足場として肉芽組織は重要な役割を担っている。

次に、表皮の基底層――表皮のいちばん下にあり、皮膚の幹細胞が表皮のバリアとなる細胞を絶えず生み出している層――から押し上げられてくるケラチノサイト（表皮角化細胞）が、肉芽組織が埋めたところにかぶさるように傷口の縁からゆっくりと移動する。そして、傷の治癒をめぐる交響曲の最後を飾

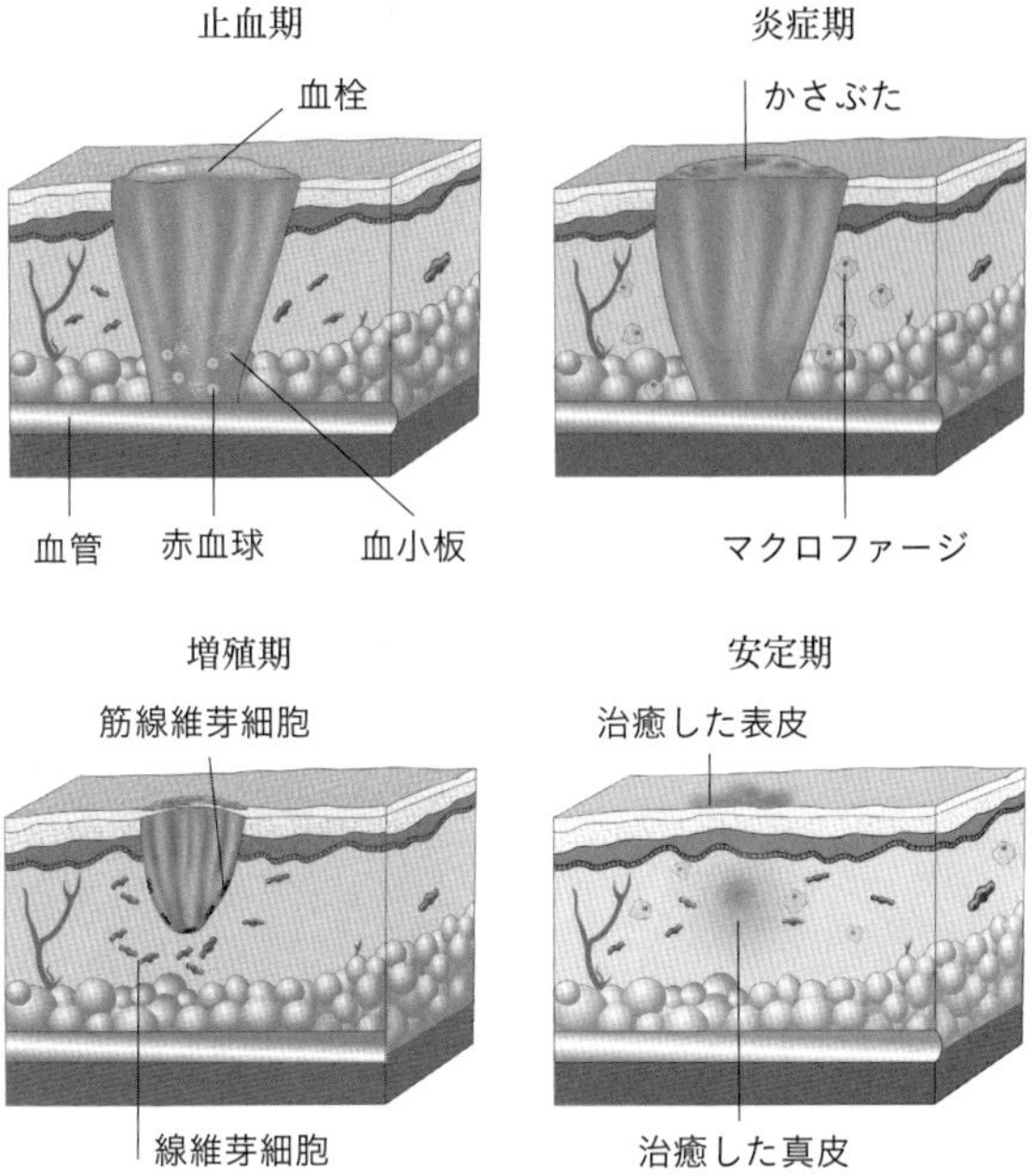

傷の治癒——四楽章の交響曲

る「安定期」では、正常な皮膚の緊張線にそろうように肉芽組織の混乱した状態が着々と整理・再構築される。不要になった細胞や血管は、数日間あるいは数週間のうちに細胞死を起こして消えていく。すばらしく複雑で、なおかつ見過ごされがちな傷の治癒の過程を経て、あなたが紙で切ってこしらえた傷は皮膚のすべての層が再生され、遠からずどこにあったかわからないほどきれいに治る。しかし、傷口がもっと広がっていたときは、目に見える跡が残りがちだ。これはコラーゲンのかたまりで、皮膚がもつさまざまな機能をすべて備えた状態ではないが、少なくとも持続性のあるバリアの役割を果たしている。

　治癒した傷跡が皮膚に残り、一生消えないままのこともよくある。社会的な臓器としての皮膚を考えるとき、そのもっとも始原的な例は、私たち人間がこのダメージを意識的に対話に変身させてきたことだろう。

一人の青年が、一列に並んだ牛の背中の上を走る。反対側まで落ちずに駆け抜けることができれば、晴れて一人前の男として認められる。この成人の儀式は、エチオピア南部のオモ川流域に暮らすハマル族に独特のものだ。彼らに古来伝わる風習は、ごく最近になるまで現代性とはほとんど無縁だった。少々面食らっているような牛たちの背中を青年が越えているとき、彼の姉妹にあたる女性たちは儀式的な戦いに挑む。それは彼女らが兄あるいは弟のことは決して離さないとまくし立て、村の男たちをけしかけることから始まる。男たちはこれに鞭で応える——木の枝でできた鞭で女性を打つのだ。背中を打たれ、開いた傷口からアフリカの乾いた土に血が滴るが、女性たちは一切声を漏らさない。このすさまじい仕打ちで背中に負った生々しい傷は、のちに家族の絆を表すシンボルとして、打たれた本人が一生自慢できるものになる。縦横に走る傷跡は、強さや勇気とともに、家族と共同体への深い忠誠心を物語っている。そしてまた、このむき出しの傷は姉妹に借りをつくることでもあり、当の青年は今後姉なり妹なりの生活を助ける義務を負う。

皮膚に切り傷をつけることでも、パプアニューギニアの奥地に住むカニンガラの人々のそれはまたレベルが違う。村で五年おきくらいに行われる男たちの成人儀礼は、生きて終えられる保証がないほど過酷なものだ。若者たちはまず、「精霊の家」に閉じ込められて二か月過ごすが、家の中で年長者に屈辱を味わわせられているあいだ、家族はこの家の周囲に集まり、先祖の物語を静かに語り続ける。二か月後、全員やせ細ってふらふらしながら明るい日差しの中に出てきたところで、いよいよワニを刻む儀式が始まる。カニンガラの人々が暮らす村はワニがたくさん生息する流域にあり、彼らは自分たちの祖先はワニだと信じているのだ。麻酔も何もなしで、鋭くとがらせた竹の棒を使い、長老が若者の胸や背中、臀部にかけて深い切り込みを入れていく。血が出ている傷口には泥がすり込まれるが、このせいで治癒のスピードが遅くなる。そして、硬く立体的に盛り上がったケロイド状の傷跡が全身を覆うようになる。皮膚にうねうねと走るこのような瘢痕は、治癒を長引かせたために真皮中の線維芽細胞でコラーゲンが過剰に産生され、傷跡の組織が異常に増殖した結果だ。出血性ショックや感染症で命を落とさずに成人した男たちにとって、このぎざぎざした凹凸のあるワニの皮膚は、最強の動物の強さと先祖の祝福を授けられた証しであり、誇るべきものといえる。

傷をつけるにしろ、色をつけるにしろ、身体に消えない模様を施せば、図柄だけでなくそれを入れた方法までもが描き出される。世界各地の部族で受け継がれてきた文身（入れ墨）は激しい痛みをともなうものであり、これを入れる行為が通過儀礼の中で神聖な意味を与えられているのもうなずける。痛みに耐えることができれば、それは男子なら戦いの苦難に立ち向かう準備ができたということだし、女子なら出産の試練を乗り越えられる強さがあることを示す。人間の皮膚に刻まれた模様は、彼ら・彼女らがそれを得るためにどんなことを経験したかを伝えている。そのときの痛みは、大人として、戦士として、あるいは母親として、これから成し遂げようとしていることの予行あるいは予告なのだ。

皮膚に模様を入れることは西欧世界でもだんだんと受け入れられ、今日アメリカとイギリスでは二六〜四〇歳のおよそ三分の一が少なくともひとつタトゥーを入れているまでになったが、ことの起こりは一九世紀後半にさかのぼる。イギリスで記録に残る最初の彫師《タトゥーイスト》は、一八七〇年代には港湾都市リヴァプールで活動していた。その頃のタトゥーは斬新かつ珍しいものとされ、また入れるにはとんでもなくお金がかかったため、初めは上流階級（や王族――たとえばイギリス国王ジョージ五世とその従弟のロシア皇帝ニコライ二世）のあいだで流行していた。大金をはたかずにタトゥーを入れられるようになったのは、ある器用なアメリカ人の功績だ。一八九一年、ニューヨークのチャタム・スクエアに小さな店を構えるサミュエル・オライリーは、世界で初めてタトゥーマシンの特許を取得する。[4] それはトーマス・エジソンが発明したロータリー式電動ペンの設計図をほぼ踏襲していた。手書きの文書を複写するはずのエジソンのペンは、こうして大勢の人間の皮膚に模様を彫りつけるツールに生まれ変わった。エジソンが自ら腕を差し出し、五点形（サイコロの五の目のように点が四隅に一個ずつ、真ん中に一個ある配置）のタトゥーを入れたというのは、これ以上ないほど自然な流れだ。タトゥーマシンにはロータリー式とコイル式の二種類があり、これは今日でも変わっていない。いずれにしてもこの装置の登場は、書（描）くという世界最古のコミュニケーションの形態を産業化したのだった。

とりわけ忙しい日に病棟を駆け回りながら、私は手の甲にボールペンで走り書きをする。皮膚を付箋の代わりに使っているわけだ。とはいえ、このやり方は考えをまとめるにはもともと不向きだし、何回か手を洗うとインクがすっかり落ちてしまうので、医者にとってはまったく用をなさない。五〇〇〇年前のミイラに入れ墨が確認されているというのに、私の手のメモが数時間もすれば消えてしまうのはどういうわけだろう。私たちの身体からは毎日無数の皮膚細胞が剝がれているが、なぜタトゥーは落ちていかないのだろうか。その答えは意外にも、皮膚の驚くべき免疫システムに隠されている。

タトゥースタジオで施術用の椅子に座っていると想像してほしい。あなたは左肩に《No Regrets》と入れることにして、いままさにNの字が彫られようとしている。黒いインクの入った針が皮膚に挿入され、表皮（ボールペンのメモはここに書かれる）を貫通して真皮の深いところまで刺す。タトゥーマシンの針は一秒間に一〇〇回程度上下に振動して皮膚に細かい傷をつけていくので、身体にダメージ発生の警報が送られる。インクは、注入されるというより、むしろ毛細管現象によって真皮に吸収され、インクの粒子はダメージが生じた場所に免疫細胞が急ぎ集まってくるのを待つ。細菌が侵入したときと同じように、マクロファージ（大食細胞）はインクの色素粒子を異物と認識し、自分の体内に取り込もうとする。ところがマクロファージは見つけたものを全部きれいに片づけられるわけではなく、多くは色素を細胞内に抱え込んだまま身動きがとれなくなってしまう。皮膚のいちばん外側の層は常に新陳代謝をしているが、インクで満腹になった細胞は、洞窟の壁に閉じ込められた化石のように私たちが死ぬまで真皮の中にとどまる。永遠に続く感染状態が成立したともいえるだろう。だから、もしあなたがタトゥーを入れているなら、ここで小さな小さな仲間たちのことを考えてあげてほしい。病原菌との戦いに出たつもりが、皮膚に描かれた絵に埋め込まれて生きる運命を負わされてしまったのだから。

二〇一七年に三〇歳のオーストラリア人女性が両腋の下にしこりができて病院を受診した[5]。スキャンを撮ったところ、奇妙なしこりは胸部にも広がっていることがわかった。血液細胞がんであるリンパ腫が疑われたが、発熱や寝汗、体重減少など、リンパ腫にみられる症状は一切なく、医師たちは首をかしげた。組織を切り取って顕微鏡で調べる検査を行ったところ、がん細胞は確認されなかったが、インクの成分が見つかった。じつはこのしこりはリンパ節が炎症を起こして腫れたもので、免疫細胞と一五年前に背中に入れたタトゥーのインクの粒子とが戦いを繰り広げて大きくなったらしかった。私たちの身体の表面はほかの部分と複雑にリンクしているため、インクがこういった表からは見えないルートを通り、身体の外側はもとより内側にも色をつけているのは明らかだ。しかし、これは必ずしも悪いことではなく、タトゥーのインクをとにかく食べたがるという免疫システムの特徴を利用する研究も進んでいる。概念実証の段階だが、二〇一六年にアメリカ・ヒューストンにあるライス大学のラボで行われた実験では、タトゥーと同じ方法で皮膚に注入されたナノ粒子が免疫細胞に取り込まれ、その細胞を不活性化することが示された。[6] ここから、多発性硬化症（ＭＳ）などの自己免疫疾患で起こる自己反応性の免疫応答を抑制する手法の開発につながるかもしれない。

タトゥーは皮膚のバリアを破って金属塩や有機色素を体内に入れることであり、タトゥーを入れている人の一部（およそ一割）で主に感染症や顔料に対するアレルギー反応といった副作用がみられるのも不思議ではない。[7] 私はある患者さんにＭＲＩ検査を勧めて拒否された経験がある。彼が言うには、以前のスキャンで胸にある黒い翼のタトゥーがやけどを起こし、水ぶくれができたのだそうだ。濃い色の大きなタトゥーを入れている場合、ＭＲＩの磁場の影響で顔料に含まれる金属粒子（特に酸化鉄）が熱を帯びることは、めったにないがまったくないわけではない。ちくちくとした痛みを感じる程度から深度Ⅱ度のやけどまで、さまざまな事例が報告されている。[8]

では、一生残る色素を身体に入れた場合、健康に長期的な影響が出るのだろうか。二〇一七年に発表されたフランスとドイツの共同研究によれば、特殊なX線を用いて人体を調べたところ、タトゥーを入れている人の皮膚では二酸化チタンなどの金属がナノ粒子化した状態で確認されたという。[9] この中には発がん性物質に分類されるものもあり、肝臓などの臓器に毒性を示すことも考えられるが、タトゥーががんの原因になるといえそうなデータはいまのところあまりない。[10] もしタトゥーによる健康被害が心配なら、賢明な解決策は徹底的に避けることではなく、入れる前によく考える（ink の前に think する）ことだ。[11] タトゥーの人気が高まっているのは確かだが、金属成分を含む顔料の中には人体への影響がまだわかっていないものもあるし、そういった物質を皮膚に注入するのにはリスクをともなうことを頭に入れておこう。

さて、今度はタトゥーが彫り終わって、仕上がりを見ようと鏡の前に立ったところを想像してほしい。すると何ということだろう、《No Regrets》が《No Regerts》になっている。《No Regrets》〔「後悔はしない」〕で後悔することになるとは……。じつは、彫師が失敗したせいかどうかはともかく、タトゥーを入れたことを後悔している人は七人に一人にのぼり、除去の処置を受ける人も多い(12)。昔、サッカーのイングランド代表の試合を観ていたとき、インド系の友達がとんでもない発見をした。デイヴィッド・ベッカムの左腕に大きなタトゥーがあり、美しいサンスクリット文字でVihctoriaと刻まれていたのだが、奥さんの名前はVictoriaではなかったか。タトゥーは一度入れるとずっと皮膚に残るものなので、除去はひどく難しい。以前は酸を使ったり、塩で皮膚をこすり取ったり、あるいは切り取って縫合する方法まで用いられたが、いずれもすぐに効果が現れるものではなく、しかも相当な痛みをともなった。だが、ここ何十年かでレーザーによる除去法が開発され、多少とも簡単に消すことができるようになっている。この方法では、タトゥーを入れたときに大きな色素粒子を飲み込もうとした免疫細胞のメカニズムを利用する。レーザー除去の物理的なしくみは驚くべきものだ。レーザー光が皮膚を貫き、数ナノ秒間（一ナノ秒は一〇億分の一秒――想像できないほど短い時間だ）色素粒子に吸収されると、その粒子の表面は何千度という高温になり、レーザーのエネルギーが衝撃波となって粒子を粉砕するのだが、このとき周辺の皮膚にやけどなどのダメージは生じない。タトゥーをうまく除去するためには、特定の色にあわせた波長のレーザー光を照射する必要がある。黒や紺はもっとも簡単に消せる一方、黄色や白などはタトゥーの発光スペクトルで短波長側の端に位置しているため〔ナノ秒レーザーでは〕効果が出にくい。色素粒子が粉々になると、マクロファージがそれを食べはじめ、その後数日間のうちに皮膚から排出されていく。

タトゥーを入れてみたいけれど、ずっと消えないのも困る――そんなどっちつかずの人向けに、まったく新しいタイプのタトゥーが登場してきている。ニューヨーク大学の元学生のグループが二〇一八年に立ち上げた《エフェメラル・タトゥーズ》もそのひとつだ。[13] 彼らの独創的な工夫は、免疫システムに色素粒子を攻撃させるのは従来のタトゥーと同じだが、色を定着させるしくみに微妙な変更を加えたことだ。エフェメラルのインク粒子は一般的なものよりもかなり小さく、透明のバイオマテリアルでできたカプセルに入っている。マクロファージはこのカプセルを食べて排除することはできないが、一定の時間（たとえば一年）が経過するとカプセルは壊れ、中からマクロファージが飲み込める大きさの粒子が出てくる。つまり、一年なら一年たった時点で、そのタトゥーを消えないように入れるか、別のものを入れるか、それとも色が薄くなるにまかせるかを決められるのだ。

しかし、新しいタトゥー技術は誰にでも好意的に受け止められているわけではない。ロンドンで出会った駆け出しのタトゥーアーティストの女性は、フランスの学生たちが3Dプリンターを改造し、生身の人間の腕に完璧な円を描けるプログラムを作ったと聞かされ、そんなことでは先が思いやられるとこぼした。彼女は、タトゥーはこれまでずっとアーティストの創造的な表現だったし、これからもそうあるべきで、インターネットからダウンロードしてロボットが描くというような、誰がやっても同じ仕上がりになるようなものではないと言っていた。いずれにしても、私自身はそんな変化はすぐには起こらないと思っている。パプアニューギニアのカニンガラの人々が行う手の込んだ儀式が示すように、自分の皮膚に意味のある模様を刻ませるプロセスは、たとえそれが左肩に《No Regrets》と入れるだけであっても、人間同士の立派なかかわり合いだ。

現時点でとてもおもしろい（見方によっては恐ろしい）発展の方向としては、材料技術の進歩で皮膚に膨大な量の情報を集積できる可能性がかなり高まっていることが挙げられる。個人を特定できる情報を入れてQRコードのように読み取れるタトゥーだけでなく、体温や血中アルコール濃度をモニターするシール状のタトゥーはすでにあり[14]、タトゥーに炭素電極を組み込み、顔の筋肉からの電気信号を検知して感情を読み取る技術も開発されている[15]。このような「皮膚コンピューター」には、汗に含まれる乳酸塩で発電するバイオ電池を搭載したものもある[16]。二〇一七年、マサチューセッツ工科大学の研究者らは、遺伝子的にプログラムされた細菌細胞からなるバイオインクを考案した[17]。3Dプリンターで実験的に出力されたタトゥーシールは木のモチーフで、皮膚に貼ると体温やpHをはじめ、大気中の化学物質や汚染物質の刺激に反応し、枝ごとに違う色に光るというものだ。

テクノロジーの前進はとどまるところを知らず、皮膚のデジタル化も征服可能な領域であるとする考えはますます強まっている。私たちが抱える秘密を皮膚が守っているのだとすれば、このようにプライバシーにかかわる情報を身体的な自己に一体化させることに、ジョージ・オーウェルが描いたような監視・管理社会の出現を懸念する声が上がっているのは当然かもしれない。問題は、人間と機械の相乗効果（マンマシンシナジー）をいかにして実現するかというだけではない。新しいテクノロジーが生まれることは避けられない以上、それをどう使っていくかということでもある。

タトゥーはコミュニケーションを担ってきたわけだが、その間ずっと病気を治す力ももっていた。一九九一年九月一九日、アルプス山脈のエッツ渓谷で、一組のドイツ人夫婦がオーストリアとイタリアの国境を越えようとしていた。左右を峠にはさまれた場所を横切っていたところ、二人は氷河にうつ伏せで横たわる裸の人体を見つける。負傷者かと慌てて駆け寄ると、その人物の下半身は完全に凍った状態で氷河に埋まっており、しばらくそこにあったことは疑いようがなかった。凍結死体はどうにか山から運び出され、科学者と考古学者が分析したところ、紀元前三三〇〇年頃のものだと判明した。この「アイスマン」、またの名を「エッツィ」は、ヨーロッパ最古のミイラであり、おそらくこれまで生きていた人間のうちもっともくわしい科学的調査がなされた個体でもあるだろう。彼は貴重なタイムカプセルとして、私たちに有史以前のヨーロッパを垣間見させてくれる。エッツィがかなりワイルドな人生を送ったことは疑いないが、四五歳前後で迎えたとされる壮絶な死の原因についてはさまざまな説が唱えられてきた。《CSI：科学捜査班》の新石器時代編ばりに死体を検証して明らかになったことは多く、たとえばX線写真からは、頭部を強く殴られているほか、左肩に石でできた矢尻が食い込んでいることがわかった。興味深いことに彼はむざむざと殺されたわけではないらしく、所持品には本人のもの以外に四人の血痕が確認されている。外套と短刀に一人ずつ、そして信じがたいが矢尻のひとつには二人分。DNA分析によると、エッツィは心臓疾患のリスクが高く、乳糖不耐症であり、腸には鞭虫《べんちゅう》が寄生していた。

だが、エッツィをめぐる発見の中でもっとも驚くべきもののひとつは、全身に小さな入れ墨が刻まれていることだ。二〇一五年にはマルチスペクトル画像解析で合計六一個の入れ墨があることが判明したが、そのほとんどは縦横の線、あるいは小さな十字を並べた模様で、おそらく皮膚にとがったもので傷をつけた上から煤《すす》をすり込んで描かれたと推定される(18)。意図的に入れられたことは明らかで、美しいばかりでなく断固たる決意のようなものも見てとれる。また入れ墨の位置からも、単なる装飾や習俗以上の意味が示されている。大部分は腰部のほか、足首と手首、膝関節に集中しているが、いずれもエッツィが患っていたとされる関節炎の痛みが出やすい場所だ。それ以外の入れ墨は鍼《はり》療法の経路に沿って入れられているようで、事実、八割が中医学の経穴（つぼ）の場所と一致する。世界最古の入れ墨は、どうやら治療目的で施されたものらしい。

エッツィが非業の死を遂げて五〇〇〇年以上の時が流れたが、治療を目的とした入れ墨を入れる人々はいまも世界に点在する。世界のタトゥー文化の研究ですばらしい業績を上げているアメリカ人の「タトゥー人類学者」、ラース・クルタクは、アラスカのベーリング海峡に位置するセントローレンス島でユピックの人々と生活をともにした。ユピックの女性には「スキンスティッチ」という風習がある。いかにも痛そうだし、実際痛いらしい。クルタクはこれを表皮刺繡と呼ぶが、八〇～九〇歳代の女性たちが行っていることで、悪い霊が身体に入ってくる道をふさぐためにインクに浸した糸と針で皮膚を縫うのだという。[19][20] 一方、エッツィの入れ墨に近そうなものは、たとえば私が幼い頃に住んでいた東南アジアのボルネオ島に暮らす先住民、カヤン族にみられる。カヤンの男女は、骨折やねんざをすると、関節の位置に点をひとつ入れ墨で入れる。[21] 片方の足首にいくつも点が入っている人が多いのは、けがが治るまでこの治療が繰り返されるからだ。もしかすると、エッツィも同じところにいくつも入れ墨を入れていたのかもしれない。皮膚は身体の内側の病気と外側の脅威が接する場所だから、身体の中の不調を治したり、外の邪悪な力をかわしたりする目的で入れ墨を用いてきた文化が多いのも不思議ではない。

デンマークのコペンハーゲンで活動する彫師コリン・デイルには、関節炎に喘息、片頭痛の持病に悩まされているお客がいた。そこでデイルは鍼師と相談の上、このお客の身体にエッツィの入れ墨に似せて点のタトゥーを入れてみた。すると、完全に症状が消えるまでには至らなかったが、劇的な改善がみられ、一年後でも落ち着いた状態が維持されていた。身体の表面に模様を描けば内面の病気が治ることを示唆する強力なエビデンスはないが、人間の社会に医術として皮膚に入れ墨を施したり、鍼を刺したりする傾向がみられることはじつにおもしろい。鍼療法に短期的な鎮痛効果があることは最近の研究で示されている。とはいえ、この効果は鍼を刺す位置には左右されない。皮膚を刺したために炎症が起き、神経が刺激されて痛みが弱まっているのか、それとも単なるプラセボ効果なのかはまだ不明だ。

プラセボ効果で脳が身体に影響を及ぼすときは、その治療法が大がかりであればあるほど、プラセボの効果は高まる。たとえば、糖錠などの偽薬を投与する場合、医師の診察と一緒に薬を渡されるほうが、診察なしで服用したときよりも症状が改善しやすい。また糖錠は大きいほうが効果が出やすく、さらに錠剤よりも注射のほうが効く。鍼治療は侵襲性が高いし、施術中は鍼師と一対一で向き合い、相当な時間もかかるので、それが患者さんの心によい影響を及ぼし、身体の調子が上向くことは十分に考えられる。そうであれば、タトゥーを入れることで同じような効果が得られるという主張もあながちこじつけとはいえない。タトゥーを入れられているあいだは痛いが、体内ではアドレナリンやエンドルフィンが放出される。また、タトゥーを入れることでポジティブなセルフイメージや自信が形成され、その状態が少なくとも数週間、場合によっては生涯続くことも示されている。アラバマ大学の研究では、皮膚にタトゥーを彫ることによって生じる炎症や痛み、ストレスは一時的に免疫の防御力を弱め、なおかつ風邪をひきやすくするらしいことがわかった[22]。だが興味深いことに、この研究では何度もタトゥーを入れていると免疫システムが強くなり、一般的な感染症をうまく撃退できるようになることも発見されている。スポーツジムに入会初日、いちばん重いウェイトを持ち上げようとすると身体にとってつもないストレスがかかる。だがトレーニングを積めば軽く感じるようになり、力がついてくる。タトゥーもこれと同じで、繰り返すと慣れて強くなるわけだ。その上、振動するタトゥーマシンの針もまた別のパンチを繰り出している。針で免疫に刺激を与えることには強力なアジュバント効果が確認されているのだ。アジュバントとは免疫反応を増強する成分のことで、あなたの腕に注射されるワクチンにはアジュバントが添加されている。ドイツのハイデルベルク大学が行った研究によると、DNAワクチンに対して免疫反応を起こす効果は従来のアジュバントよりもタトゥーを入れる行為のほうが優れている場合があることが報告されている。(23)

タトゥーが健康にもたらす一生消えないプラスの影響としては、目に見える皮膚の状態を細かく丁寧に施したタトゥーでカバーできるということがある。髪の毛が抜けてしまったところに短い毛が生えているように見せることもできるし、傷跡や白斑を半永久的にカモフラージュすることもできる。タトゥーには人を変身させる力がある。それが如実に表れるのは、何といっても乳がんで乳房切除を受けた女性が入れるメディカルタトゥー（医療タトゥー）だろう。再建された乳房に乳輪を描く例も多いが、逆に手術痕に大胆で前向きな図案のタトゥーを入れることを選ぶ人も増えている。とはいえ、タトゥーはいつも歓迎されるとは限らない。特にそれが病気や死を思い起こさせるものであれば、なおさらありがたくないものだ。乳がんで放射線治療を受けている患者さんによっては、正確に放射線を照射するための目印を入れ墨で入れられていることがあり、それを見るたびにがんのことを考えてしまうといって嫌がる人も少なくない。しかし、ロンドンのロイヤル・マーズデン病院のチームは、患者さんがこの印と向き合えるようにする独創的な方法を考え出した。(24) 彼らが行った研究では、放射線治療を受ける予定の女性を二つのグループに分け、一方には通常の入れ墨、もう一方には蛍光性のインクを使った入れ墨で照射位置の印をつけた。蛍光タトゥーは一九九〇年代のレイヴカルチャーの中で生まれたもので、特殊なインクはふつうの光の下では見えず、紫外線があたったときだけ蛍光色を発する性質をもっている〔日本語ではUVタトゥー、ブラックライトタトゥーと呼ばれる〕。結果として、蛍光性の「見えないタトゥー」を入れた女性たちは、自分の身体への信頼感が目立って改善し、従来の入れ墨を入れられた場合よりも自分の身体の状態をコントロールできていると感じていた。

社会的な皮膚は、医療とメッセージの発信が交わるところにも存在する。いわゆる「メディカルアラートタトゥー」がそうだ。私自身何度も見たことがあるが、糖尿病の患者さんは昏睡や意識障害をきたしたときに備え、前腕や手首に持病を知らせるタトゥーを入れる場合がある。メディカルアラートタトゥーは役に立つものとはいえ、その扱いには慎重であるべきだ。冷戦中の逸話だが、アメリカ連邦政府は市民に血液型の入れ墨を義務づけ、核攻撃に対応できる巨大な「歩く血液バンク」を整備することを検討した。[25] ユタ州とインディアナ州で短期間試行されたにもかかわらず、この計画は全土に展開されずに終わる。それは、生死にかかわる判断をタトゥーに基づいて下すことを医療者が結局受け入れなかったからだった。二〇一七年、マイアミ大学病院の医師らは意識不明の七〇歳の男性を診察していたが、この患者は血中アルコール濃度が高く、急速に容態が悪化していた。[26] 心電図のセンサーをつけるためにシャツをはだけると、胸に《DO NOT RESUSCITATE》（蘇生処置不要）というタトゥーが緑のインクでくっきりと彫られ、その下にはぼやけた署名までついていることがわかった。男性は身元が確認できるものを持っておらず、家族との連絡も取れない状況で、医療チームは倫理のジレンマにぶちあたる。最終的に、男性の意思はタトゥーに示されているとの推論から蘇生措置は行われず、男性はその夜に死亡した。このような「DNRタトゥー」は本人の意思を確実に伝える方法のように思えるが、人間の心境の変化は皮膚の変化よりもスピードが速い。仮にこの亡くなった男性がじつは蘇生を希望していたにもかかわらず、時間や気力、あるいはお金の問題でタトゥーを除去できずにいたとしたらどうだろうか。酔った勢いとか、冗談のつもりで入れたものであったとしたら？　こういった理由で、イギリスを含め複数の国や州では、蘇生措置拒否（DNAR、Do Not Attempt Resuscitation）の意思表示はそのための書類に本人と証人が署名した場合に限って有効とされている。人間のコミュニケーションのどんな形態についても当てはまることだが、皮膚を介した意思の疎通でも行き違いや不信感が生まれる可能性はある。

タトゥーは人生の終わりに向けての準備としても用いられてきた。中世に聖地エルサレム奪還を目指して組織された十字軍では、戦場で死んだとしても身元が特定され、カトリックの埋葬を受けられるように、胸に大きく十字架の入れ墨を彫っている者たちがいた。タトゥーアーティストの故ジェシー・メイズは、ノースカロライナ州キャンプ・ルジューン海兵隊基地の近くにあったスタジオで、この伝統を踏襲した。イラク戦争・アフガン戦争が続く中、メイズの元にはあらゆる階級の兵士たちが「ミートタグ」を求めてやってきた。これは金属の個人認識票（ドッグタグ）のように、本人の名前と宗教、血液型、持病などを身体の脇に刻むタトゥーのことだ。

遺灰を混ぜたインクでタトゥーを入れたという話を聞くことさえある。故人は愛する人の身体の一部として生き続けるわけだ。このようなスピリチュアルな意味をもつタトゥーは、それをまとう人に生きる力を吹き込み、自分の命が尽きるときまで見守ってくれているという感覚を与える。

人間はなぜ皮膚に模様を入れるのだろうか。一方には、特定の文明社会の慣習として身体に刻まれる傷がある。ニュージーランドのマオリやエチオピアのハマル族にみられるように、集団の一体性と関係性を保つ目的で施されるものだ。他方、昨今流行の「欧米の」タトゥーは、個性の表現、反抗の象徴だ。旧世界において、キリスト教、イスラム教、ユダヤ教は、いずれも何世紀にもわたって実質的に入れ墨を禁じていた。しかし、一七六九年にジェームズ・クックとエンデバー号がニュージーランドに到着し、太平洋各地の海岸で皮膚に関するこの二つのイデオロギーが衝突するようになって以来、私たちは人間が皮膚を通してコミュニケーションをとる理由は一見抱く印象以上に似通っているという事実を目の当たりにしている。

イギリスのプリマスを出航したエンデバー号には、当時ほとんど無名の博物学者・植物学者だったジョゼフ・バンクスが乗り組んでいた。裕福な生活で知られ、貴族の出自で一時はイートン校に在籍したこともあるバンクスは、科学班の一員として植物採集を担当していた。とはいえ彼の日誌には探検で出会った人々についての記述が多く、(雑然とした文章ながら)とてもおもしろい。エンデバー号がタヒチ島に停泊していたあいだにもさまざまな発見が記されている(世界初のサーフィンの説明も含む)が、その中に現地の人々が皮膚に模様を刻む様子を目にして驚いたという一節がある。バンクスはここで初めて《tattowing》という語を綴ったのだった。これはポリネシアの言葉 tatau (タタウ) に由来する擬声語だが、「タトウ」と口に出してみると、サメの歯がついた木のクシで彫師が島民の皮膚をたたいている情景が浮かぶのではないだろうか。バンクスの観察によれば、島の人々は誰もがタタウを入れているが、そこには画一性だけでなく、各人の個性が発揮されている。

つまり、彼らは一人残らず身体に模様を入れているが、どこに入れているかは人によって異なる。そのときの気分次第で決まるのか、それとも境遇によるものだろうか。(27)

好奇心旺盛なヨーロッパ人の船乗りたちがこの風習を取り入れようとするまで、それほど長くはかからなかった。インクを使って皮膚に描かれた模様は意味をもつようになり、本人の手柄や実績を示す図案が堂々と身体の表面に刻まれていった。大西洋を横断すると錨をひとつ、赤道越えを経験するとカメ一匹、五〇〇〇海里を航海するごとにツバメ一羽といった具合だ。ヨーロッパ人はまた、入れ墨がもつ験担ぎやまじないの側面もいち早く受け入れた。たとえば片方の足にブタ、もう片方の足に雄鶏を入れると溺死しないと考えられていたし、《HOLD》《FAST》（しがみつけ）の文字をこぶしを握ったときにそろう両手の指に彫るのは、嵐の中で索具をしっかり握って離さないようにする呪文だった。それから二世紀半。イギリスは世界的に見てタトゥーを入れている人の割合が高い国だが、その中でもっともタトゥー人口の多い都市、バーミンガムのとある診療所で、私は現代のタトゥー文化を体現したような患者さんを診察した。中年のソーシャルワーカーの男性で、錨とツバメ（ひとつずつ）もあったが、両肩には色鮮やかなライオン、心臓の上には娘さんの名前が彫られ、それ以外の皮膚もケルト十字や漢字などでほとんど埋まっていた。いまの時代にタトゥーを入れることは、ちょっと見たところでは完全な選択の自由に基づいた行動のように思えるし、ある意味では確かにそうなのだ。しかし、複数の調査によると、欧米のタトゥーの図柄――得てして本人のユニークさや個性を表すシンボルとみなされる――を選ぶ決め手は個人の好みよりも人気度であって、タトゥーは何より同調性を示すものであることも確認されている。ジョニー・デップは「体はぼくの日記みたいなもの。タトゥーがぼくのストーリーなんだ」と語ったが、この言葉はマオリの人々のモコに対する考え方にそっくりだ。モコは個人の成功や経験を世に知らせると同時に部族や先祖をしのぶものでもある。私たち自身についてのストーリーとはいえ、それは誰かが見て、かかわってくれることを期待する物語なのだ。

　私たちの身体でいちばん人間らしい臓器は、矛盾しているようだが、最大限個性的であることによって、もっとも社会性のある臓器となっている。人間が思想や象徴を表す印を自分たちの身体に意図的に入れているというのは、まったく驚くべきことだ。皮膚に消えない意味をもたせると、それは信じられないような力を帯び、自分が何者であるか、何者でありたいのかをまざまざと見せつける。私がかつてインド北東部で会ったナガ族の「トラ戦士《タイガーウォリアー》」は、自分の本当の持ちものと呼べるのは入れ墨だけだと言っていた。自分がつくり出して、一緒にあの世に行くものはそれしかないから、と。果たしてどこまでが入れ墨で、どこからが人間なのだろう。見た目を変えることによって、私たちは何らかのかたちで生身の身体の限界を超えようとする。服装や化粧で目立つことが難しい均質化された世界にあって、タトゥーは内に秘めた理想の自分を肌にまとうひとつの方法だ。

第9章　分け隔てる皮膚

ソーシャルな臓器の危険な側面──疾病、人種、性別

こんな姿を見られるくらいなら、見えないほうがましだ
──南スーダンのオンコセルカ症男性患者（この病気では皮膚と目が冒される）

診察室の扇風機が壊れた。タンザニアの病院は建物の中に熱がこもっていたが、サイズの合わない白衣を脱ぐことは許されない。暑さが大の苦手なイギリス人にとっては最悪のアフリカ初日だった。診察室といっても、処方薬のリストやＨＩＶ啓発のパンフレットが貼ってあるコルクボード以外には何もない小さな部屋だ。私の隣には、現地の医師で先生兼通訳を務めてくれるアルバート。机をはさんで反対側にはダニが座っていた。背中を丸め、足元をじっと見つめている。その日最後の患者さんだった。顔つきや背丈はこの国の若者たちと変わらないが、ダニがアルビノであることはひと目でわかる。薄い皮膚は白を通り越してほとんど透明に近く、頭には淡黄色の髪が生えそろっていた。アルビニズム（先天性白皮症）は遺伝子の変異によって起こる疾患で、罹患率はタンザニアが世界一高い。遺伝情報が欠損し、先天的に皮膚の黒色色素メラニンが十分に生成されない状態だ。壁を保護するペンキが足りないため、アルビノの人は常に太陽を避けて生活しなければならず、皮膚がんも生じやすい。私はダーモスコ

ープに手を伸ばし、ダニの雪のように白い皮膚にがんの兆候が現れていないかを調べた。もし異常な組織が見つかれば、液体窒素で凍結して破壊するか（これは私が対応できる）、別の病院で手術ということになる。私はこれまでのがんの経過について尋ねたものの、ダニの返事はおざなりだった。診察をするうちに、ダニは自分の病気の進行や体調の変化などちっとも心配していないことがわかってきた。私は彼の言葉から、太陽は確かに大きな苦痛の種だが、同胞の恐ろしさには遠く及ばないことを理解したのだった。

子どもの頃に伯父に誘拐されて殺されそうになったダニは、生まれた村から救出されたのち、人里離れた場所に高い壁をめぐらした学校でずっと過ごしてきた。アルビノの子どもたちを同じ社会に生きる人々から守るために建てられた施設だ。まもなく卒業し、比較的安全な環境を離れることになるが、悪意に満ちた世界に出ていく心構えはまだできていない。タンザニアでは昔からアルビノの人たちを「ゼル」（スワヒリ語で幽霊の意味）、あるいは「ングルウェ」（ブタ）と呼んでいたが、殺害や手足の切断といった事件が相次いで起こるようになったのは比較的最近のことだ。アルビノの身体には幸運や富、選挙での勝利をもたらす力があると信じられており、あこぎな呪術医と農村地域の貧困がそれに拍車をかけている。ほかにも、アルビノを悪霊やヨーロッパ人の植民地開拓者の幽霊だとしたり、白人男性との不倫の末に生まれた子だとみなす迷信が存在する。アルビノの子どもの手足を砕いたものは万病に効くとされ、相当な値段で取引される。呪術に必要な部位がすべてそろったアルビノの身体は一〇万ドル〔約一一〇〇万円〕で売れることもあるそうで、(1)心に殺意を秘めて呪術医の元を訪れる輩が引きも切らない理由はよくわかる。

この状況の残酷な皮肉は、アルビノの人はメラニンが極端に少ないため、もともと平均余命が短いことだ。ダニは、女性たちが置かれている境遇はもっとひどいと教えてくれた。アルビノの女性と性交するとエイズが治ると信じられている地域もあるのだという。若い男だから、命を取られる心配はもうない。ダニはそう言ったが、社会ののけ者として生きることを受け入れた人間の顔をしていた。東アフリカにおけるアルビノの迫害は過去の歴史ではない。あまり知られていないが、この人道危機は現在進行形で深刻化している。推計では、二〇〇〇年以降に誘拐・殺害されたアルビノはおよそ二〇〇〜三〇〇人。ただし、アルビニズムの専門病院で一緒に仕事をしたアフリカ人の医師に言わせれば、実際の数字は絶対にもっとずっと多い。虐殺は秘密裏に行われ、身内が公にすることはないからだ。

皮膚は物理的な素材であり、心臓や肝臓のように実在するものだが、同時に――そして唯一独自の――社会的な実体でもある。遺伝子がたった一個変異し、皮膚でメラニンが生成される過程に支障をきたしただけで、誰かの人生が損なわれ、他人の手にかかって命を落とすことさえあるのだ。東アフリカのアルビニズムは、たとえ文化や民族的背景から説明がつくとしても、誰かを「他者」として定義し、恐怖をかき立て、欲望を満たそうとするとき、皮膚の見た目がいかにわかりやすい媒体となるかを恐ろしいほどはっきりと思い知らせてくれる。私がイギリスで患者さんを診てきた中でも、人々のあいだに分断を生じさせる皮膚は、色が濃すぎる、あるいは薄すぎるせいとは限らず、「違い」がありすぎることが問題になっている。たとえばバーミンガムで診察したパキスタン系の若い女性は、白斑のため顔がまだらに白くなっていた。これまでの治療の経過を話しはじめて数分、彼女はわっと泣き出し、こんな自分は結婚できるはずがないとしゃくり上げた。それから二、三か月後、肝斑で顔の色が濃くなったインド系の女性が同じようにすっかり落ち込んだ様子でやって来た。濃い茶色のしみが顔に左右対称にできている。肝斑の色素沈着は、エストロゲンとプロゲステロンがメラノサイトを刺激し、メラニンが過剰に生成されることによって起こる。この患者さんは妊娠していなかったが、エストロゲンとプロゲステロンはいずれも妊娠中に増加するホルモンなので、「妊娠顔貌」（妊娠性肝斑）と呼ばれることも多い。妊娠中の身体が色素をつくり、皮膚に存在する葉酸を太陽のダメージから守ろうとしていると考えられている。一般的に女性の皮膚の色が生殖適齢期にもっとも濃くなる理由はこれかもしれない。この二人の患者さんは、もとの皮膚の色はいずれも淡褐色で、一人はそれが薄くなり、もう一人は濃くなったのだが、そのことによる社会的な結果は同じだったわけだ。

「ブラック・ライヴズ・マター／ＢＬＭ」「ＮＦＬレッドスキンズ改名騒動」「ハリウッド映画のホワイトウォッシング」――二〇一八年のわずか一週間にアメリカの主要紙の見出しを飾った言葉だ。色をめぐる議論や対話はかつてないほど盛り上がっている。皮膚の色素沈着に影響を及ぼす疾患は個人を社会から締め出すが、歴史を通じてもっとも広範な分断を人間にもたらしてきたのは、まったく自然な皮膚の色の違いだ。私たちの身体を覆うわずか一ミリ厚の皮膚に含まれるメラニンの量。この一見ささいなことが、これほど大きな痛みや苦しみの原因となっているのはどういうわけだろう。皮膚の色はメラニンの種類と濃度によってほぼ決まる。第4章で見たように、これは要塞兼工場という皮膚のはたらきのおかげだ。タコのような形をしたメラノサイトは私たちを紫外線Ｂ波（ＵＶ-Ｂ）から守るメラニン色素を吐き出すが、その一方で皮膚は自らをまな板にのせ、同じＵＶ-ＢがビタミンＤ前駆体を小さく切って活性型ビタミンＤにするのを待ちかねている。アフリカや中東など気温が高く日照量の多い地域から人類が移動を始めると、皮膚は苦境に立たされた。日差しの弱い地域で余計なメラニンをもっていればビタミンＤ欠乏症になるおそれがあり、逆に太陽がさんさんと輝く気候でメラニンが足りないと、健康な子孫を残すために必要な葉酸が体内で減少するだけでなく、日光が皮膚のＤＮＡをめちゃめちゃにする危険もあるからだ。[2] 何千年にもわたる移住と適応を経て、赤道から離れて紫外線量の少ない地域に移動した人々の皮膚は色が薄くなりはじめた。先住民の皮膚の色の分布を示す世界地図は、地球に降り注ぐ紫外線の量を可視化したＮＡＳＡの衛星画像とほぼ完全に重なる。明らかな例外もあるのだが、それはかえって皮膚の色と紫外線量に対応関係を認める説を裏打ちするものとなっている。たとえば、皮膚の色が濃いイヌイットの人々が赤道から遠く離れたところで暮らしていけるのは、ビタミンＤが特に豊富な魚やクジラの脂肪を日常的に食べ、皮膚からの吸収では不足する分を補っているためだろう。また、色素が沈着した皮膚をもつことで、日照時間がきわめて長く（しかも雪で反射される）夏季の紫外線から身体を守っている可能性もある。

皮膚のメラニンの量は人類が世界各地に移動・拡散するあいだに微調整が重ねられ、結果として皮膚の色にはすばらしい独特の濃淡が生まれた。人間の皮膚の色に無限のバリエーションがあるのは、異なるタイプのメラニンが多くの遺伝子によって制御されているためだ。皮膚の色が薄い人では赤〜黄色のフェオメラニンが合成される比率が高く、濃い人は褐色〜黒のユーメラニンが多いといわれる。なお、唇や乳首の赤みがかった色、それに赤毛はフェオメラニンの影響で生じるが、人間の皮膚に存在する色素で飛びぬけて量が多いのはユーメラニンだ。メラノサイトの表面はメラノコルチン1受容体（ＭＣ1Ｒ）という小さなタンパク質で覆われており、この分子が活性化するとフェオメラニンの合成が抑制され、その分ユーメラニンがつくられる。赤毛で肌の色が白く、そばかすがある人のほとんどはＭＣ１Ｒ遺伝子に変異があり、受容体が機能しない。この変異は紫外線の量が少ない北ヨーロッパに移住した集団に有利にはたらき、今日でも特にケルト系の人でよくみられる。

ところが、皮膚の適応力をもってしても、グローバリゼーションの流れはさすがに速すぎるようだ。

かつては皮膚が慣れるまでに何千年もかかったような距離が、いまは数時間で移動できてしまう。色白のヨーロッパ人で紫外線量の多い地域（オーストラリアなど）に移住した人、あるいは日光に恵まれた地域に足しげく通うようになった人は、皮膚がんを発症するリスクが著しく高い。逆に、皮膚の色の濃い人が高緯度地方に移住すると、ビタミンDの欠乏から骨粗しょう症や筋力低下、抑うつ状態につながるおそれがある。このような人間の移動としてもっともよく知られているのは、大西洋間奴隷貿易、すなわち一五世紀から一九世紀にかけて一二〇〇万人ともいわれるアフリカ人が北アメリカに強制移住させられたことだろう。人体でもっとも社会的な臓器として、皮膚は人間性の最高に残酷な面を突きつけ、歴史の傷跡を背負っている。皮膚は、内なる自己と外界との境界を示すフェンスであり、私たちはそれによって自分の輪郭を定め、部外者の立ち入りを阻む。また、皮膚はもっとも人目につく臓器でもある。このために皮膚は社会における武器となり、人間であることの条件を脅かす二つの強い力に利用されてきた。それは、アイデンティティの探求と権力欲だ。

私とは何者か。何を目的に生きるのか。自分の居場所はどこか。自分がそもそも存在しているということを明確に意識する基本的な方法のひとつは、自分以外のもの——他者——の存在を認識し、自分に対するその他者の反応を観察することだ。自分の「自己」を定義するとは、「他者」を定義することにほかならない。ヘーゲルやフッサールをはじめとするドイツ哲学者は、自己の意識と外界の認識との関係性を理解し、説明しようとすることに生涯を捧げた。その取り組みの中で生まれた概念に《他者化》がある。自己意識を形成する段階で他者は自分とは別の独立した存在であると定義するプロセスを指すが、これは集団のレベルでも同じように当てはめられる。複雑な現実をそのまま扱うより、別個のカテゴリーに分けて考えるほうが情報の処理は計り知れないほど簡単だ。それゆえに、私たちは私たち自身を概念化し、冗談や侮辱的な言葉を用いて「他者」をたやすく、しかもネガティブなイメージで類型化する。

ポーランド出身の社会学者ジグムント・バウマンは、このような集団のアイデンティティは二項対立的なカテゴリー——動物対人間、よそ者対地元民、彼ら対我ら——をも生むと主張したが、この結論はほぼ間違いなく、彼のユダヤ人の家族がナチによるジェノサイドを経験したことの影響を受けている。(3) ユダヤ人が異邦人(非ユダヤ人)と距離を置いたり、古代ギリシャ人が非ギリシャ人と争ったりした例があるように、人間の交流には太古の昔から部族間あるいは国家間の敵対心がつきものだった。しかし「カラリズム」、すなわち肌の色による差別が加速するのは、一六世紀から一七世紀にかけてのことだ。ヨーロッパ各国が新大陸に進出し奴隷貿易が展開された大航海時代は、差別の構造を正当化しようとする疑似科学と分類学に支えられていた。たとえば、身体的な特徴の測定値からその人の気質や性格がわかるとする観相学という学問があった(今日では完全に論破されている)。皮肉なことに、人類は生物学的に同じひとつの種だと考える自然科学と人類学の定説を裏づけているのは、皮膚の色を決定する遺伝子に関する最近の研究成果だ。(4) 二〇一七年には、皮膚の色の濃淡を決定する多数の遺伝子変異の中から八つを解析したところ、いずれも世界各地に拡散しており、遺伝子の割合は祖先集団ごとに偏りがあることがわかった。たとえばアフリカで民族集団によってさまざまな皮膚の色がみられるのはこのためだという。(5) 人類が行きつ戻りつ移動を続ける中でこれらの遺伝子は混ざり合ってきたし、皮膚の色調は地理的な区分や民族集団の内部でも大きく異なることから、皮膚は祖先のマーカーとしては不十分だ。まして、根拠のない生物学的な人種概念を表すものになどなりえない。南アフリカ共和国でアパルトヘイト

（文字通りの意味は「離れていること・隔たっていること」）が廃止され、一九九四年に初の総選挙が実施された際、故デズモンド・ツツ元大主教は南アフリカの将来を「レインボーネイション」（虹の国・七色の国）と言い表した。私たちの社会的な皮膚を基礎づけているのは、身体を覆う皮膚の生物学的な現実だ。それは元大主教の言葉をなぞるように、人類としてはひとつでありながら、ひとりひとりの遺伝子の違いをポジティブに受け止めるよう訴えかけている。

皮膚がもつ分断の力は、色以外のことにも広く及んでいる。中世ヨーロッパでは、社会階層の両端で多かった皮膚病がよく風刺の対象になった。一方では栄養不足に苦しむ貧しい庶民、もう一方では好きなものを好きなように食べている特権階級の人々のきめの粗い赤ら顔が描かれたのだ。一八世紀後半に入って新興の工業都市に人が集まるようになると、皮膚は健康状態と社会的地位を示す指標となり、たちまち中産階級の葛藤の場と化した。医療史家のリチャード・バーネットによれば、産業革命時の「高いカラーと長いスカートにはブルジョア的な慎み深さよりもさらに深い意味があった」という。そうやって肌を覆い、身体の不調を表すといわれていた印を見せないようにしていたわけだ。いわゆる「かゆみ症」は、ほとんどが一八世紀イギリスに多かった疥癬だったと思われるが、貧困とモラルの欠如の表れとみなされた。(6) これは単なる昔話ではない。私の患者さんで、中産階級出身の中年の女性に疥癬の診断を伝えると、彼女はこう言ったのだ。「まったくお恥ずかしい——私がこんな病気にかかってしまうなんて」

皮膚は清潔さを映す画布であり、皮膚を見ればその人の社会的身分がわかるという考え方が出てきたのは比較的最近（欧米では三〇〇年ほど前）のことながら、人間の皮膚にはいつも、感染の恐怖をあおる原始的な力が宿っていた。それがもっとも顕著に現れるのは、人類最古の感染症のひとつである天然痘だ。病原体の天然痘ウイルスはレンガ状でおとなしそうな見かけだが、人類の歴史の中で想像を絶する数の死者を出してきた。その症状は、発熱や激しい頭痛、吐き気・嘔吐などと同時に、舌に赤い斑点状の発疹が現れることから始まる。発疹は二四時間以内に全身に広がり、平らな皮疹は水疱となるが、この水疱の中央部には特徴的なくぼみ（臍窩《さいか》）がみられる。発疹から水疱（膿疱）にかさぶたができて完全に脱落するまでの二、三週間、病人は誰かに軽く触れるだけで死をまき散らすこともできる。

　スペイン人の入植とともに天然痘が免疫のない新大陸に持ち込まれると、地域によっては先住民人口の九〇パーセントを失うほどの猛威をふるい、飢饉と戦争を合わせたよりもはるかに多い犠牲者を出した。命を失わずにすんだ人でも、多くは水疱が治ったあとに醜い瘢痕（あばた）が一生残った。天然痘は人を選ばない――いや、そのように思われた。ヨーロッパの全域で天然痘の大流行が起きていた一七九六年、イギリス南西部の酪農地帯グロスターシャーで開業医をしていたエドワード・ジェンナーは、おもしろい例外を発見した（ちなみに彼は伊達者で、医師としては独立独歩の人として通っていた）。当時、乳搾りをする女性は色白で肌がきれいというのは田舎の言い伝えのようなものだったが、ジェンナーは田舎道を散歩中、農家や野原や村を通り過ぎる際に見かける人々のうち、天然痘のあばたがないのは乳搾りの女性だけということに気がついたのだ。彼女たちの肌はほかの人のそれとは違っていた。ジェンナーは頭をしぼり、乳搾りの女性たちは牛痘（牛のウイルス性伝染病。牛から人へも感染するが軽度ですむ）にかかったことで天然痘への免疫を得たとの仮説を立てた。[7] これを検証するため、ジェンナーは牛痘にかかったサラ・ネルメスという乳搾りの女性の水疱から膿を取り出し、一方でジェームズ・フィップスという少年の腕に切り傷をつけてこの膿を注入した。それから数日後、ジェンナーは天然痘に罹患した人のかさぶたをジェームズ少年に注入したが、何も起こらなかった。「きれいな肌」の言い伝えから受けたひらめきは、こうして世界初のワクチンにつながった。[8] ワクチン（vaccine）は、ラテン語で「牛」を意味する vacca〔「牛から」を意味する vaccinus〕が語源だ。この天然痘ワクチン（種痘）の発見によって、ジェンナーはおそらく歴史上誰よりも多くの命を救った科学者だといえるだろう。しかし、この「まだらの怪物」の息の根を止めるには時間がかかった。じつは二〇世紀だけでも四億人前後が天然痘の犠牲になったと推定されている。世界最後の死者は、一九七八年に亡くなった医療写真家ジャネット・パーカーだ。彼女はバーミンガム大学医学部の解剖学研究室で仕事中、真下の階の微生物学研究室で培養されていたウイルスが漏洩して感染したのだった（ちなみに私は学生時代、ジャネットが働いていた部屋で解剖学の講義を受けた）。この事件のあと、世界各地の研究所で管理されていた天然痘のウイルス株は、アメリカとロシアの一施設ずつが保有する分を除きすべて破棄された。現在ストックされている「赤いペスト」のサンプルが生物兵器として利用されるという臆測や恐怖をあおっているのは驚くことではない。

天然痘が人をおびえさせるのは感染力が強く死亡率も高いからだが、皮膚疾患の場合は、命にかかわるからではなく、容姿が醜く変わることで恐怖を呼びさますものが多い。二〇一一年にスーダンからの分離独立を達成した南スーダン共和国は、建国から二年後に内戦・民族紛争に陥った。私は東アフリカで、世界でもっとも若いこの国から難民として逃れたエライジャという青年医師に会い、農村地域に特有のひどい感染性皮膚疾患について話し合ったことがある。そのとき彼はこう言った。「民族間の争いは村を分裂に向かわせるが、オンコセルカ症は家族の仲を裂いてしまう」

オンコセルカ症（河川盲目症）は、第2章で見たように、ブユの唾液に含まれる寄生虫が引き起こす病気だ。ヒトに感染すると、視覚障害や失明の原因になるばかりでなく、激しいかゆみが現れ、皮膚がでこぼこになる。エライジャによると、失明よりも皮膚の症状を耐え難いと感じる患者さんが多く、

「こんな姿を見られるくらいなら、見えないほうがましだ」と誰かが言うのを耳にしたことがあるそうだ。どうしようもないかゆみに襲われた患者さんは、皮膚をかきむしるあまり醜い傷ができ、誰からも避けられるようになってしまう。さらに、現地の人は色が抜けた斑が多い皮膚を「ヒョウ皮」、たるんでしわがよっていれば「トカゲ皮」、分厚くなったところは「ゾウ皮」と呼ぶのだという。こういった表現を軽くとらえてはならない。辺地の暮らしでは、動物のような姿をしていることは呪いとみなされ、そのために家族の縁を切られたり、村八分にされたりするリスクがある。人間に動物的な特徴を見いだすことを「動物形態観」(zoomorphism) というが、そのような見方が対象の人間性を奪うことにつながるなら、むしろ「擬獣化」(beastfication) というべきかもしれない。皮膚の特徴を理由にある集団を疎外し、最終的に排除することは、歴史の中で何度も繰り返されてきた。たとえばユダヤ人は「ユーデンクレッツェ」(Judenkrätze = ユダヤのかゆみ) という謎の皮膚病を患っているとされ、一九三〇年代のナチのポスターに目鼻立ちを誇張した姿で描かれるようになるとともに、さまよえるユダヤ人がドイツの社会にネズミのように押し寄せるというイメージがつくられていった。反ユダヤ主義のプロパガンダ映画『永遠のユダヤ人』(一九四〇年) では、「ネズミは動物界の害獣、ユダヤ人は人類の害獣」というナレーションが入る。ナチ親衛隊の兵士は必ずこれを鑑賞した上で東方に赴き、「最終的解決」と称する非人間的行為に及んだのだった。

多くの社会では、いつの時代も男性と女性に別々の理想を求めてきた。男女を区別するときの手がかりとなる皮膚は、見逃しようのない存在でありながら、境界線としては意識されていない。多くの文化圏において、素直さやあどけなさ、誠実さに通じる透明感をたたえ、比較的明るくきめの細かい肌は女性に特有のものとみなされる。これに対して男性の肌は、もっぱら浅黒く、何ものも通さない甲冑となることが目指されてきた。この差は明らかに社会の価値観を皮膚に投影したものだが、ここで興味をそそられるのは、生物学的にもそういった違いは認められるのかということだ。どのような人種集団でも、一般に女性の皮膚は男性に比べて色が薄い(明るい)傾向がある。女性は妊娠・出産に備えて多くのビタミンDとカルシウムが必要になるからだ。男性の皮膚はテストステロン濃度が高いために女性よりも約二五パーセント厚いのだが、表皮の最上部に近い層に厚みがあるので、きめの粗さが目立ちやすい。また男性は真皮中のコラーゲン密度が概して高めで、しかも加齢によってコラーゲンが減るペースは女性に比べてゆっくりだ。それならば、男性の皮膚で老化の進行が女性に比べて遅いわけではなさそうなのはなぜかという疑問が湧く。決定的な答えはまだ出ていないものの、男性は平均すると紫外線対策をせずに太陽を浴びがちで、そのために老化に関するメリットが相殺されている可能性が示されている(9)。

神話や伝説に登場する男性戦士たちは、生物としての皮膚の厚みを肉体を超えた抽象的なレベルに拡張し、文字通り何ものも通さない鋼鉄の皮膚をまとっていた。たとえばギリシャ神話の英雄アキレウスは生まれてまもなく冥界の川ステュクスの水に浸され、ゲルマン伝説の英雄ジークフリートは(よりドラマチックに)竜の血を浴びる。この洗礼によって、彼らはどんな武器でも突き通せない皮膚を与えられた。だが、アキレウスは水に浸っていなかったかかと、ジークフリートは木の葉が貼りついていた肩甲骨の間が小さな弱点となり、二人とも最後はそこを貫かれて命を落とす。無敵と目される勇者にとっても、皮膚はもっとも傷つきやすく、そしてもっとも人間らしい臓器なのだ。

男性と女性の皮膚を異なるものとして扱う考え方は、案の定昔から、伝承や怪しげな科学を通じて喧伝され、誇張され、利用されてきた。ダニエル・ターナーによる『皮膚の病気について』*De Morbis Cutaneis: A Treatise of Diseases Incident to the Skin*（一七一四年）は、おそらくイギリスで初めて出版された皮膚科学の教科書だ。この中でターナー博士は、母親の強い「心理的印象」によって胎児の皮膚に斑ができることがあると述べている。[10] この「胎内感応」説（現代では完全に否定されている）には、当時広く浸透していた見方が反映されている。それは、妊娠中の女性が何かを目にして突然恐怖を覚えると、その感情から生まれてくる子の身体に見たことの痕跡が刻まれるというものだ。幸い、あなたの背中にある毛の生えたほくろはお母さんが妊娠中に熊に追いかけられたせいではないことは、現代の遺伝学のおかげではっきりしている。とはいえ、こんな過去はまだ消えていない。たとえばドイツ語やオランダ語で「ほくろ」を表す単語は、「母」と「しみ」を意味する単語の組み合わせからなっている〔日本語でほくろや生まれつきのあざを指す「母斑」はオランダ語から訳され定着したという説がある〕。

そもそもほくろとは何だろうか。また、生まれつきのあざとは。色や大きさはじつにさまざまだが、これらは皮膚を構成する細胞や組織が異常増殖したもので、いずれも良性だ。病変を形成する細胞の種類により、大きくメラノサイト系と血管系に分けられる。一般的なほくろ（正式名称の「母斑細胞母斑」よりもずっと覚えやすい）は暗褐色から黒で、妊娠五週～二五週目の胎児で局所的に小さな遺伝子変異が起きることによってできる。なお、異常増殖が始まる時期が早いほど、斑は大きくなる。〔ほくろは直径一・五センチまでの小さいものを指し、それより大きいものは「黒あざ」と呼ばれる〕。ほくろは一生消えないが、生まれつきのあざには成長すると自然に消失するものがある。蒙古斑とは新生児の腰からお尻にかけてみられる青みがかった平らな斑のことで、通常は思春期に入るまでに消えてしまう。この名称を提唱したのは、一九世紀末に日本へ赴き、天皇家の主治医を務めたドイツ人の医学者エルヴィン・フォン・ベルツだ。ベルツはこれを主に自分が診ていたモンゴロイドに特有のあざと考えたのだったが、実際にはアジア、オセアニア、ラテンアメリカ全域でよくみられる。蒙古斑の原因は、胎生期にメラノサイトが表皮まで移動しきれず、真皮の下層で動けなくなってしまうことだ。それが表皮の下に透けて、不思議な色合いの青に見える。蒙古斑は病変としては「斑」（macule）に分類される。皮膚表面からは隆起も陥没もせずに色調の変化が現れた状態を指し、ほかにはたとえばカフェオレ斑と呼ばれる色素斑がある（名前の通りカフェオレ色だ）。カフェオレ斑それ自体は危険なものではないが、神経線維腫症（神経系に腫瘍を生じさせる遺伝子疾患）など、さまざまな遺伝子異常を示している場合も多い。

毛細血管が増殖してできるあざとなると、新生児病棟でほぼ毎回見かけるような、赤ちゃんのうなじに出るはっきりとしたピンク色の印がそうだ。この頂部火炎状母斑――助産師は想像力豊かに「コウノトリのかみあと」と呼ぶ――は白い肌の赤ちゃんによくみられるもので、大半は消失する。もうひとつ、赤ちゃんにできることが多い良性の血管増殖としては、乳児血管腫（イチゴ状血管腫）がある。鮮やかな赤色の盛り上がった腫瘤で、かなり大きくなることもあり、見た目から心配されることが多いが、ほとんどの場合痕も残らずきれいに治る。この盛衰の理由は科学者にとって大部分謎のままだ。

当然ながら、目立つあざで自然には消失しないものもある。そして、そのあざがどこに、また誰にあるかによって、精神的・社会的に重大な影響がもたらされることもないとはいえない。ポートワイン母斑と呼ばれる境界がくっきりした生まれつきのあざは、毛細血管を拡張・収縮させる神経が局所的に機能せず、血管が拡張したままになって血液が滞るために現れると考えられている。このように皮膚に斑があったり、色がまだらだったりするのは母親から来るものだとして伝統的に女性が責められてきたが、同時に女性たちは自身にあざがあるということでも非難されてきた。もっとも、罪状は不道徳から奇矯な言動まで幅広く、当の女性よりもそのあざを見る側の人間について多くを物語っている。一七世紀のセイラム魔女裁判では、ほくろやあざは悪魔と盟約を結んだ印だとして何人もの女性が魔女に仕立てられ、処刑された。この事実を一八世紀になぜか「つけぼくろ」が流行したことと比べてみてほしい。[11]黒いほくろをつけると肌の青白さが引き立ったからか、あるいは天然痘のあばたを隠す手段だったのだろうか。もしかすると、ほくろの魅力はもっと謎めいているかもしれない。ロンドン大学ユニバーシティ・カレッジの美術史研究者カレン・ハーンによれば、ほくろを肯定的にとらえる見方は古代にさかのぼるという。「ローマ神話の女神ヴィーナスには、ほくろがひとつあったといわれています。まさに玉にきずですが、そのためによりいっそう美しく見えたとか」[12]ほくろの位置から人の性格を読み取るという考えを極端なまでに進め、「ほくろ占い」を生み出した古代の文化もある。今日では下火になっているが、手相占いに似ており、同じく科学的な根拠もない。

皮膚は人体で最大の生殖器だが、人を品定めし、区分したがる社会では、たびたび誹謗中傷の種になってきた。イタリアでは「フランス病」、フランスでは「イタリア病」、ロシアでは「ポーランド病」、そしてトルコでは「キリスト教徒の病」と呼ばれていた病気がある。時は一四九五年、第一次イタリア戦争のさなか。イタリアの都市ナポリを包囲していたフランス軍の兵士とスペイン人の傭兵たちのあいだで、おかしな病気がはやりだした。まず身体に丸くふくらんだ膿疱ができ、嫌な臭いのする膿がしみ出して、最後は皮膚ごと剝がれ落ちてしまう――梅毒がヨーロッパに上陸したのだった。一説によると、この病気はアメリカ大陸が起源で、一四九二年のクリストファー・コロンブスによる航海の際に新世界から帰還する船に乗って移動したのだという。大西洋をはさんで動植物や道具、思考、そして病気が交換された現象を「コロンブス交換」というが、その最初期に旧世界に到着した梅毒（great pox）が与えた打撃は、新世界に持ち込まれた天然痘（small pox）の猛威に比べれば、皮肉のようだが大したことはなかった。流行を経て、ヨーロッパでは性行為との関連が知られるようになり、たちまち深刻なスティグマが生まれる。

梅毒は人間同士の社会的接触ときわめて明快に関連づけられる病気で、特徴的かつ比較的予想しやすいルートで皮膚を渡っていくのだが、それでもなお、病状の進行は何世紀にもわたって医師らの興味を引いてきた。このやっかいな病気を引き起こすのは、スピロヘータの一種で梅毒トレポネーマという美しいらせん状の細菌だ。写真ではとぐろを巻いたヘビ、あるいは（どんな細菌でも必ず食べ物にたとえていた学生時代のチューターの描写を借りれば）カーリーポテトフライのように見える。梅毒トレポネーマは「偏性寄生体」で、宿主生物の体を離れて生存できない。新しい宿主への移動は、性行為あるいは傷口との直接接触による。

ここで、このヘビのような細菌がいくつか、感染した女性のヴァギナから未感染の男性のペニスに、いわば故国を発って新天地へ向かうように移動するところを想像してみてほしい。性行為から三週間ほどのあいだにトレポネーマは侵入した部位に居場所をつくりはじめ、ペニスの組織が破壊されて小さな潰瘍（硬性下疳《げかん》）ができる。痛みはないものの、硬性下疳はまさに毒ヘビがいる穴で、多数のトレポネーマを含む分泌液を満々とたたえている。この初期症状は事件発生現場の×印といえるが、一～二か月で自然に消失することが多い。ここまでの第1期梅毒は痛みなどの不快感をともなわず、世間の目から隠しておける。ところが三か月ほどすると、触れられたくない秘密が公になる。スピロヘータはペニスの先の巣を這い出て宿主のリンパ系に移動し、最終的に血流に入る。そして皮膚に達すると血管の内壁

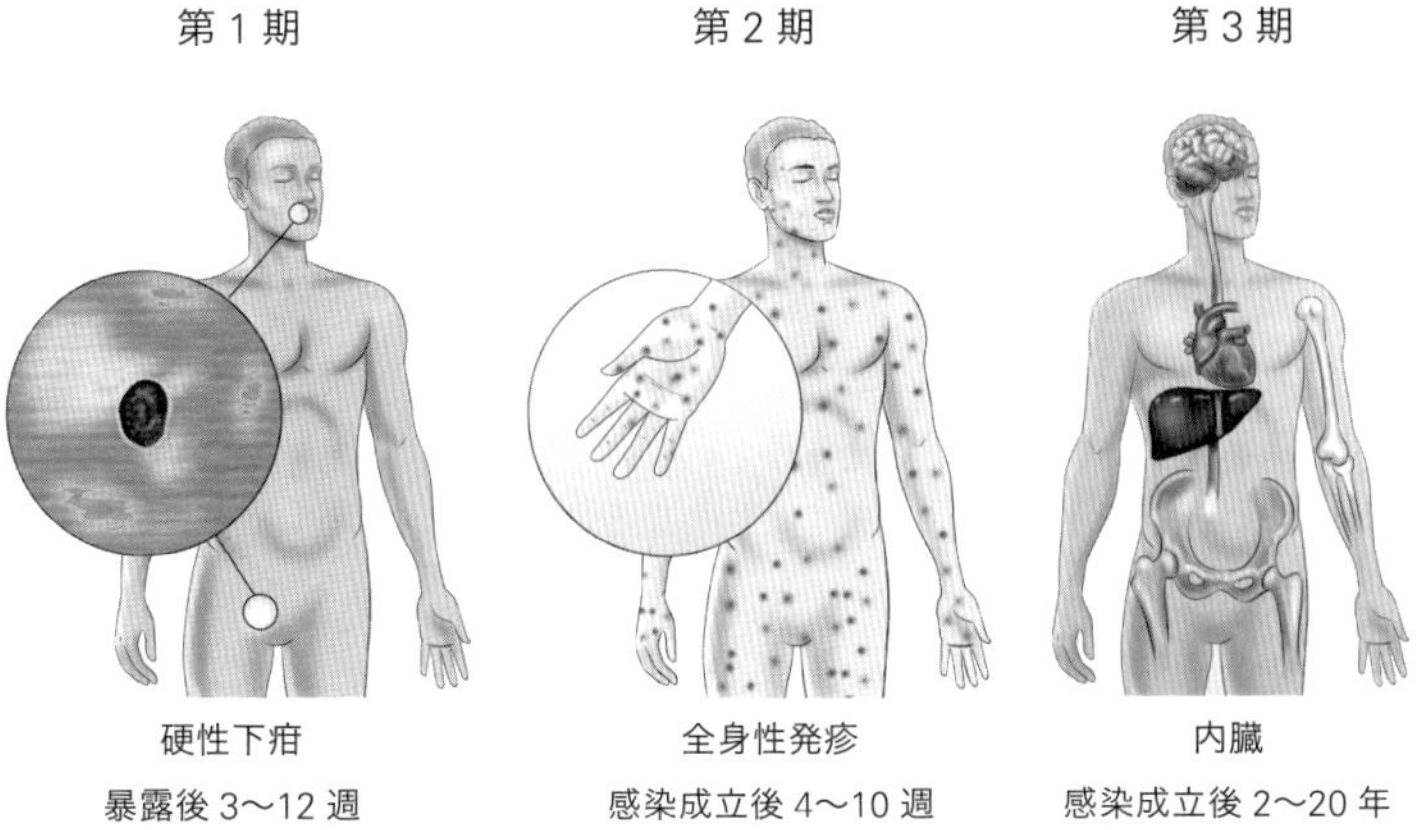

梅毒の経過

に炎症を起こさせ、第2期梅毒の全身性の発疹が出る。かゆみのない赤い斑や丘疹がまず体幹に現れ、手足から手のひらに広がっていくのだ。身体の表面にこの症状が現れて隠し事がばれた人には、禁欲を誓っているはずの聖職者や貞淑といわれる女性も多く、ローマ教皇でさえその一人だったという。それが意味するところは誰の目にも明らかだった。

この発疹が消退したあとはすっかり静かになる。新しい症状は出現せず、潜伏期と呼ばれる段階に入る。スピロヘータは内臓の小血管に引っ込み、何ごともないまま二〜二〇年が経過していく。最後の段階である第3期梅毒は、先進国では抗生物質による治療が進んだために近年ほとんどみられないが、進行するとたいてい命にかかわるものだ。宿主の中にスピロヘータがわずかしかいなくても、免疫システムが過剰に反応し、ゴム腫（免疫細胞の芯に線維芽細胞が厚く巻きついたしこり）が形成される。抗生物質が普及する前の時代は、ゴム腫が体内のあちこちで組織を破壊するために皮膚が変形し、顔立ちが大きく変わることがあり、そうなると衰弱しながら屈辱的な死を迎えるしかなかった。二〇世紀に入るまで、梅毒の治療は主に水銀を皮膚にこすりつけたり、その蒸気を吸入したりする方法が用いられていた。水銀は毒性が強く、実際のところ症状もほとんど改善しなかったが、水銀療法はそれだけの財力がある人が頼るものだった。このことに絡んで「美女《ヴィーナス》と一夜をともにし、水銀《マーキュリー》と一生つきあう」という言い習わしがある。

一夜の過ちが生涯の苦しみにつながるという認識が社会の多くの人々のあいだで共有されていたとすれば、皮膚に現れた症状を人目につかないようにすることは治療に劣らず重要だった。梅毒の到来をきっかけに、ヨーロッパの女性（ならびに男性）にはさらなる厚化粧がいっそう広まっていく。なお、一五世紀イタリアの貴族・軍人で「イタリア一の美男子」との誉れ高かったチェーザレ・ボルジアは、晩年に顔の半分を革のマスクで覆うようになった。罪深き行いの報いを隠すためだったといわれている。

性的不道徳を連想させる病気は、いつの時代も皮膚を攻撃の手段に変え、人をすさまじく不当な目に遭わせる凶器として使えるようにしてきた。一九三二年、アメリカ公衆衛生局とアラバマ州タスキーギ学院〔現タスキーギ大学〕は梅毒の自然経過を観察する研究を開始した。その後四〇年にわたり、梅毒に罹患したおよそ四〇〇人の黒人男性が実験に協力するが、連邦政府が無償で医療を提供するという当初の約束は反古にされた。一九四〇年代にはペニシリンが梅毒の治療に有効であるとわかったにもかかわらず、罹患者に薬が投与されることはなかったのだ。こうして二八人が梅毒で、加えておよそ一〇〇人が合併症のために亡くなった。協力者の男性たちは黒い肌が原因でもともと社会的に無力な立場に置かれていたが、そこに梅毒という性病のスティグマが加わってさらに人間性を奪われ、自分がモルモットの代わりになることを許してしまったことがこのような事態につながった。これはアメリカの臨床研究における暗黒の歴史とされ、一九七四年には人体実験に関する規制を法的に定めた国家研究法が成立することになった。

二〇世紀前半に発見されたペニシリンが治療薬として普及すると、梅毒は安く治せるようになり、外聞が悪い病気というイメージは世間の人々の意識から薄れていった。ところがその数十年後、やはり皮膚に症状が出る別の性病がどこからともなく現れ、身体的な衰弱はもとより、性的倒錯や醜行、恥辱といったことに対する社会の受け止め方を再びあらわにしてみせた。一九九三年の映画『フィラデルフィア』では、トム・ハンクスが大手法律事務所のシニアアソシエイト、アンドリュー・ベケットを演じている。映画の冒頭で、同僚がアンドリューの額にできた紫色の斑点を見とがめるシーンがある。一見何ということもなさそうなこのこぶは、じつはカポジ肉腫だった。エイズ患者に発症する珍しい皮膚がんだ。それは彼が抱える病気を偏狭な社会であからさまにするもので、心に秘めたものがそこから漏れ出てしまう穴とみることもできる。当時一般に道徳上の罪と認識されていたことにかかわった印が皮膚に現れた事態にアンドリューは慌て、それを隠そうとするが、ほぼ未知で不治の病気に恐怖し、同性愛者の性行為との関連を嫌悪する時代にあって、結局事務所を解雇されてしまう。

皮膚というプリズムを通して、また皮膚の下に潜む恐れや不安を扱ったことで、『フィラデルフィア』はハリウッド映画の中でもアメリカ社会における同性愛の問題を初めて正面から描いた作品のひとつといえる。エイズすなわち後天性免疫不全症候群（AIDS）はヒト免疫不全ウイルス（HIV）への感染で起こる病気だが、この世界的流行が始まった一九八〇年初頭には、カリフォルニアのゲイ・コミュニティで感染爆発が起こったことから、短い期間「同性愛者免疫不全症」（GRID）と呼ばれていた。その名称は一年も経たずにエイズと改められたものの、当時広く性的な逸脱行為とみられていたことにつながるイメージはいまもまだ残っている。エイズの関連症状はもちろん皮膚以外の場所にも現れるが、

HIV感染者のおよそ九〇パーセントには経過とともに皮膚に病変がみられ、そのためにエイズの発症を周囲に悟られることも多い。HIVウイルスは免疫システムの重要な構成要素を一掃してしまうので、抑えが効かなくなり、体内に巣くうエイズと同じように変幻自在で謎に包まれた日和見感染症が次々と皮膚の表面に現れてくる。伝染性軟属腫ウイルスによる淡紅色の平たい丘疹（俗にいう「水いぼ」）や、ヘルペスウイルスが引き起こすカポジ肉腫の紫紅色の腫瘍などのようにはっきりしたもののこともあるが、体内で起きている総力戦の影響が皮膚にも二次的な被害をもたらしていて、とらえどころがない場合もある。たとえば湿疹、帯状疱疹、脂漏性皮膚炎、疥癬、光線過敏症、いぼ、カンジダ症など、数え上げるときりがない。

二〇世紀末にシンガポールが「黄金の三角地帯」（ミャンマー、タイ、ラオスの三国が接する山岳地帯で、ケシの大栽培地として知られた地域）からのヘロイン流入の取り締まりを強化すると、新しい密輸ルートがインドとミャンマーの国境に開かれた。インドのナガランド州も、このとんでもなく辺鄙な山奥にある。私がナガランドの町や村を回っていた時、エイズ患者に向けられる山のようなスティグマについて、ある村の医師がこう話してくれた。「昔は同性愛の罪でした。その次には、山道を往き来するトラック運転手や売春婦が見境なく関係をもったからと言われるようになりました。いまはヘロイン注射のせい。まさに《Sex, drugs, rock and roll》ですよ。エイズになるような奴はここの人間じゃないという考えの人もいるので、患者さんは日陰の身として生きていくことになる。エイズはもう不治の病ではないのに、医者にはかかろうとしない。手遅れになってからか、誰かにうつしてしまってからでないと、病院には来ないんです」

かつて地方政府の高官を務め、インドの厳格なカースト制の下で上位の身分にあった人でさえ、HI

V感染の噂が立てば「不可触民《アンタッチャブル》」となるそうだ。最初につまはじきにされたのが、皮膚の見えるところに症状が現れている人たちだったのは当然の成り行きだ。彼らは本当に触れてはならない存在として扱われることもあった。じつをいうと、私はＨＩＶは皮膚同士の接触によって広まると思っている医療従事者に会ったことがある。人々はエイズのことを知る気がなかったし、その延長でエイズにかかったなら消えたほうがまし、と考えるようになったのだ。

エイズの世界的流行に続いてモラルパニックが起き、世界規模で治療に総力を挙げる流れができたわけだが、この取り組みは逆にエイズを恥とみなす――それこそ恥ずべき――問題を地下に潜らせ、無知と無関心が感染をさらに拡大させるという事態を招いた。しかし、今日の患者さんは万事休すかというと、決してそんなことはない。抗ＨＩＶウイルス治療薬は効果が高いし、値段も安くなっている。とはいえ、この恐ろしい病気をめぐる課題を本当の意味で解決につなげる唯一の方法は、社会のスティグマを取り除くことだ。ナガランドでは、感染者の支援や検査の推進、地元の人々を巻き込んだＨＩＶ／エイズの啓発活動が実際に成果を上げている。私はＨＩＶに感染した子どもたちのシェルターを見学する機会に恵まれ、ＨＩＶ感染児の半数以上に目に見える皮膚症状が出ることを知った。抗レトロウイルス療法ももちろん大切だが、子どもたちに自信と希望を与え、外見からいわれのない汚点を背負わされないようにすることも同じくらい重要な支援だろう。

インドは古くからある有名な皮膚疾患であるハンセン病の発症も多く、世界の患者の半数を抱えている。歴史を通じて、ハンセン病は社会に対する皮膚の威力を如実に物語る疾患だ。私はアフリカに滞在中、ハンセン病の身体的・社会的症状を自分の目で確かめようとした。そしてマサイ族の伝統医療を調査したセレンゲティから戻ったあと、近くにあると聞いたハンセン病療養所を訪ねたいと思った。住所がわからず、名前だけを頼りにどこにあるかを聞いて回ったものの、誰も相手にしてくれない。たまたま声をかけた地元の医師が、ようやくためらいがちに目指すべき村の名前を教えてくれた。

町から村へ行く程度なら、移動手段は悪名高き「ダラダラ」だ。乗せられるだけお客を乗せ、煙を吐きながら走るおんぼろのマイクロバスはタンザニアのどこでも見かけるが、じつはその名前は「ドル／ダラー」がなまったものらしい。ダラダラはタンザニアの道路事情の悪さを集約した乗り物で、この表現にはのちに話をした地元の整形外科医たちも同意してくれた。その日ダラダラに乗り込んだ私は、大きな米の袋とタンザニア人のちょっとお年のお母さん二人にはさまれ、身動きできない状態で三時間辛抱した。お母さんたちは私のたどたどしいスワヒリ語をとても喜んでくれたが、走っている途中もドアから危なっかしく半身を出していた車掌がバスの屋根をたたき、目指す村の名前を叫ぶまでは長かった。「マジ・ヤ・チャイ！」――文字通りの意味は「お茶の水」。静かな村落の真ん中に山から流れ込む川があり、その赤い水にちなむ名前だ。ところが、その村でもハンセン病療養所の場所はわからなかった。国内最大と聞いたのに、誰も知らないらしい。ハンセン病はスワヒリ語では「ウコマ」で、肉屋でもパン屋でも、伝統的な主食であるウガリを売る店でも、英語とスワヒリ語で単語を繰り返してみるが、相手はそろってぼんやりとこちらを見つめ返すだけ。そんなことをしていると、せいぜい一五歳くらいの少年がやってきて、自分の原付バイクの後ろに乗れと身ぶりで示した。こうして私は、文明から遠く離れ、農地に分け入り、穴ぼことニワトリを避けつつ未舗装の道をがたがたと走るバイクに必死にしがみつく羽目になった。療養所は本当にどこでもない場所の真ん中に建っていた。四人の修道女が心を込めて施設の管理と三〇人弱のハンセン病者の世話をしている。彼女たちは親切にも私を招き入れ、患者さんと話をさせてくれた。

シスター・クリスティの通訳を介して、私はニクソンの生い立ちを聞いた。入所して二〇年になるという。貧しい家庭に育ち、一〇代の終わりにハンセン病と診断された。治療は受けず、病気のことはまわりに秘密にしていたが、目鼻の形が変わり、足の指が欠けはじめた。身体的な痛みはなかったとはいえ、ニクソンの言葉を借りれば「恥辱に苦しむなら、実際に痛い思いをするほうがよかった」。ここには何百キロも離れたふるさとから父親に連れられて来た。家族は何回か訪ねてきたきりで、その後会っていない。

一八七三年に、ノルウェーの医師G・H・アルマウェル・ハンセンがハンセン病の原因となる細菌をついに発見した[13]。人類史上とりわけ名高く、深刻な差別を生んできた病気は、「らい菌」による慢性感染症であることがわかったのだ。特徴的な症状としては、皮膚に色素が減少した（通常は白っぽい）斑が現れ、知覚神経が障害される。らい菌は変わった性質をもつ細菌で、デリケートな上に人を欺くのがすこぶるうまい。末梢神経の軸索を取り囲むシュワン細胞の中、あるいは免疫細胞であるマクロファージの中で生息するため、免疫システムからの攻撃を逃れることができる。また、人間の宿主に移動して落ち着き先を探すときも、住みたいところの条件がかなり細かい。末梢部の低温を好むので、皮膚の神経に侵入する。じつは人間以外で唯一らい菌の保菌動物として知られているのはココノオビアルマジロだが、それはこの小型の哺乳類の体温が人間の皮膚温に近いからだ[14]。さらに、らい菌は増殖のスピードがきわめて遅く、二倍に増えるのに一四日ほどもかかる。ちなみに皮膚上の黄色ブドウ球菌は三〇分、腸内の大腸菌は一八分で倍増する。

このようにこだわりが強くて悠長という特殊な性格から、らい菌は人工培地での培養ができない数少ない細菌のひとつとなっている。そのため、現在ハンセン病は抗生物質を使った治療で完治するようになったものの、病気のしくみは依然として多くの謎に包まれている。俗説とは異なり、ハンセン病で手足の指がなくなることはない。そうではなく、感染者はまず温度の感覚を失い、次に軽く触った／触られた感覚を失い、さらに痛みの感覚を失う。そして自分で気がつかないうちに身体を覆う皮膚に切り傷ややけどを負ってしまい、病原菌が侵入する結果、手足の指の欠損や目鼻の変形が起こりやすくなるのだ。また、感染力が高いとも信じられていたが、じつはきわめて感染しにくい病気で、九五パーセントの人は自然免疫で感染を防御できる。(15) ハンセン病が何千年にもわたって恐れられてきたのは、外見が醜く変化することと、（ある程度まで）感染することの両方が珍しく重なっているせいかもしれない。

旧約聖書のレビ記一三章四六節には、「重い皮膚病」（ツァラアト）に冒された者は「汚れている。宿営の外で、独り離れて住まねばならない」とある。聖書におけるヘブライ語の「ツァラアト」は英語では leprosy（ハンセン病）と訳されるが〔上の引用箇所も英訳では leper, lepra と訳されている〕、その描写は今日私たちが知っているハンセン病には一致せず、乾癬や白斑など、症状が目に見えるほかの皮膚疾患を指している場合が多い。いずれにしても、これらの病気の共通項は身体に不快な症状が現れるだけでなく、「穢《けが》れ」をもたらす病気であったこと、そしてそれを患った者は不浄の存在とみなされたことだ。ツァラアトという語は、大きく「神によって辱められた」あるいは「神の裁きを受けた」と訳すこともできる。皮膚の傷や不具合は人間が神を拒絶したことの現れであり、したがってツァラアトの者は人里を離れ、肉体的にも霊的にも隔離した状態で過ごすものとされた。「汚れた」者は少なくとも七日間宿営の外で生活し、祭司が「清くなった」と判断して初めて戻ることができたのだ。ヒンドゥー教の聖典『アタルヴァ・ヴェーダ』や『マヌ法典』などでは、ハンセン病を患う者は隔離されるべきとあり、またハンセン病は本人や家族の悪業の報いとみなされていた。[16] イエスによる最初の癒やしが、この「重い皮膚病」を患う者に対してなされたものであったことは偶然ではない。

紀元三七九年、東ローマ帝国の首都コンスタンチノープルの大主教を務めるナジアンゾスの聖グレゴリオスは、ハンセン病者を「罪のためだけに生かされている人々」と描写した。中世に入っても、顔や手足に変形が生じるこの病気にかかった人々の境遇はさして変わらなかった。中世ヨーロッパのハンセン病者は社会から排除され、療養所に隔離されていたという通説は事実と少々異なるのだが、それでも社会的スティグマは根強く、奇妙な迷信はちまたにあふれていた。ハンセン病者はその皮膚の様子から生ける屍とみなされ、財産権や所有権も認められないままに放浪するしかなかった。多くの感染者が療養所に引きこもったのも無理からぬことだ。街に残ることにした人は小さな鈴や鐘を持ち歩き、通りを歩くときはそれを鳴らして自分の存在を周囲に知らせねばならなかったという。その一方、ハンセン病者はかつて犯した罪の償いのために煉獄に置かれている人間であって、苦しみを通して救済されると信じる者もおり、病人が奇妙なかたちで崇拝されることもあった。また病人に触れ、彼らを介抱した医師や聖職者たちが聖人として尊敬を集めた例もある。たとえば聖ラザロ騎士団は、エルサレムにハンセン病患者のための病院を開いた十字軍の騎士たちにより一一一九年に発足した騎士修道会だ。

ハンセン病は細菌感染症だと明らかになったのなら、病気に関する身体的・社会的・宗教的なスティグマは軽減されそうなものだが、アルマウェル・ハンセンによる発見は実際には逆の効果をもたらした。ヨーロッパ人の旅行家や植民地開拓者はこれを貧困にあえぐ人々に特有の病気だととらえたが、貧しさの原因は道徳的退廃にあるという考え方も相まって、すでにスティグマを押されていた病気に(性)道徳の逸脱が細菌によって蔓延するというイメージが植えつけられることになった。宣教師H・

P・ライトが一八八九年に刊行した『らい病——絶対の脅威』*Leprosy, An Imperial Danger* は、倫理的・肉体的な腐敗が伝染することについての懸念がタイトルに端的に表れている。(17) イギリス領インドではハンセン病者を共同体から隔離することが制度化されており、このように患者を一か所に集めたハンセン病コロニー（レプロサリウム）は世界各地に次々と出現した。そのひとつ、ハワイ王国のモロカイ島にあったコロニーは、中国人やヨーロッパ人と一緒に入ってきた新しい病気が国内で猛威をふるったためにつくられたものだ。一八七三年、ダミアン神父というベルギー出身のカトリック宣教師がこのモロカイ島に赴任する。患者以外のヨーロッパ出身者でそんなことをしようという人はまずいなかったが、ダミアン神父はハンセン病者たちと生活をともにすることを決意し、傷の手当てや食事の世話などを続けた。(18) そして最後は自らもハンセン病を発症して、一八八九年に四九歳でこの世を去った。二〇〇九年にカトリック教会によって聖人に列せられているのみならず、ダミアン神父の生き方は貧しい者、苦しむ者への犠牲と献身を示すものとして、多くの慈善事業の模範となっている。

ハンセン病は、どうためつすがめつしても身体の病気だが、おそらく人類の歴史を通して社会病《ソーシャルディジーズ》の典型であり続けた。現に、伝染病の中でもとりわけ伝染性が弱い部類に入るにもかかわらず、一般的にはいまだにとてもうつりやすい病気だと思われているのは驚くほかない。今日でもこの事実はほとんど知られておらず、人類は相変わらず途方もない努力をしてハンセン病の罹患者を何としても「宿営の外」に住まわせておこうとしている。あのハンセン病療養所への複雑きわまる長い旅のことを振り返ってみると、私が道を尋ねた人たちのポーカーフェイスを思い出す。彼らは知らずにいたかったのだ。時代によらず、場所によらず、ハンセン病の発生は道徳観の欠如と結びつけられてきた。個人を区別できるという皮膚の力は、じつは言語にまで浸透している。英語の leper は「ハンセン病者」のほかに「忌み嫌われる人、のけ者にされる人」という軽蔑的な意味でも広く使われるが、これは病気の人をその病気で定義していた（そしていまも時々している）ことの表れだ。イギリスの医者仲間にハンセン病の話を振ると、決まって返ってくるのが「ハンセン病は実質的に撲滅されたんじゃなかった？」という質問だ。確かにハンセン病は抗生物質を六か月あるいは一年間服用すれば治るようになり、この治療法はここ二、三〇年の間に途上国にも導入されて目覚ましい効果を上げている。それでもなお、世界のハンセン病の罹患者数は現在二〇万人以上と推定され、実際にはもっと多い可能性もある。診断を受けていない人は数字に含んでいないからだが、病気でも医者にかかろうとしないのは、いまなお多くの社会に残るスティグマのせいだ。ハンセン病が目に見える皮膚の病気でなければ、これほどのスティグマはなかっただろう。

つまり、世間からたたりだとか罪を犯した罰だと思われているものを覆い隠そうとするのはふつうのことなのだ。しかしその一方で、皮膚がもつ分断の力のために、多くの人が何の問題もない自分の健康な外面を変えたいという思いに駆り立てられてきた。私は例のハンセン病療養所から東に移動し、東アフリカの玄関口ダルエスサラームに向かった。インド洋に面するスワヒリ語圏最大の都市だ。見渡す限り続く高層アパート群。建設途中で放り出されているものも多いが、スラム街の向こうに青いトウモロコシ畑のようににょきにょきと伸びている様子から、都市部の急拡大がよくわかる。ここに来たのは、世界的に加熱しているスキンブリーチング（肌の脱色・漂白）について調べるよい機会だったからだ。肌を白くするスキンホワイトニングは、ヨーロッパでは長らく富裕層の人間が自分は野良仕事とは無縁だと示すための手段だった。この習慣の最初の記録は一五世紀、イートン校の校長を務めたこともあるウイリアム・ホーマンによるもので、女性はまさにその目的で「セリューズ（鉛白と酢を混ぜたもの）を塗って顔を白く」したとある。[19] この中世の化粧法が現代の途上国にタイムスリップしてきた。サハラ砂漠以南のアフリカでは、都市部に住む女性の三人に一人（に加えて多くの男性）が、黒い肌の色を薄くするという腐食性のクリームを常用している。これらの多くは禁止されているのだが、かえってもっと危険な模造品が出回ることになった。水銀を含み、腎不全や心神喪失のおそれのある製品まで見つかっている。ルワンダの警察は、スキンライトニング製品の違法取引に絡んで二〇一九年にエステティシャンや薬剤師を全国で一斉に摘発した。[20] だが、漂白クリームの影響は単に身体的なものだけではない。アフリカでは新聞を見てもラジオを聞いてもスキンブリーチングの話題が増えていて、社会は危機的な状況にあることが感じられる。

私は大学生のカミーユから話を聞いた。友達の半数以上は肌のブリーチをしていると言ってから、彼女はこう続けた。「若者がなぜ黒い肌を恥ずかしがるのか――それればかり見せられてますから。広告のモデルはもちろんそうだし、ボンゴフレーバー〔タンザニアン・ヒップホップとも呼ばれるスワヒリ語圏のポピュラー音楽〕のビデオに出ている歌手だって肌の色が薄い。いまの美人の条件は肌が白いことなんです」

カミーユの仲間うちでは、皮膚を漂白するのは「欧米人」に近づきたいからというより、貧しい過去と決別するためだ。農村地域からダルエスサラームに出てくる人の多くが、外で太陽を浴びながら何年も働いてきた恥ずかしい証拠を隠そうとブリーチを始めるらしい。地元の医師は「生き延びるために色を変えるのは、アフリカではカメレオンだけではないんですよ」と漏らしたが、その声には落胆がにじんでいた。

皮膚は、個人が集団と出会い、生物学が文化とこすれ合う場所だ。生身の皮はあらゆる危険を防御できるバリアとして機能しているが、皮膚に宿る社会的な力によって生きている人間の皮膚が攻撃の手段に変えられてきたことはあまりにも多い。皮膚のプリズムを通すと、人間の本性にある暗い部分がくっきりと分かれて見える――多かれ少なかれ、私たちは誰しも「他者」をつくり出す能力をもっている。

しかし、皮膚はすばらしい逆説を抱えている。それは、私たちの最高に人間らしい臓器のしくみと美しさについて知れば知るほど、その下にあるものにまったく優劣はないとわかってくることだ。

第10章　魂の皮膚

皮膚が思考に及ぼす影響――宗教、哲学、言語について

［皮膚は］本質であり、媒体であり、象徴である
――スティーヴン・コナー教授[1]

宗教における皮膚の力に私が初めて気づいたのは、インドのコルカタを訪ねた時だ。発展と破綻の落差を見せつけながらあれほど無秩序に拡大を続けている都市は地球上どこにもない。インド東部に位置する文化と商業の中心地だが、極貧の人々が押し寄せる場所でもあり、ごみごみしたスラム街を見下ろすように新興富裕層の堂々たるペントハウスが立ち並んでいる。ある日の夕方、私はイギリス支配時代の美しい建物が並ぶ街の中心部の一角を抜け出し、「本物の」コルカタを体験してみようと歩きはじめたのだった。そしてわき道から往来の激しい大通りに出たところで、つかの間の光景に目を奪われた。土ぼこりが舞う向こう側の道端で、ヒンドゥー教のサドゥー（修行者）が全裸で座禅を組み、街の喧騒をものともせずに瞑想に沈んでいる。そこにイスラム教徒《ムスリム》の女性が連れ立って通りかかり、サドゥーはほんの一瞬私の視界から消えた。がやがやと話している女性たちは第二の皮膚――黒いブルカ――で頭から全身をすっぽり覆っていて、誰が誰だか見分けがつかない。一方はすべてをさらけ出し、もう一方

はすべてを隠す。どちらも信仰心の表れだ。自分の肌をどこまで他人に見せるかという単純なことでさえ、宗教的な信念、あるいはスピリチュアリティに深く影響されている。私たちはみな裸で生まれ、素肌を世間にさらすわけだが、ほとんどの人は何らかの文化や宗教の縛りがある環境に生まれ落ち、したがって生涯の大半は常に身体のどこかを覆った状態で過ごす。組織化された宗教か、小さなグループの信仰か、あるいは個人の道徳観かを問わず、強い信念は皮膚に直接的な影響を及ぼすと同時に、ある程度までは皮膚の制約を受けている。おそらく脳を除けば、皮膚以上に人間が聖なるものとして大きな意味をもたせる臓器はない。皮膚は神学者を夢中にさせ、哲学者を虜《とりこ》にしてきた。また、私たちの日常的な考え方に意外なかたちで作用するものでもある。

　人間の臓器の中で、皮膚はスピリチュアリティに欠かせない二つの特性を兼ね備えたユニークな存在で、宗教的に特別な位置を占めている。その特性とは、物質的空間と感覚の機能だ。たとえばアメリカ先住民のナバホ族にとって、皮膚は本来の意味で彼らの居場所を決めている。人間は手足の指紋によって天地のあいだに固定されていて、「足の指にある渦巻きはわれわれを地面につなぎとめる。手の指先の渦巻きはわれわれを天につかまらせる。これがあるから、あちこち動き回っても倒れない[2]」という。なるほど、私たち誰にとっても、皮膚のバリアは内面の自己を宇宙の万物と隔てるものだ。それは自分以外の世界からのバリアであり、同時にその世界との接点でもある。アメリカ・ノートルダム大学の宗教学教授トマス・A・ツイード博士は、「宗教とは、居住と通過、すなわち、居場所を見つけることと、ある場所を横断することに関するもの」だと論じる[3]。これは地理的に決まった場所を訪れる巡礼や宗教的建築物がもつ独特の様式、そして信者は現世から来世へ移動するという考え方にうかがえる。皮膚は神聖な空間を覆い隠すカーテンに近い。内側にある肉体という神殿を取り囲む壁ともいえるだろう。この壁はちょっとやそっとのことでは決して破られない。私はたった一週間のあいだに、人間の皮膚を切った経験者二人と話したことがある。一人は肝臓外科医、もう一人は救急に担ぎ込まれたギャングのメンバーで、その直前にナイフによる殺傷事件で逮捕されていた。二人とも、初めて人の皮膚を切り開いた時のことを生々しく語ってくれた。もちろんその行為に及んだ理由はまるで異なるが、聖なる境界を越え、触れてはならないところに触れてしまったという感覚は共通していた。

皮膚は肉体と森羅万象とを分かつバリアとして機能していながら、肉的な欲望に身を任せる私たちのきわめて重要な一部でもある。皮膚は感覚器官であり、ありていにいえば、欲望と罪と恥が入り混じるスリルと興奮に満ちた最大の生殖器だ。皮膚は性と死という人間のもろさを連想させる。皮膚がむき出しの状態でそこにあることは、創世記のアダムとエバの物語にみられるように、魂の堕落に結びつけられる。堕落前の世界で、人は恥を知らず裸だった。そして堕落したあとは、自分たちの身体を覆う必要を感じたのだ。

自分で自分に痛みを与えたり、自分の皮膚を傷つけたりする行為は、自らを鞭打つカトリックの修道士にしろ、ヒンドゥー教の奇祭タイプーサムで背中に無数のフックをつけて山車を引く苦行者にしろ、宗教的な禁欲や肉体の死の表現としてなされることが多い。部族に特有の入れ墨を刻む時の痛みには宗教的な側面があり、信仰上の苦闘から勝利に至る体験を縮図的に表している。聖書の中でサタンがヨブの肉体に与えようとした試練のうち、最悪のものはすさまじいかゆみだった。かゆいところをかきたい気持ちと、かいたあとの深いが長続きしない満足感。これは誘惑の隠喩だ。またクルアーン四章五六節には、皮膚にすばらしく敏感な温度受容器が存在し、それによって耐えがたい痛みが生じることを踏まえた描写がある。「われらのしるしを信じない者は、いまに火獄に投げ込まれよう。かれらの皮膚が焼けただれるたびに、われらはほかの皮膚でこれに替え、かれらに苦悶を味わわせるであろう」

人体でもっともよく見える臓器として、皮膚は往々にして宗教的なアイデンティティの中核をなしている。衣服によるコミュニケーションはややもすると見落とされがちだが、あの日コルカタの通りで見かけた全裸のサドゥーと全身をすっぽり覆ったムスリムの女性たちは、どちらもその装いによって信心と服従、そしてアイデンティティを表現していた。アダムとエバが罪を犯したために、裸であることの無垢は失われ、裸は罪悪感と羞恥心の象徴となったが、いわゆるアブラハムの宗教〔ユダヤ教・キリスト教・イスラム教の三宗教〕では、今日でも肌をみだりに見せないことが教義の中心に位置づけられている。(4) 神は罪を犯したアダムとエバに自ら動物の皮でつくった衣を着せたとあることから、キリスト教神学者のジョン・パイパーは、身体を覆うものには否定と肯定の二通りの霊的な意味があったのではないかと述べている。「神は、衣服が私たちが失った栄光の証拠となるべきと定められた……だが衣服は、神がいつの日か私たちをあるべき姿に戻されるであろうことの証拠でもある」(5) 衣服を人間に必要なものとするこのような見方と対照的なのが、ネオペイガニズム〔欧米の宗教的伝統の復興運動。復興異教主義とも呼ばれる〕の理想とされる「蒼穹《そうきゅう》を身にまとう」状態だ。体を覆うものは空だけとして裸で儀式を行うことを指すが、衣服を脱ぎ捨てることによって、天の神・地の神とその場に集う者たちとのあいだにあるバリアも取り払われると考えるわけだ。

時間がたてば消える身体装飾は、大昔から化粧としてだけでなく、信仰の中でも用いられてきた。たとえばインドのヒンドゥー教徒の女性は伝統的にビンディーという赤い丸印を眉間の少し上につけるが、その位置には目に見えない高次の意識を示す「第三の目」があるとされる。また、ずっと身体に残る模様は、パプアニューギニアのワニ崇拝者たちの皮膚を爬虫類のような見た目にするケロイド状の痕から、東南アジアの仏僧が背中に入れているヤントラと呼ばれる繊細な魔除けの入れ墨まで、いずれも長いあいだ宗教とのかかわりで施されてきた。宗教的な入れ墨には、アイデンティティを示すというだけでなく、皮膚に宿る悪霊を退ける力を強め、さらには来世で自分の身体を判別しやすくするという目的もある。一例を挙げると、北アメリカ中西部に広がる大平原グレート・プレーンズに暮らすラコタの人々は、古来ひとりひとり違った入れ墨を入れるべきだと考えてきた。それは自分が死んだときに、死者をあの世の猟場に案内する「フクロウ女」(Owl Maker) と呼ばれる老女に見つけてもらえるようにするためだ(6)。

宗教的儀式や文化的な祭典などは日取りが決まっており、短い時間で信仰や人生の節目を祝うものだから、皮膚の見かけを変えるにしても、必ずしも生涯残る必要はない。一時的に身体を飾る模様としておそらくいちばん有名なのは、メヘンディやヘナと呼ばれる赤〜オレンジ色の消えるタトゥーだろう。ヘナという植物の葉を乾燥させて粉にしたものを水で溶いて肌に複雑な模様を描いていくが、このペーストは表皮の上層を染めるだけなので、新陳代謝で角層が入れ替わる二〜三週間後には消える。ヘナの木は古代エジプトが原産のようで、それがインドに伝わり、儀式や祝い事などの際の身体装飾として何千年にもわたって用いられている。特に結婚式で花嫁の手足を飾るメヘンディは有名だ。実際、ヒンドゥー教の初期の聖典にもこれが広く普及していたことを示す記述がある。

その反面、皮膚に一切の装飾を用いないことが目立った特徴となっている宗教もある。イスラム教の学者のあいだでは、タトゥーは身体を傷つけ、神によって創造されたものの形を変えることであり、ハラーム(禁忌の行為)とする考えが主流だ。ユダヤ教の聖典は、身体を切ったり入れ墨を入れたりすることを禁じている。キリスト教では、戒律で禁じられているとする宗派は少ないが、宣教師や歴代の教皇はこれまで何世紀も皮膚に傷をつけることは慎むようにという立場をとってきた。ただし、皮膚に手を加えることでも、ユダヤ人のアイデンティティとは決して切り離せない行為がひとつある。男子の割礼、つまりペニスの包皮を切り取ることだ。この儀式は男児が生まれて八日目に行われ、アブラハムの子孫と神との契約を表す肉体的な印とみなされる。新約聖書にあるように、この風習はキリスト教の布教における争点となり、たとえば使徒パウロは、キリスト教に改宗する者は神によって「心の割礼」を受けるのだから「肉の割礼」は不要だと説いた。肉体的なものから超越的なものへの発展だが、これはキリスト教で割礼の儀式がすたれることを意味した。

現代の発達した社会では、たいていの人がシャワーやシャンプーを使えるようになり、不潔な皮膚という概念はほぼ過去のものとなっている。だが歴史的にみて、不潔な皮膚が単に貧困だけでなく、人間の精神の堕落にも結びつけられてきたことは驚くにあたらない。皮膚の汚れを魂の汚れととらえる多くの宗教では、信仰の中心に清めの儀式がある。私はカイロやイスタンブールの壮大なモスクを訪れ、前庭の中心に堂々と設けられた噴水の美しさに目を見張ったものだ。預言者ムハンマド自身が「清潔さは信仰の半分にあたる」という言葉を残している。イスラム教で礼拝の前に手足と顔を水で洗う行為をウドゥというが、これは心の浄化を示すために身体のもっとも外側にある皮膚を実際にすすぐことだ。また日本の神道には、信者がほぼ裸で滝に打たれたり、海に入ったりして身体を洗い清める「禊《みそ》ぎ」という儀式がある。キリスト教の洗礼式（私も経験者だ）で水が用いられるのは、キリスト教信仰の核をなす清めを物理的に体現する行為といえる。つまり、それまでの罪に対して死に、生まれ変わってイエス・キリストの新しい命に生きるということだ。

皮膚を浄化する儀式は、身体の汚れをとって清潔にするだけでなく、不快感や悪影響を与えるもの、あるいは病気から決別することでもある。何年も前の話だが、知り合いの女性の肘と腹部に乾癬のかさぶたができた。市販のクリームや薬を片っ端から試したものの改善せず、彼女はすっかり自信をなくしてしまう。海やプールにはもう三年も行っていないと私に言いながら泣き出したほどだ。私は皮膚科医にかかるよう勧めた。最近は生物学的製剤といって免疫システムの特定の分子にはたらきかける新しいタイプの薬がある。乾癬の治療にも使われていて効果も高いから、相談してみるといいと思う——。それから半年後に再会すると、彼女の乾癬は完全に治っていた。気になっていた新しい治療法のうち、どれがそんなに効いたのかと興味津々だったが、彼女は薬で治ったのではなかった。皮膚科には結局行かず、代わりにドルイド〔古代ケルト信仰の僧〕を訪ねたのだ。ネオペイガニズムとの出会いについてこちらが困惑するほどまくし立てたあとで、彼女は催眠と瞑想のセッションを何度か受けるうちに不思議と症状が消えたことを教えてくれた。皮膚が心と身体を物理的につなぐものであることは事実だし、瞑想などのスピリチュアルな経験でストレスが緩和され、意識が変化して、皮膚を「浄化する」効果につながったように思われるケースがあることも否定できない。乾癬の治療法として最初に瞑想を選択することはお勧めしないが、心と皮膚の謎めいた関係によって、皮膚の超越的な臓器としての存在感は強まるばかりだ。

皮膚がもつ宗教的な力をおそらくもっとも深く見通せる窓は、システィーナ礼拝堂の祭壇画、ミケランジェロの『最後の審判』に描かれている。巨大なフレスコ画の中央右寄りでイエスを頼もしげに見上げている人物は、使徒バルトロマイだ。自分の生皮を剝いで死に至らしめるのに使われたナイフを片手に持ち、もう片方の手はだらりとしたマントのような自分の皮をつかんでいる。この部分をよく見ると不思議な錯覚が起こり、たるんだバルトロマイの皮に人の顔が浮かび上がってくる。この顔はミケランジェロ唯一の自画像とされるが、巨匠はなぜこのような醜い抜け殻に自分の顔を潜ませたのだろうか。『最後の審判』の混沌とした情景の中で、ミケランジェロはキリストの慈悲を乞うたのだろう。したがってバルトロマイは、ミケランジェロが天国で新しい体を探すときに自分の目印になるたったひとつの部分を差し出していることになる。これはあのナガ族の戦士たちと同じだ。トラの入れ墨をまとう彼らは、自分という存在があの世に携えていけるのはそれ以外にないので、入れ墨だけが自分の持ちものだと信じているのだった。皮膚を剝ぎ取られた身体は、本書の冒頭で触れたエコルシェのように、人に似てはいても人間らしいところがない。皮膚と魂は同じものを意味している。宗教が示しているのは、たとえ命がなく、身体から切り離された状態であっても、皮膚こそが私たちの本質であるということだ。

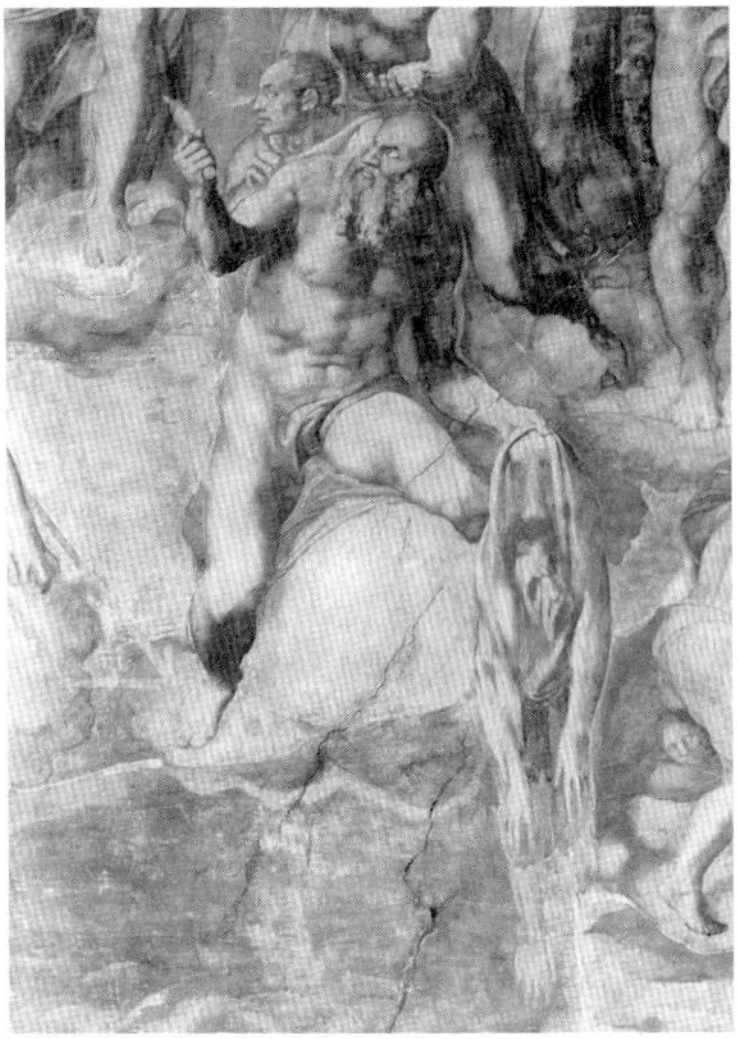
『最後の審判』のクローズアップ（部分）

信仰をもたない人にとっても、皮膚は深く哲学的な存在だ。皮膚にはこの世のものとは思えないような感じがある。それに、身体の表面で起こる不可思議な現象は誰もが体験済みだ。恥ずかしさからの赤面、名状しがたい性の触れ合い、心に響く音楽を聴いて湧き上がる身震い——これらは皮膚が私たちをさらなる高みへと連れていく方法のほんの一部にすぎない。皮膚は人間の本質とじつに複雑に絡み合い、身体の外側と内側の関係を取りもっているため、その外観とはまったく異なるさまざまな形態を帯びてきた。[7] 人類は皮膚がもつ超自然的な意味について長らく考えをめぐらせてきたが、この重要な対話の概略を把握するために、三人のフランス人哲学者に登場してもらうことにしよう。

優れた精神分析学者でもあったディディエ・アンジューは、生涯の大半を《皮膚 - 自我》という概念の研究に捧げた。アンジューによれば、身体の表面は心の機能に一体化している。アンジューが言葉で表そうとしたのは、私たちが自分の身体を取り囲んでいると想像している象徴的な皮膚のことだ。物理的な皮膚が私たちの身体を包んでいるのと同じように、私たちはみな、何らかのかたちで精神構造を覆い包んでいる心的な外皮としての皮膚があると思っている。アンジューは、ジークムント・フロイトが示した自我《エゴ》の概念を発展させ、《皮膚 - 自我》とは「子どものエゴが、発達の初期段階において、身体表面の経験に基づき自分自身を心的な内容を含むエゴとして表現するために用いる形象」であるとした。(8) アンジューの抽象的な概念には、物理的・身体的な皮膚の機能が反映されている。《皮膚 - 自我》は私たちの思考や感覚を含み、自分のものではない観念や自我から私たちを守り、外界とかかわり、性的感覚を刺激し、私たちひとりひとりを個人として分かつものだ。赤ちゃんは、皮膚に囲まれた自分の身体がどこで終わり、自分以外の人がどこから始まるかをほとんど理解していないし、それどころか母親の皮膚とつながっているような感覚をもっていることも多い。その子が成長・発達するにつれて、自分の皮膚に包み込まれてあるという考え、すなわち個性や人格が形成されていく。そして《皮膚 - 自我》を獲得した乳児は、皮膚から得られる身体的な感覚を自分自身の心理的な枠組みで意味づけできるようになる。いまのは毒のある意地悪な触り方か、それとも愛情あふれるものか——この解釈ができれば、その子は物理的な皮膚と心的な皮膚の両方をもっていることになる。このように包み込み、封じ込めるものという考えと並んで、アンジューは《皮膚 - 自我》にさらに二つの機能を想定している。それは保護の装置となることと、痕跡を残すことだ。保護する皮膚は私たちを一人の個人として定義し、痕跡が残った皮膚はその個人としての人格を他者に伝える。

科学的というよりはむしろ観念的な議論だが、《皮膚-自我》はパーソナリティ障害のスペクトラムとの関連できわめて説得力のある概念となっている。たとえば自己愛性パーソナリティ障害の人では、心的な皮膚が病的なまでに厚くなっているとみることができる。厚みを増した皮膚の二重構造は、自分は人より優れている、無敵であるという感覚を与えるだけでなく、他者に感情「移入」する感覚を鈍くする。ナルシシストの人の無神経さを描写するcallousという単語は、表皮が厚く硬くなった状態を示す言葉そのままだ。この対極に位置づけられる情緒不安定パーソナリティ障害は、境界性（ボーダーライン）パーソナリティ障害とも呼ばれる。アイデンティティのゆらぎや見捨てられる恐怖、情緒不安定といった特徴があるが、この場合の《皮膚-自我》は弱く不完全で、小さな穴がたくさんあいている状態だ。アンジューは「ボーダーラインの人格」をもつ皮膚を「殻が割れて白身が流れ出ている卵」になぞらえている。この架空の表面へのダメージが物理的な皮膚に現れてくることもあり、境界性パーソナリティ障害をもつ人は自傷行為をする傾向が高いことがわかっている。

皮膚がどのようにして空間を隔てているのかは、現代哲学にも影響を及ぼしてきた。皮膚はいわば、身体的な自我と心的な自我がともに閉じ込められた家のようなものだから、外界を遮断する壁としてのはたらきと、外界を取り入れる窓としてのはたらきの両方を兼ね備えている。この二重の役割は、ガストン・バシュラールの独創的な著作『空間の詩学』で次のように見事に表現されている。

……存在の境界において、存在が現れ、かつ隠れたいと望むこの領域において、開けたり閉じたりする動作はきわめて多く、頻繁に向きが逆になり、またためらいに満ち満ちてもいることから、次の結論を導けよう。すなわち、人間とは半開きの存在である。(9)

最後となる三人目の哲学者、ミシェル・フーコーは、哲学的な皮膚のとらえ方をさらに進め、社会的権力が人間の身体とアイデンティティの概念にいかに影響を及ぼすかを検討した。身体的な皮膚は個人と社会の両方のレベルで人間の本質と深くかかわっている。フーコーはこの認識を踏まえ、ボトックスから身体装飾に至るまで、皮膚の外見に意図的な操作を加えることは「自己のテクノロジー」であるとした。(10)私たちは「幸福や純潔、完全無欠、不死といった何らかの状態に達するため」に自分の身体を変える。つまり、皮膚を変えれば自分が変わるのだ。

このような哲学的な見方を受け入れると、皮膚は物質的に存在しているだけでなく、想像上の、あるいは実在しない虚構の存在でもあることを認めざるを得なくなる。皮膚の比喩表現としてもうひとつよくあるのは、人生の物語が記されているとして本にたとえることだ。皮膚はその色や傷痕、しわによって過去を語る羊皮紙のようなものだというのは、誰でも多少は感じていることだろう。とはいえ、すべての物語が消えないインクで書かれているわけではない。一度書いたものをこそげ落とし、その上から別の内容を記した羊皮紙をパリンプセストというが、皮膚も同じように何度も繰り返し上書きができる。私たちの表面に現れる物語は、伝記といえる部分がある。家系や年齢を反映し、健康状態や病気を明かし、赤面や発汗によって心の内を映し出す。人間として、私たちはそれでもこのストーリーの語られ方を変える努力を放棄していない。欧米で比較的最近出てきた「健康的な日焼け」という理想や、アフリカなどで爆発的な人気となっている「スキンブリーチング」にみられるように、私たちは自分の皮膚の色を変える。また「肌で年齢がばれる」という表現からは、皮膚が秘密を抱えているということがわかるし、「アンチエイジング」と聞いて真っ先に思い浮かぶのは皮膚だ。人間はまた、皮膚に覆いをかけ、装飾を施し、あるいは消えない模様を刻むことで、自叙伝を著そうともする。それは自分が何者であるか、何者でありたいかを表現するもっとも個人的な方法だ。皮膚がその人の過去と現在を語るものであるとすれば、（まったく非科学的ながら）将来を見通す方法として手相占いがどこでも人気なのは当然といえるだろう。しかし、あらゆるコミュニケーションの形態が迫害の手段となり得るのと同じように、人間が他人の皮膚の物語を管理しようとしてきたことは明白な事実だ。

皮膚を「本」とする考えは、歴史を通じて驚くほど頻繁に、まさに比喩を超えて不気味な現実となってきた。以前エディンバラ王立外科学会の本部に付属する医学・歯学博物館を訪ねた時のことだが、展示物の中で上品な小型の本が目に留まった。有名な外科医の手帳だろうと思いながら近づいてみると、焦げ茶色の表紙にはかすれた文字でこうあった。《Burk's Skin Pocket Book》――バークの皮手帳。

時は一八二八年、エディンバラでは死体が尽きかけていた。近代外科が伝えられて以来、この街はアレクサンダー・モンロー教授とスコットランド人の解剖学者ロバート・ノックス博士が率いる解剖学の講義で世界的に有名になっていた。だが全国で横行していた死体盗掘の取り締まりが強化されたことで、外科医の卵たちの実習に使える死体は絶対的な供給不足に陥っていたのだった。そんな中、ウィリアム・ヘアの下宿人の一人がある日浮腫で死ぬと、ヘアはそれを売って取り損ねた家賃を稼ぐことを思いつき、友人ウィリアム・バークの手を借りて死体をノックス博士の元に運び込んだ。ノックスがこれに七ポンド（今日の金額に換算すれば七〇〇ポンド〔約一〇万円〕以上）という法外な値段を支払い、またノックスの助手の一人が「またあればぜひよろしく」と口にしたことで、バークとヘアはこれが商売になると踏んだ。[11] 二人はその後の数か月間で一六人を殺害し、死体はすべてノックスに届けられることになる。バークは一八二八年に逮捕されたあと、翌年二万五〇〇〇人の観衆の前で絞首刑に処され、さらには合法的な死体として解剖に供された。エディンバラ大学医学部の満員の解剖学教室でバークの身体を切り開いたのはモンロー教授だ。バークの皮膚は剝ぎ取られたのちになめされ、小冊子の装丁の材料となり、今日「人皮装丁本」として展示されている。[12] 現在のところ、人間の皮膚で装丁を施したとされる本はバークの手帳以外に世界で一七冊あるが、確認待ちのものはもっと多い。皮膚は身体の境界にあって、内側であると同時に外側でもある。本としての皮膚という見方は、人生の物語を記すページとしてだけでなく、表紙としても存在している。

最後に、比喩的な皮膚が物理的な皮膚を超越するもっともありふれた方法のひとつは日常の言葉遣いであることを指摘しておきたい。たとえば「皮膚が厚い↓鈍感」「誰かを皮膚の下にもぐりこませる↓その人のとりこになっている」といった表現は、境界としての皮膚に関する比喩を巧みに使っている。「触られた↓心を動かされた・感動した」「人の気持ちを傷つける」などは刺激を知覚する皮膚が私たちの感情に訴える力から派生しているし、「皮膚が硬くなっている↓無感覚」や「触覚がない↓無神経」は他人の感情に比喩的に「触れて確かめる」ことができない人を描写する言葉だ。また、皮膚の物語を一時的に変えるときに私たちがする「化粧《メイクアップ》」自体、信じられないほど示唆に富む表現といえるだろう。身体の表層の見た目を変えることによって、私たちは自分自身を変え——実際に「作り上げ《メイクアップ》」——ているわけだ。皮膚に関する言い回しは多くの言語に共通するものだが、その中核をなす表現をみていくと、皮膚という臓器のユニークで、なおかつとても人間らしい性質が浮かび上がってくる。一方には、「皮一重」「皮相」のように外皮としての皮膚を表し、皮膚は表面的で取るに足らないものだとほのめかす言葉がある。だが、たいていの慣用句では、皮膚は人間としての本質の中心に据えられている。たとえば「皮膚を傷つけないようにする→危機を逃れる」「自分の皮膚の中で心地よい→自然体・ありのままでいる」「皮膚の中に入る→深く共感する」「皮膚の下に入る→かんに障る」「皮膚から飛び出る→びっくり仰天する」などがそうだ。フランス語では「(誰かの)皮膚を欲する→(その人を)殺す」、イタリア語にも「(誰かの)皮膚を守る→(その人を)助ける」といった表現があり、皮膚を人間の本質と同一視するのは広く通じる考え方のようだ。実際、これら二つの表現では皮膚が人間としての存在の代わりになっている。何ものでもなく、同時にすべてでもある皮膚。この矛盾は、私たちが自分の人間性とのあいだに抱える緊張はもとより、身体の外側を覆う臓器とのあいだに抱える緊張とも重なる。

皮膚とは、現実にそこにあるものというだけではない。それは観念的な存在だ。私たちが皮膚というものを封じ込めようとしているときに実体としての皮膚がずっと私たちを包み込んでいるのと同じように、皮膚が象徴するものは歴史の流れを決めてきたし、私たち自身の生き方にも深い影響を及ぼしている。皮膚は忘れられた臓器として長いあいだ包み紙だとみなされ、「肝心の中身」を診る医学でエコルシェの像をつくるときには剝ぎ取られてしまった。だが、そんな皮膚を見れば見るほど見えてくるのは、身体の外側に沿ってあるものこそ、人間を人間たらしめているものの本質だということだ。皮膚とはすなわち、私たち自身なのだ。

謝辞

本書は、世界中で皮膚にまつわる問題のために傷つき苦しんでいる何百万人もの人々に捧げる。そのうち何人かの方々は、親切にもご自身の体験を語り、人間であることの絶望と喜びについて私に教訓を与えてくださった。彼らの物語がなければ、本書は健康情報をまとめた薄っぺらいパンフレットにしかならなかっただろう。

科学と医学に関する本を書くことは子どもの頃からの夢だった。この実現のために力を貸してくれたみなさんにお礼の気持ちを伝えたい。トランスワールドの熱血編集者アンドレア・ヘンリーとグローブ・アトランティックのジョージ・ギブソンのアドバイスとサポートに感謝を。またトランスワールドのすばらしいチーム――フィル・ロード、トム・ヒル、ケイト・サマノ、リチャード・シャイラー、アレックス・ニュービー、ダグ・ヤング――にもお世話になった。

優秀なエージェント、チャーリー・ヴィニーは、企画の最初の最初から、私を支え、意見を惜しまず、本書の可能性を信じ続けてくれた。

本書が動き出したのは、いくつもの団体や機関から研究活動費や移動滞在費をご支援いただいたおかげだ。英国皮膚科医会、セシジャー賞委員会、リチャード・サイクス／ウォルサム・セント・ローレンス・チャリティズ、セント・フランシス・レプロシー・ギルド、エディンバラ医療宣教会、コヒマ教育信託基金に謝意を表したい。

バーミンガム、オックスフォード、そしてロンドンで、忍耐強く私を指導し励ましてくださった皮膚科その他の専門の先生方、先輩方にも感謝したい。アレクサ・シップマン、サジャード・ラジパー、ジェームズ・ハルパーン、サーリン・チュア、トム・タル、マリー・グローヴァー、クリス・バンカー、テレンス・ライアン、英国皮膚科医会・学生部勉強会委員のみなさん、世界各地の皮膚科医研修支援施設の方々、特にタンザニアの皮膚科地域研修センターとインドのナガ・ホスピタルのみなさん。

また、オックスフォード大学皮膚免疫学グループのみなさん、中でも寛大な励ましを続けてくれたグレアム・オッグと、私の危なっかしいピペット使いをよく我慢してくれたクレア・ハードマン、ジャニナ・ナーラーの二人にはお礼を申し上げる。

英国皮膚科医会・学生部勉強会チームは、ほとんど知られていない皮膚の神秘に私の目を開かせてくれた。シウ・ツァン、ケタキ・バーテ、バーナード・ホー、ケイティー・ファーカー、アナ・アスコット、ナターシャ・リー、ソフィア・ヘイウッドに感謝する。

コリン・サブロンとマルグレータ・デ・グラツィアは、何年か前に私が書いた数千語の文章に目を通し、「これは本になるよ」と言ってくださった。

応援してくれた人、お手本を示してくれた人たち――ジョン・ビール、ジェイミー・ミルズ、ジョージ・フュセ、グリン・ハリソン、ケイト・トーマス。

ハンナ。初めて会ったときに本の話をして以来、ずいぶん引きずってしまってすまなかった。きみの校訂者の目と辛抱強い心がなかったらどうなっていたことか。ありがとう。

非公式の（とはいえ負けず劣らず厳しい）編集チームを務めてくれる両親と弟――大きな支えであるとともに書き手として最高のロールモデルでもあるロブ、貴重な批評と助言を与え（るとともに、〝オンコサカイアシス〟（オンコセルカ症）の正しい発音を教え）てくれたハナ、兄弟の本能に反して励まし続けてくれたフィンに、心から感謝したい。

そして最後に、参考文献に挙げた科学者、著述家、歴史家に深謝する。本書で言及した資料は、全世界の研究者が人知の進歩と真理の探究に生涯を捧げた偉業のほんの断片にすぎない。私は巨人の肩の上に立つこびとだ。

本書に寄せて

京都大学医学研究科　皮膚科学教室
椛島　健治

みなさんにとって皮膚とはどんな存在であろうか？　われわれは、毎日皮膚を目にしていながら皮膚のことをあまり意識することはない。皮膚のことを、果物の「皮」と同じようにしか思っていない。私は大学に勤務する皮膚科医であり、臨床医として患者を診察するだけでなく、基礎や臨床研究、さらには医学生の教育も行っているが、医学生に皮膚の機能について問うても、「発汗による体温調節」「温痛覚などの触覚機能」「バリア機能」などを挙げるくらいがせいぜいである。実は医師ですら、診療科が異なれば、意外に皮膚のことを理解していない。これには皮膚の専門家として、長年忸怩たる思いだった。

一方、私がこの文を執筆している現在も、コロナ感染は収束の目処がまったく立っていない。テレビやネットには、サイエンスのエビデンスに基づかず、単に視聴率を稼ぐことが目的のような無責任な報道が溢れかえっている。不安を煽られ、自分がどうすればよいのか判断に苦慮している方々が無数におられる。このたびあらためて、賢明に生きるために、もっと正しい医学知識を身につける必要があると感じた方々も多いだろう。皮膚の科学や医学に関しても同じなのである。ただ、硬い話ばかりの教材では、勉強もつまらないし、やはりユーモアもないと、うまく皮膚の魅力も伝わらない。

だから私も、よい教書がないかと長年探し求めてきた。皮膚に関連する書籍であれば、和書・洋書を問わずできるだけ手に取るようにしている。そのなかで、二〇一九年に本書の原著である *The Remarkable Life of the Skin* と出会った。英語で読書するのはたいてい骨が折れる作業なのだが、本書はまったく違った。「御意」と何度もつぶやきながら、一気に読み通してしまった。さらに「こんな素晴らしい本がいつか翻訳されればよいのになあ」という願いが、今回叶えられた。医学関連の書籍の翻訳は基本的に難しいものなのだが（私は医学生時代に翻訳のアルバイトをやっていたのでよくわかる）、今回の翻訳は、私が専門家としてチェックしてもほぼ非の打ちどころがない出来である。

さて、作品の紹介に移ろう。まず著者のモンティ・ライマン氏だが、皮膚科医でありながら基礎研究にも従事し、しかも世界各地の複数の皮膚科関連施設で臨床経験を積んでいる。幼少期をインドネシアのボルネオ島で過ごした経験もあり、ユニークな背景をもっている。このようなコスモポリタンであるためだろうか、皮膚を捉える見方も非常にユニークであり、かつ、グローバルだ。皮膚を単なる一臓器として捉えることなく、皮膚に社会性や精神性を持たせ、哲学的要素にまで切り込んでいる。何人もの著名な皮膚科医に会ってきた私も、皮膚に関するこの著者の該博さには唸った。

著者は、「体の外側を覆う皮膚がなければ、そこに人間らしさはない。人間の皮膚を理解すること。それはつまり、私たちが何者であるかを理解することだ」と述べ、さらに、「皮膚はある意味本のようなものだ」と言う。読者のみなさんも、一度自分の皮膚をじっくりと見てみてほしい。一〇分だけでも見つめてみると、いろいろなことを思い出すに違いない。ちなみに私には、左の側頭部に生まれつき小さな禿げがある。それを母親は、自分が妊娠中に転んだためだと思い込んでいた（実はこれは先天性三角形脱毛というありふれた疾患であり、母親にはなんの責任もない）。また、左手の人差し指に、幼少期に見よう見まねで包丁を使って指を切った傷あとが残っている（向こう見ずぶりは今も変わっていない）。学生の時に酔っ払って転んで膝がぱっくり割れた傷あともまだ残っているし、ランニング中に転倒して鎖骨骨折したときの手術後の瘢痕（あの時はみんなに迷惑をかけたなぁ……）などなど、皮膚は「自分史」のようなものだ。実際、かつて私が米国に留学していたとき、患者さんの皮膚を観察するだけで、その人の食生活、性格、趣味、病歴などをほとんど当ててしまうシャーロック・ホームズばりの教授がおられた。このように、皮膚は人間の大事なものを抱えているということ、そして皮膚を変えれば自分すら変わってしまうのだということを、本書はさまざまな側面から描き出している。

私のような皮膚の専門家をしばしば失望させることの一つに、皮膚疾患は命にあまり関係がないから皮膚は重要な臓器ではないという、よくある勘違いが挙げられる。実は本書にも登場するメラノーマをはじめとする皮膚腫瘍や感染症などによる犠牲者は、残念ながらいまだに減っていない。しかしもう一つぜひ特筆すべきことに本書は触れている。「見落とされがちながら、ニキビに悩み自殺を考えたことのある人はアメリカとイギリスで五人に一人に達するというショッキングな調査結果が出ている」という点だ。また、酒皶と白斑のいずれでも約半数の患者さんが抑うつ状態を訴える。このように皮膚疾患は目に見えるがゆえに患者の精神や社会性にも大きな影響を及ぼす。これは私が臨床の現場で強く感じていたことだが、この本はこうしたことをはっきりと指摘し、明快かつ説得力のある文章で伝えてくれている。

また著者は、皮膚がスピリチュアリティにとって欠かせない「物質的空間」と「感覚の機能」という二つの特性をユニークに兼ね備えていて、宗教的にも特別な位置を占めていると語る。宗教のみならず、性的な観点でも皮膚は特別な臓器であり、性的な接触とは単なる心の触れ合いではなく、皮膚と皮膚との触れ合いでもあると説く。たしかに皮膚は、自己と外界とを明確に分かつものだが、性的接触というものは、皮膚を介してその他者を最大限受容することだと言えるだろう。著者は、皮膚のことを「欲望と罪と恥が入り混じるスリルと興奮に満ちた最大の生殖器だ」と言う。皮膚についてのこうした新鮮な捉え方が、本書では多彩に提示されている。

皮膚の社会性についての議論も、示唆に富む。「私たちの身体でいちばん人間らしい臓器は、矛盾しているようだが、最大限個性的であることによって、もっとも社会性のある臓器となっている」。思いは肌から伝わり、そして人は触れ合いの中で成長していく。私の友人に、「皮膚は地球を救う」と長年言い続けている伝道師のような皮膚科医がいるのだが、彼と会うと必ず微笑みながら、まずぐっと握手してくる。海外では挨拶として、ハグだって当たり前のことだ。本書には、「触れるとは、命を吹き込むことでもある」とある。肌と肌を触れ合わせたり、ハグをしたりすると、脳からエンドルフィンやオキシトシンが分泌され、報酬系や思いやりの回路が活性化されることに起因するのかもしれない。コロナ禍を経験した人類は、今後、人との触れ合いを避ける生活習慣を身に付けて生きていかなければならないのだろうか。そうだとすれば、それはわれわれの未来にどのような影響を及ぼすのであろうか。

みなさんにとって最もなじみが深いはずである皮膚のことをもっと理解し、愛してあげて欲しい。それは紛れもなく著者ライマンの願いであり、私の思いでもある。本書を読むことはあたかも「皮膚という臓器を舞台にした劇場」を見るかのようである。ぜひとも堪能していただきたい。

索 引

B 細胞　23
C 触覚線維　140, 151
DNA の損傷　86, 87, 98, 99, 108, 109
GI 値　58, 59
HEV（高エネルギー可視光線）　119
HIV　221, 239-241
LEAP（アレルギーに関する治験）　81
LED 光療法　107　→光線療法
MHC（主要組織適合遺伝子複合体）　21
OCD（強迫性障害）　192-194
PUVA 療法　103
SPF 値（日焼け止め指数）　72, 87, 94, 95, 127
T 細胞　23, 24, 48, 52, 104, 174
UV　→紫外線
UV-A　→紫外線 A 波
UV-B　→紫外線 B 波

ア

アイスマン　212
アキレウス　232
悪性黒色腫（メラノーマ）　69, 70, 88-94
アクネ菌　33, 34, 58, 106, 107
あざ　74, 115, 189, 233, 234, 235
汗かき T シャツ実験　20
アタマジラミ　38-41
アップダイク，ジョン　169, 187
アトピー性皮膚炎　15, 16, 78
アドレナリン　81, 150, 173, 178, 214
アポクリン汗腺　20, 21, 53, 54
アルコール　63, 66, 68-70, 75, 138, 178, 211, 216
アルビニズム　87, 221, 223
アレルギー　16, 24, 47, 48, 51, 57, 65, 75, 76, 79, 81, 82, 154, 208
アンジュー，ディディエ　258, 259
アンソン，ジョージ　74
アンチエイジング　113, 114, 119, 120, 123-125, 127, 128, 131, 261
アンチエイジングクリーム　71, 114, 119, 120, 123-125, 128, 130, 131
アンチオキシダント　62-64, 70-72, 128　→抗酸化物資
怒り　160, 181, 184
イスラム教　108, 218, 250, 253-255
痛み　5, 34, 74, 86, 101, 113, 144-157, 179, 208, 214, 224, 252
痛みの記憶　152, 153
痛みを感じない　145, 151, 156
遺伝性皮膚疾患　9
イヌイット　225
インスリン　29, 58
インスリン様成長因子（IGF-1）　58, 59
ウィリアムズ，ステファニー　59
ヴェーデキント，クラウス　21
ウェリントン公　150, 151
ウォード，ジーン　104
うそ発見器　184
エイズ　223, 239-241
衛生仮説　51
腋窩細菌移植　54
エクリン汗腺　18-20, 53
エジソン，トーマス　206
エッツィ（「アイスマン」）　212
エラスチン　17, 18, 29, 86, 115, 120, 130
エリザベス一世　130
エルヴェージェム，コンラッド　74
エンテロトキシン B　34
エンドルフィン　97, 145, 159, 162, 214
黄色ブドウ球菌　34, 35, 37, 44, 47, 53, 243
オキシトシン　145, 159, 162
オバマ，バラク　175
オピオイド　97, 186, 187
オライリー，サミュエル　206
オンコセルカ症（河川盲目症）　45, 221, 230
温泉水　52
温泉療養　52
温度調節　19

カ

壊血病　74, 75
回旋糸状虫　45
疥癬　43, 44, 112, 228, 240
外部寄生虫　42
過角化　14, 15
角層（角質層）　9, 11, 12, 14, 16, 43, 116, 127, 254
可視光線療法　106
河川盲目症　45, 230
割礼　255
カニンガラ族　204, 205, 210
カポジ肉腫　239, 240
カヤン族　213
かゆみ　15, 24, 33, 39, 41, 43-46, 69, 76, 77, 112, 154-157, 174, 177, 191, 228, 230, 231, 237, 252
カラザース，ジーンとアリステア　129
カラリズム　227
顆粒層　11, 12, 13
カレワート，クリス　54
カロテノイド　63, 64, 97, 98
感覚野のホムンクルス　136-138
カンガルーケア　161
乾癬　26, 44, 66, 67, 79, 103, 169, 171, 174, 175, 177, 187, 244, 256
汗腺　11, 18-21, 37, 53, 54, 115, 182
偽アレルギー　76
儀式的な傷跡（スカリフィケーション）　204, 205, 255
傷の治癒　201-204
寄生虫妄想　190, 191
蟻走感　190
キタヴァ（太平洋の島）　58
喫煙　71, 93, 120, 123
基底細胞がん　63, 90, 91, 99
基底層　10, 11, 13, 28, 87, 133, 202
魚臭症候群　62
キーラー，レオナルド　184
キリスト教　199, 218, 235, 253-255
くすぐり　96, 142, 143, 179, 186
クック，ジェームズ　198, 199, 218
クーヘンベッカー，キャサリン　166
クモ状血管腫　56, 69, 118
クリグマン，アルバート　126
グリセミック指数（GI 値）　→ GI 値
グリフィス，クリス　128
クリーマー，リチャード　105
クルタク，ラース　213
グルテン　66, 67, 77
グルテン除去　66
クレオパトラ　125, 126, 130
クロストリディオイデス・ディフィシル　53
黒ニキビ　33
ケジラミ　41, 42
血圧　22, 34, 69, 162, 163, 182, 184
ケラチノサイト　10-17, 33, 103, 104, 202
ケラチン　10, 12
ケルビン卿（ウィリアム・トムソン）　13
幻肢痛　153
抗酸化物質　62, 63, 128
光線力学療法（PDT）　107
光線療法　103, 105-107
咬爪症　192
更年期　115
古細菌　36
言葉、皮膚と　262
コメド（面皰）　33
コラーゲン　11, 17, 18, 29, 71, 72, 86, 87, 115, 117, 119, 120, 126, 128, 130, 201-203, 205, 232
コリネバクテリウム　53, 54
コルカタ　250, 253
ゴールドバーガー，ジョセフ　73, 74
コロモジラミ　40-41

サ

細菌　7, 8, 20-24, 31-37, 44-54, 66, 73, 77-81, 106, 113, 129, 174, 202, 207, 211, 236, 243-245
『最後の審判』（ミケランジェロ）　256, 257
催眠と瞑想　177, 256
サブスタンスＰ　173
サプリメント　62, 65, 66, 70-72, 109, 110
サンバーン　86, 117, 151, 152
ジェンナー，エドワード　229, 230

紫外線（UV）　17, 64, 65, 72, 86-88, 91, 93, 95-99, 101-104, 106-110, 117-119, 216, 224-226, 232
紫外線 A 波（UV-A）　86-88, 95, 103, 107, 117, 118
紫外線 B 波（UV-B）　86, 87, 94, 95, 103, 107, 108, 117, 118, 224
色素性乾皮症の患者　99, 100
識別的触覚　140, 144
ジークフリート（ゲルマン伝説の英雄）　232
四肢切断　153
思春期　22, 28, 29, 33, 36, 49, 233
視床下部　16, 18, 173
システィーナ礼拝堂　132, 168, 256
脂腺　18, 21, 32, 33, 37, 49, 107, 115, 188
自然リンパ球　25
湿疹　3, 15, 16, 33, 34, 43, 45, 46, 51-53, 65, 66, 69, 76, 78, 80-82, 104, 173-175, 177, 240
脂肪細胞　11, 29, 107, 116, 130
しみ・そばかす　92, 96
指紋　26, 27, 145, 184, 199, 251
ジャイアント・ホグウィード　101
宗教　5, 217, 245, 250-257
終末糖化産物（AGE）　119
酒皶　77, 81, 189
手術痕　215
主要組織適合遺伝子複合体（MHC）　21
ジュラード，シドニー　158
小腸内細菌異常増殖症（SIBO）　77
情動的触覚　140, 141, 144, 147
食生活　57-70, 76, 82, 97, 98, 123
褥瘡（床ずれ）　112, 113
食皮症　192, 193
食毛症　193
食物アレルギー　65, 75, 76, 81, 82
食物の分子，皮膚への移動　61, 62
触覚　4, 132-141, 143-147, 151, 158, 159, 166-168, 191, 262
触覚技術　166
シラミ　38-42, 156
脂漏性皮膚炎　33, 240
しわ　68, 71, 86, 96, 106, 114-131, 139, 140, 231, 260
侵害受容器　146, 147, 149, 150
真菌（カビ）　31, 33, 36
新生児　47, 104, 105, 161, 233, 234
新生児黄疸　104, 105
身体醜形障害（BDD）　193
シンバイオティクス　78
真皮　9, 10, 11, 17-29, 45, 46, 77, 86, 107, 115-118, 125, 126, 128, 130, 135, 136, 201, 205, 207, 232, 234
真皮と表皮の結合　9, 26-28, 107, 115
蕁麻疹　75, 76, 80
水疱　24, 26-28, 76, 77, 86, 89, 101, 148, 149, 169, 229
睡眠　17, 104, 122, 123, 161
睡眠不足　17, 122
スカール，エリック　34
スキンケア　4, 106, 124, 125
スキンタイプ　91-93, 98
スキンブリーチング　247, 248, 260
スティーヴン，イアン　64, 250
ステロイドクリーム　52, 173
ストレス　3, 5, 19, 20, 80, 120, 148, 162, 163, 171-178, 183-185, 188, 193-195, 214, 256
スパイスの作用　60
制汗剤　54, 182, 183
性差，皮膚の　232
性的な接触　144, 145
生物学的製剤による治療　25, 26, 256
赤面　5, 178-183, 257, 260
接触感染　41, 44
セリアック病　76, 77
セルライト　29, 130
線維芽細胞　11, 17, 115-117, 202, 205, 237

タ

体温　9, 18, 20, 53, 60, 108, 173, 211, 243
体臭　20, 53, 54, 61, 62
帯状疱疹　148, 176, 240
体内侵入妄想　191, 192
体内時計　17, 99, 107
太陽療法　103
ダーウィン，チャールズ　179
胼胝（たこ）　14
脱水　9, 12, 69

タッチスクリーン　183
タトゥー　4, 197, 199, 201, 205-220, 254
ターナー，ダニエル　233
ダニ　31, 37, 38, 43-47, 77
ダミアン神父　246
膣液植えつけ　47
膣由来の微生物叢　32, 47, 50
チャンギージー，マーク　139, 140
治癒力　102, 103
腸　39, 47, 52, 53, 56, 57, 60, 62, 65-67, 69, 71, 75-82, 172, 193, 212, 243
腸内細菌　47, 52, 53, 77-81, 243
チョウフォン・チェン　156
チョコレート　57, 59, 60, 71
チリダニ　45
ツイード，トーマス・A　251
通過儀礼　169-171, 205
つけぼくろ　235
ツタウルシ　23, 24
ツツ，デズモンド　228
爪かみ　192
低酸素誘導性因子（HIF）　22
ディスバイオシス（腸内菌共生バランス失調・腸内毒素症）　79
デイル，コリン　213
点字を読む　138, 166
天然痘　228-230, 235, 236
道化師様魚鱗癬　9
闘争・逃走反応　172, 173, 178, 182
動物形態観　231
透明層　12
トキシックショック症候群（TSS）　34
鳥肌　185-187
トリメチルアミン尿症（魚臭症候群）　62

ナ

内因性老化　115, 116, 118
ナガ族の「トラ戦士」　220, 257
ナガランド　240, 241
ナジアンゾスの聖グレゴリオス　245
ナチ　227, 231
ナバホ族　100, 251
生皮を剝ぐ　256
ニキビ　22, 33, 49, 53, 57-60, 68, 71, 77, 106, 107, 126, 171, 174, 177, 187, 188
ニキビダニ　37, 38, 77
ニコチンの影響　120
日光　72, 85-88, 90, 95-98, 100-105, 107, 109, 110, 117-119, 123, 224, 226
妊娠　48, 78, 224, 232, 233
認知行動療法　177, 194
ニンニク　60, 61, 79
濡れたものをつかむ　139
寝汗　207
ノックス，ロバート　261, 262
「飲む日焼け止め」サプリメント　72

ハ

バイオニックスキン　167
バイオフィードバック療法　185
梅毒　235-239
パイパー，ジョン　253
バウマン，ジグムント　227
バウマン，レスリー　127
バーク，ウィリアム　261, 262
ハクスリー，オルダス　113, 114, 131
白斑　102, 104, 189, 215, 223, 244
バシュラール，ガストン　259
裸　18, 19, 95, 102, 106, 212, 250-253, 255
パチニ，フィリッポ　135
パチニ小体　135, 136
バーチャルリアリティ（VR）　166
発汗　19, 144, 182-184, 260
抜毛症　192, 193
ハート牧師，オリバー　8
バーネット，リチャード　228
パプアニューギニア　4, 58, 204, 210, 253
ハプティクス（触覚技術）　166
ハマル族の慣習　204, 217
バランスのとれた食生活　63, 64, 66, 82
バリア機能　3, 9-17, 21, 27, 28, 34, 35, 81, 82, 122, 126, 183, 193, 202, 203, 208, 249, 251-253
パルミチン酸レチノール　127, 128
ハーン，カレン　235
バンクス，ジョセフ　218
ハンセン，G・H・アルマウェル　208, 243, 245

ハンセン病　146, 241-247
ハンドヴェルカー，H　155
ヒアルロン酸　18, 115, 130
皮下組織　29, 45, 107, 130
光療法　103, 105-107　→光線療法
光老化　86, 118
ヒスタミン　24, 25, 43, 69, 76, 154, 155, 157
ヒゼンダニ　43, 44
ビタミンA　62, 63, 118, 126
ビタミンC　75, 128
ビタミンD　65, 66, 86, 87, 107-110, 224-226, 232
ビタミンD欠乏症　74, 108, 224
ヒトマイクロバイオーム計画（HMP）　32
ピーナッツアレルギー　81
皮膚がん　35, 62, 63, 70, 72, 86-99, 109, 110, 113, 117, 118, 127, 221, 226, 239
皮膚感覚の脳地図　137
皮膚 - 自我　258, 259
皮膚疾患の治療　47, 78, 103
皮膚電気活動（EDA）　183
皮膚と食生活　65-67
皮膚と腸とのコミュニケーション　47, 57, 65-67, 75-77, 79-81
皮膚の色　87, 90, 92, 94, 98, 102, 109, 115, 178, 224-227
皮膚の構造　5, 7, 10-13, 17, 142
皮膚の老化　87, 88, 113, 114, 117, 119, 121, 123
皮膚マイクロバイオーム（皮膚微生物叢）　32, 33, 36, 49-51, 53-55
ヒポクラテス　1, 102, 103, 193
冷や汗　182
日焼け　5, 17, 18, 34, 63, 64, 71, 72, 85-89, 90, 94-99, 109, 110, 113, 117, 119, 125, 127, 128, 151, 260
日焼け止め　72, 87-89, 94, 95, 109, 113, 119, 125, 127, 128
病原性　32, 36
表皮　9-18, 21, 22-29, 33-35, 43, 53, 68, 77, 86, 87, 103, 107, 115, 125, 126, 133, 136, 202, 207, 213, 232, 234, 254, 259
表皮水疱症　27, 28
表皮と真皮　9, 11, 26-29, 107, 115, 136
表皮ブドウ球菌　35, 53
ヒンドゥー教　244, 250, 252-254
ファン・エルメンヘム，エミール　129
フィッツパトリックのスキンタイプ　92
フィラグリン　15, 16
フィラグリン遺伝子変異　16
フィールド，ティファニー　163
フィンセン，ニールス　31, 102-104
フェリーツィー，クレア　175
副腎皮質刺激ホルモン放出ホルモン（CRH）　173
副腎皮質刺激ホルモン（ACTH）　173
フーコー，ミシェル　260
仏僧　254
ブドウ球菌性熱傷様皮膚症候群　34
ブライユ，ルイ　165, 166
プラーク（局所型皮疹）　25, 175
ブリーチング（脱色・漂白）　247, 248, 260
フリードリヒ二世　160
触れ合い　145, 158, 161, 162, 168, 257
ブレイクモア，サラ＝ジェイン　142, 143
プレバイオティクス　78
触れること　132, 139, 140, 145, 160-163
プロバイオティクス　52-54, 78, 79
ヘナ　254
ペラグラ　73, 74
ベルツ，エルヴィン　234
ヘルペスウイルス　76, 176, 240
便微生物移植　53
ペンフィールド，ワイルダー　137, 138
疱疹状皮膚炎　76
ほくろ　31, 89, 91, 92, 233, 235
ボツリヌス毒素　129
ボトックス　129, 130, 260
ホーマン，ウィリアム　248
ホムンクルス　137, 138
ポリグラフ検査　184, 185
ボルジア，チェーザレ　238
ホルマン，ホイ・イン　36
ボローニャ大学，解剖学教室　1, 2
本，皮膚と　261, 262

マ

マイクロバイオーム　31-33, 36, 37, 47-55, 77-

79, 80
マイスナー小体　134, 136
マオリ　196-201, 217, 219
マオリのタトゥー（タ・モコ）　199　→モコ
マサイ族　169-171
マスト細胞　23-25, 43, 76, 154, 173, 174
マダニ　38, 46
マッサージ　163
水　67, 68
みみず腫れ　25
ムーリカー，ケース　41, 42
メイズ，ジェシー　217
メカノレセプター　133-140, 144-146, 167
メチニコフ，イリヤ　78
メディカルタトゥー　215
メラニン　87, 88, 98, 104, 115, 118, 221-225
メラノーマ　→悪性黒色腫
メルケル，フリードリヒ　133, 134
メルケル盤　133, 134, 136
免疫細胞　22, 23, 25, 45, 46, 48, 66, 77, 82, 102, 104, 174, 176, 202, 207-209, 237, 243
毛孔性苔癬　14, 15
毛包　11, 15, 18, 19, 21, 33, 37, 74
モコ（マオリのタトゥー）　196-201, 219
モンテーニュ，ミシェル・ド　155
モンロー，アレクサンダー　261, 262

ヤ

やけど（熱傷）　13, 84, 101, 208, 209, 244
ヤマアラシ状魚鱗癬　15
有棘細胞がん　63, 90, 91
有棘層　10, 11
有病率　100, 193
ユダヤ教　218, 253, 254
指先　7, 26, 132, 133, 139, 146, 151, 165, 166, 168, 251
ユピックの女性　213
ユング，カール　184

ラ

ライト，H・P　246
ライム病　46
ラコタ族　254
ラバーハンドイリュージョン　141, 191
ランゲルハンス，パウル　22-24
ランゲルハンス細胞　22-24
ランバート，エドワード　15
リコピン　63
リンデベリ，スタファン　58
リンデン，デイヴィッド　145
リンド，ジェームズ　75
ルイ，サイキ　186
ルクレティウス　151
ルフィニ終末　135, 136
レイ・サナブリア，エドガー　161
レチノイン酸　118, 125, 126-128
レチノール　63, 127, 128
老化のプロセス　86, 114, 116
老人性色素斑（しみ）　118
狼瘡（皮膚結核）　103
ロボット　136, 143, 167, 210

ワ

ワトソン，ジェームズ　64

用語解説

（編集部注：この用語解説は原書に付録の用語集の内容をベースに、日本国内の事情に合うよう、一部加筆・修正して作成しています。）

AGE（終末糖化産物：AGEs：エージーイー、エイジズ）　体内のタンパク質や脂質が糖と反応してできる生成物。AGE は 2 型糖尿病や心臓疾患など、老化《エイジング》にともなう疾患に関係することが知られている。Advanced glycation end-products の頭字語。

B 細胞　血液中やリンパ節に存在し、異分子（抗原）に対する抗体の産生にかかわる免疫細胞。体内に侵入した病原体を取り込んで分解し、そのエピトープ（病原体のバーコード）を細胞表面に提示する。リンパ節中の T 細胞が B 細胞の表面にあるエピトープを認識すると、この T 細胞は B 細胞に指令を出す。そこで B 細胞が「形質細胞」（基本的には抗体の工場）に分化し、その病原体に特化した抗体を産生する。

NHS（国民保健サービス）　イギリスの国営医療保障制度。イングランド、スコットランド、ウェールズ、北アイルランドの 4 地域に分割され、運営は各地域が独立して行っている。「アクセス無料」の医療サービスとして 1948 年に設置され、現在も大部分は自己負担なしで利用できる。

SIK 阻害剤　SIK（塩誘導性キナーゼ）はメラニン産生を抑制する因子。紫外線照射により SIK は減少し、メラニン合成が促進される。そのため、SIK 阻害剤は皮膚全体にわたってメラニンの生成を増加させる。

T 細胞　免疫システムを構成する免疫細胞のひとつ。免疫細胞が特定の病原体に反応して直接攻撃をしかける「細胞性免疫」の主体で、ウイルスをはじめとする病原体に侵された細胞を破壊する。また、さまざまなサイトカインを産生してアレルギーの病態を誘導したりする機能を有する T 細胞の一群も存在する。

ア

悪性黒色腫（メラノーマ）　表皮のメラノサイトに由来する、もっとも予後の悪いタイプの皮膚がん。メラノーマは特徴的な症状を示すといわれ、ABCDE の基準（第 4 章参照）やダーモスコープを用いた発見が有用である。ピンクや赤色を呈する「無色素性メラノーマ」のように、必ずしも黒くない場合もある。

アトピー性皮膚炎　→　湿疹

アポクリン汗腺　人間にある 2 種類の汗腺のひとつ。腋の下や鼠径部、乳首のまわりにある汗腺で、タンパク質、脂質、フェロモンを豊富に含む油分の多い汗を分泌する。エクリン汗腺とは異なり、アポクリン汗腺からの汗はアドレナリンの刺激によって出る。恐怖や性的興奮を感じたときにかくじとっとした汗（感情的発汗）はアポクリン汗腺からの汗である。

アルファヒドロキシ酸（AHA）　乳酸やクエン酸などを含む成分の総称。表皮の角層で細胞の接着を弱めて剝がれやすくする効果があり、ピーリング剤によく用いられる。

アロディニア（異痛症）　身体の組織の一部が敏感になり、痛み刺激に対する閾値が下がった状態。損傷や炎症で生じることが多い。背中にひどい日焼け（サンバーン）をした状態でシャツを着るときを想像してほしい。

インビトロ（*in vitro*）生体外で　ラテン語

で「ガラス容器の中で」という意味。試験管やペトリ皿などを用いて人工的に構成された環境下で実験を行うこと。

インビボ（*in vivo*）生体内で　ラテン語で「生きているものの中で」という意味。生きた細胞や動物を用いて実験を行うこと。

ウルシオール　特定の植物（もっとも有名なものはツタウルシ）に含まれている粘度の高い物質。人間の皮膚につくとアレルギー性の発疹を起こす頻度が高い。

衛生仮説　現代は環境が衛生的・清潔になり、子どもの頃に微生物や感染症に触れる機会が減ったために免疫システムの正常な発達が妨げられ結果としてアレルギーなどの病的状況につながるとする説。十分に根拠のある仮説で、世界中、とりわけ先進国でアレルギーが増えていることも一部説明可能である。

栄養遺伝学（ニュートリゲノミクス）　栄養素と遺伝子の相互作用、中でも食べ物や栄養素に特定の遺伝子型がどう反応するかを研究する学問。

エクスフォリアチン　黄色ブドウ球菌が産生する毒素。表皮細胞間をつなぐタンパク質を破壊するため、皮膚が剝がれてバリアが壊れ、病原体が侵入しやすくなる。

エクリン汗腺　人間に2種類ある汗腺のひとつで、全身の皮膚表面に分布する。体温が上昇すると反応して汗を分泌する。また、緊張したときに手のひらや足の裏からかく汗もエクリン汗腺に由来する。

エコルシェ　皮膚を除いた（剝いだ）状態で表された人体像。

エピジェネティクス　遺伝子の配列変化によらず、遺伝子発現を制御するシステム。食事、飲酒、喫煙をはじめとする環境因子などの影響を受ける。

エピトープ　抗原（免疫応答を引き起こす物質）の一部分で、免疫システムに認識されるもの。体内に侵入した病原体を区別するバーコードだと考えてほしい。免疫システムはこれを読み取り、抗原に対抗する物質としてつくられた抗体がそこに結合する。

エラスチン　弾性線維という名前からわかるように、ゴムのような弾性体としての性質をもつタンパク質。皮膚が押されたり伸ばされたりしたときに元の形に戻るのはエラスチンのはたらきである。

エンテロトキシンB　黄色ブドウ球菌が産生する強力な毒素で、体内で炎症反応を起こす。皮膚炎や食中毒のほか、致命的な状態を引き起こすトキシックショック症候群につながることもある。

オキシトシン　神経伝達物質のひとつで、分娩時の子宮収縮と授乳時の射乳反射にかかわる。「愛情ホルモン」としても知られ、ハグやキス、セックスで分泌が促され、結果として人間同士の絆をつくる行動に影響を及ぼす。

オンコセルカ症（河川盲目症）　回旋糸状虫という線虫による感染症。激しいかゆみや視覚障害をひきおこし、失明につながることもある。感染の大部分はサハラ砂漠以南のアフリカの昆虫ブユが生息する河川流域で発生している。ブユが人間の皮膚を刺すと、線虫の幼虫が真皮と皮下組織に侵入する。幼虫は皮膚の中で成虫になって交尾し、メスは卵を胎内で孵化させて子（ミクロフィラリア）を産む。ミクロフィラリアは皮内に生息し、ブユが人間を吸血するときに摂取される。ブユに移動できなかったミクロフィラリアは、死ぬときに自身のマイクロバイオームを放出する。このうちボルバキアという細菌が、人間の皮膚に深刻な炎症反応を引き起こす。

カ

外因性老化　日光や食生活、喫煙、大気汚染など外的要因で起こる皮膚の老化。

回帰熱　コロモジラミが媒介する回帰熱ボレリアという細菌による感染症。高熱と頭痛、皮疹がみられる。

疥癬　ヒゼンダニが皮膚にトンネルを掘り、そこに卵を産みつけ成虫になっていく結果、きわめて強いかゆみをともなう発疹が多発する感染症。殺虫効果をもつクリームを患部全体に塗布したり、イベルメクチンの内服薬にて治療する。

過角化　表皮の最外層（角層）が生理的範囲を越えて肥厚した状態。

角化型疥癬（ノルウェー疥癬）　重症型の疥癬で、高齢者など免疫システムが低下した皮膚に桁違いに多数のヒゼンダニが感染して増殖する。感染力が非常に強い。

カテキン　植物中に存在する化合物。緑茶やココアの成分として有名。実験室レベルでは抗酸化・抗炎症作用、抗がん作用が確認されているが、ヒトの疾患に対する予防効果を示すエビデンスは十分には存在しない。

カロテノイド類　植物や藻類、細菌中に存在し、赤やオレンジ、黄色などを示す色素で、抗酸化作用などのさまざまな健康効果をもたらす。

カンガルーケア　出産後すぐに新生児と母親（あるいは母親以外の保育者）が直接皮膚を触れ合わせ、スキンシップを図ること。

乾癬　炎症をともなう慢性の皮膚疾患。境界が明瞭で、赤く乾燥してかゆいもり上がりができる。身体のどの部位にもみられるが、通常は頭皮、肘、膝などの外圧のかかる部位に出現することが多い。

基底細胞がん　もっとも多く見られるタイプの皮膚がんだが、悪性度は低い。典型的な症状としては、太陽の光を浴びた部位に光沢のある黒色の隆起が生じる。

クモ状血管腫　クモ状母斑ともいう。皮膚の下で毛細血管が膨張した状態。中央に赤い斑点があり、その周囲に放射状に血管がクモの足のように拡張する。妊娠やホルモン避妊薬の使用、肝硬変などの肝臓病などで血液中のエストロゲン濃度が高いときに出現する。

グリコサミノグリカン　細胞外マトリックスの基質成分で、マトリックスに構造を与えるほか、細胞や分子の移動を可能にしている。また皮膚の治癒や炎症、傷の修復などにもかかわる。

グリセミック指数（GI 値）　炭水化物を含む食品を摂取したときの血糖値の上昇度合いを示す指標。甘い飲み物や白パンは GI 値が高く、大半の野菜や穀類では低い。低 GI 食品は肥満やメタボリックシンドロームの予防・改善の観点からも注目されている。

グルタミン　多くのタンパク質を構成するアミノ酸の一種。細胞エネルギーの生産や体内の窒素・アンモニア代謝など、さまざまなしくみに関与する。

クロストリディオイデス・ディフィシル感染症　腹痛と水様の下痢をともなう腸感染症。腸がひどく膨張したり穿孔が生じたりすることがあり、命にかかわる敗血症につながるおそれもある。糞便中のクロストリディオイデス・ディフィシルという細菌の芽胞によって感染するため、医療関連施設で手洗いや衛生管理、抗生物質管理プログラムなどの対策を徹底するきっかけとなった。

ケラチノサイト（表皮角化細胞）　表皮の主要な細胞で、タンパク質ケラチンを産生す

る。皮膚のバリア機能の中心的役割を果たす。

ケラチン　線維状の硬タンパク質。人間の表皮、髪や爪をつくっているほか、鳥獣のかぎ爪や角などにも含まれる。

高エネルギー可視光線（HEV）　可視光線のスペクトルで波長が短くエネルギー量が大きい光線。紫〜青色の光。

抗酸化物質（アンチオキシダント）　酸化と呼ばれる化学反応を阻害する物質。酸化反応の過程では、化学活性が強く組織を攻撃する性質をもつフリーラジカルが生じるが、抗酸化物質はその作用を抑制する。実際の病気を予防する効果については科学界で激しく議論されている。

古細菌　細胞の形や大きさでは真正細菌に似ているが、遺伝子的にはまったく異なる系統に属する第三の生物群。あまり世間に知られていないものの、自然界に広く存在し、地球と人体における窒素や炭素の循環に寄与している。ヒトへの病原性はないとされる。

コラーゲン　ヒトの体内でもっとも豊富なタンパク質。ほとんどの組織の構造に強度を与えている。もっとも大量に存在するⅠ型コラーゲンは真皮中で強大なロープ状の線維を形成し、皮膚の構造を支えている。

サ

サイトカイン　体内の細胞間で情報伝達を担う低分子のタンパク質。ヒトの免疫システムにおいて決定的な役割を果たしている。炎症性サイトカインを標的とした新しい免疫・アレルギー疾患の治療法が開発され、乾癬をはじめクローン病、関節リウマチ、多発性硬化症の治療が大きく変わりつつあることからも、その重要性は明白である。

細胞外マトリックス　生体内の細胞同士を構造的・生化学的につなぐ網目状の物質。

塹壕熱　発熱、頭痛、皮疹、下肢の痛みが一時的に起こる疾患。コロモジラミが媒介するバルトネラ・クインターナという細菌が病原体の感染症。

紫外線（UV）　可視光線より波長が短く、X線より波長の長い電磁波。紫外線は可視光線よりもエネルギーが大きい。地表に降り注ぐ太陽光のおよそ10パーセントは紫外線である。

視床下部　脳の奥にあるアーモンド粒大の器官。複雑で多様な機能を担うが、脳と身体のホルモン系をつなぐ主要な連絡路をなしている。皮膚との関連では、体温調節の中枢であり、体内時計の親時計が位置する場所でもある。また心に感じる恐怖とストレスを結びつけ、その影響を身体に及ぼすはたらきもある。

自然リンパ球　近年発見された免疫細胞のグループで、体内に侵入してきた微生物にすばやく反応し、皮膚や腸、気道における最前線の免疫反応を調節する役割を果たしている。

湿疹　湿疹にはかぶれ、アトピー性皮膚炎、脂漏性皮膚炎などさまざまな病態がある。ただ、湿疹はアトピー性皮膚炎の一般的な呼び方ともなっており、これはかゆみをともなう慢性的な皮膚の炎症症状を指す。原因は複雑で多様だが、皮膚バリア機能の障害と免疫の調節不全である。この2つは互いに影響を及ぼし合って激しいかゆみを誘導する。したがって、バリア障害、免疫調節異常、激しいかゆみの3つが、アトピー性皮膚炎の悪循環へと導く。

シナプス　ひとつのニューロン（神経細胞）と別のニューロンとの接合部。信号は神経伝達物質と呼ばれる化学物質を介してシナ

プスを渡り、伝達される。

脂肪細胞　細胞質中に脂肪のかたまりをもつ細胞で、真皮直下に多数存在する。エネルギーを蓄える場所として欠かせない。

酒皶　慢性的な赤い丘疹で、鼻や頬、額に多発する。30〜50歳の白人によくみられる。詳細な原因は解明されていないが、免疫機能不全、ニキビダニ、日光、血管拡張のほか、遺伝子要因も関与すると考えられている。

主要組織適合遺伝子複合体（MHC）　細胞表面にあるタンパク質のひとつでヒトにおけるMHCをHLAと呼ぶ。細胞内で処理した異物（抗原）の一部をほかの免疫細胞に提示する場となる。ヒトの個体はそれぞれ固有のMHCのセットをもっており、MHCを介して自己・非自己を判断している。病原体の排除だけでなく臓器移植の拒絶反応にもかかわり、組織片の適合性（ドナーの相性）を判断するときにはMHCの型が用いられる。

常在性ブドウ球菌　皮膚表面に常在し、通常は身体に害を及ぼさずに皮膚と共存している細菌。ただし、株によっては免疫力が低下した人に感染症を起こすこともある。

小脳　脳の後下部にある部分で、随意運動、平衡、筋緊張など、身体の運動機能の調節をつかさどる。

植物性光接触皮膚炎　紫外線と植物由来の物質の相互作用によって起こる皮膚の炎症。

自律神経系　ヒトの神経系の一部で、腸の蠕動運動から闘争・逃走反応まで、内臓の機能や身体の活動を無意識に調節している。

脂漏性皮膚炎　顔面や頭部など脂腺が集中している部位にうろこ状の皮膚剝離（頭について言うところのフケ）をともなう湿疹が生じる疾患。かゆみを感じることもある。マラセチアという酵母様真菌（皮膚常在菌）が異常増殖し、免疫反応と炎症を引き起こすことで発症する。乳児の頭皮にみられる脂漏性皮膚炎は「揺籃《ようらん》帽」、成人型で炎症を起こしていないものは「ふけ」と呼ばれる。

侵害受容器　痛みを起こす刺激の受容器。痛みを介して組織の損傷（の可能性）を警告してくれる。

心筋炎　心臓壁を構成する筋肉の炎症。ウイルス感染で発症する例がもっとも多いが、細菌性や自己免疫性の場合もある。症状としては胸痛、動悸、発熱がよくみられ、重篤な場合は死に至る。

神経障害性疼痛　神経の損傷によって起こる痛み。神経が過敏になり、脳に送られる痛みの信号が出過ぎている状態。脊椎や脳の細胞や分子レベルの変化から中枢神経系でも生じることがある。

真皮　表皮と皮下組織にはさまれた皮膚の層。皮膚と身体の機能に多くの役割を果たす。概略については第1章を参照のこと。

人皮装丁本　薄気味悪い工程のもったいぶった呼び方――人間の皮膚で装丁を施された本のこと。

制御性T細胞　自己分子に対する免疫応答を抑制する免疫細胞。自己免疫疾患の発症を防いだり、炎症反応の収束に関わったりする。

セリアック病　身体の免疫システムがグルテンに反応して起こる自己免疫疾患。消化器官の粘膜が損傷するために栄養物の吸収不良と下痢が生じる。現在のところグルテン除去食が主な治療法である。

セレン　微量栄養素（少量ながらヒトの生体機能の維持に必須の物質）のひとつ。健康食品・サプリメントによく配合されているが、病気の予防や死亡率の減少効果を示すデータはいまのところ十分にない。

線維化　　コラーゲンなどの細胞外基質が増加し、皮膚などの組織が硬くなること。創傷の治癒過程で起こった場合は瘢痕という。

線維芽細胞　　真皮中に存在し、皮膚の構造の維持に重要なタンパク質であるコラーゲンとエラスチンのほか、細胞外マトリックスの機能に欠かせない物質を産生する細胞。

先天性指紋欠如疾患　　生まれつき指紋がないというきわめて珍しい遺伝性疾患で、世界で5つの家系でしか確認されていない。スイス人女性がアメリカ到着時に指紋のスキャンができず、皮膚科専門医がその症状を確認するまで入国できなかったことから、「入国手続き遅延病」とも呼ばれる。

先天性無痛症　　身体的な痛みを知覚しない珍しい遺伝性疾患。痛み以外の感覚は正常で、手触り（粗い・なめらか）や温度（熱い・冷たい）は感じることができる。遺伝子の変異により痛みの刺激を検出する神経のナトリウムチャネルの機能が喪失しているため、末梢からの痛みの信号が脳に伝わらない。

相利共生　　異なる生物種が相互に作用しあう状態で、双方とも利益を得られるような関係。

タ

帯状疱疹後神経痛　　帯状疱疹が治癒した後も続く痛み。水痘・帯状疱疹ウイルスによって神経が損傷されたために生じる。「神経障害性疼痛」を参照。

膣液植えつけ（vaginal seeding）　　帝王切開で生まれた新生児の皮膚に母親の膣粘液を塗りつけること。赤ちゃんを「自然な」細菌叢でコーティングし、将来病気にかかるリスクを下げることを目的として行われるものである。理にかなった考え方ながら、2019年初めの時点で、膣液植えつけによる長期の健康影響を明確に示すデータはない（現在長期の安全性や健康に及ぼす影響を検討する研究が進行中）。なお、母親の膣内に存在した危険なB群連鎖球菌や性感染症の病原体（淋菌、クラジミア・トラコマチス、単純ヘルペスウイルスなど）に新生児を感染させるリスクもある。

チフス（特に「発疹チフス」）〔本邦ではチフスは腸チフスを意味することが多いが、英語の‘typhus’はむしろ発疹チフスを意味することが多い〕　　発熱、頭痛、皮疹、羞《しゅう》明《めい》（異常にまぶしさを感じる）などが現れる感染症で、死に至ることもある。コロモジラミが媒介するリケッチアという細菌によって引き起こされる。

低酸素誘導性因子（HIF）　　細胞への酸素供給が不足したときのストレスに応じてDNAの発現などを制御するタンパク質。

デルマトーム　　ひとつの脊椎神経によって感覚が支配されている皮膚の領域。

道化師様魚鱗癬　　遺伝子の異常により出生時から硬くひび割れた皮膚に覆われる珍しい疾患。命にかかわる難病で、皮膚のバリア機能が人間の生存にいかに大切かをよく示している。

統合失調症　　思考や行動、現実の認識にゆがみが生じる慢性的な精神疾患。症状としては、妄想（ありえないことを信じ込む）、幻覚（実在しないことを知覚する：幻聴が多い）、引きこもり、感情鈍麻などがある。統合失調症はかつて「精神分裂病」と呼ばれたが、精神が分裂する病気＝多重人格（解離性同一性障害）ではないことに注意が必要。

トリメチルアミン尿症　　珍しい遺伝性疾患で、トリメチルアミン（食べ物を消化分解するときに腸で発生する有機化合物）が体

内で分解されず、濃度が上昇して汗や呼気となって排出され、強烈な生臭いにおいを発する。

ナ

内因性老化　加齢（による）老化ともいう。時間の経過にともなって自然に起こる皮膚の老化を指す。代表的な変化として、20歳頃から真皮中のコラーゲンが着実に減っていくことが挙げられる。

ナバホ族　アメリカ先住民の一部族。今日では主にアリゾナ、ニューメキシコ、コロラド、ユタの4州が接する地域に居住する。

ニキビ　正式には尋常性痤瘡という（「尋常性」とは「ふつうにみられる、ありふれた」という意味）。ニキビは皮膚にさまざまな皮疹（丘疹、膿疱、結節）が生じて炎症を起こす皮膚疾患で、遺伝的素因やホルモン、環境的要因など複雑な組み合わせによって引き起こされる。一般に、思春期に目立つ症状が現れることから心理的・社会的な影響が著しいが、残念なことに受診せずに治療を十分に受けていない患者も多く、この問題はかなり過小評価されている。

二酸化窒素　化石燃料の燃焼で生成される化合物。都市部では特に自動車の排気ガスに多く、たばこの煙にも含まれる。健康な人の気道に炎症を起こし、呼吸器疾患を悪化させる。

脳性ナトリウム利尿ペプチド　（名前から想像することとは異なり）主に血管に作用するホルモン。末梢血管を拡張し血圧を下げる機能がよく知られている。

ハ

白癬　真菌の一種である白癬菌が原因の皮膚感染症。環状の発疹が現れ、かゆみをともなう。感染部位を前につけて「頭部白癬」「足白癬」などと呼ばれることが多い。俗称で足白癬は水虫、体部白癬は「たむし」と呼ばれるが、「虫・むし」とは関係がない。

白斑　皮膚の色が抜けてはっきりした（白い）斑が現れる疾患。正確な原因は不明だが、免疫システムの異常で皮膚のメラノサイト（色素細胞）が攻撃されていると考えられる。治療は難しく、白斑を隠すクリームの使用、ステロイド局所注射法、UV光療法、皮膚移植などさまざまな方法がある。

バチルス・オレロニウス　ニキビダニを含むダニやシロアリの体内に寄生する細菌。ニキビダニが人間の皮膚上で死ぬと、この細菌が皮膚中に放出されて免疫反応を引き起こし、酒皶の一因となることが示唆されている。

パルミトイルペンタペプチド　化粧品に関する研究と実践で用いられている化合物。特にパルミトイルペンタペプチド-4が有名。皮膚の脂質層に浸透し、コラーゲンなど真皮中の成分の再生を促す効果をもつ。

皮下組織　真皮のすぐ下にある層で、大部分は脂肪細胞とコラーゲン線維束で構成されている。皮膚を構成する層とはみなされないこともある。

光増感剤　単独で組織を損傷することはないが、光を吸収（し、なおかつ酸素が存在）すると、微生物からがん組織までの構造を損傷できるようになる物質。

皮脂　少し黄色みを帯びた油脂状の物質。多

様な脂質を含み、皮膚をなめらかにし、酸性にするほか、保湿の作用もある。

ヒスタミン　活性化したマスト細胞から放出されると、かゆみ、血管の拡張による赤みのほか、皮膚が熱をもったり腫れたりするなど、多くの炎症やアレルギーの症状を引き起こす。血管拡張を誘導するため、ときには血圧が急に降下する場合もある。くしゃみや鼻水が出るのもこの物質の作用である。

ビタミンD　血液中のカルシウムとリン酸塩のバランスを保ち、強く健康な骨を維持するために欠かせない化学物質。ビタミンという名前がついているが、厳密にいえばホルモンの一種である。

ビトレオシラ・フィリフォルミス　温泉水から分離された無色の細菌。薄い繊維状の細菌で、物体の表面を滑るように移動する。

ピュロロブス・フマリイ　古細菌の一種。水深2000メートルの熱水噴出孔の中、113℃の高温になる極限環境で生息できる。

病原体　感染すると宿主に病気を起こす性質をもつ生物。

表皮　皮膚のいちばん外側に位置する層。皮膚のバリア機能の大部分を担う。

表皮水疱症　遺伝子の異常により皮膚に水疱が生じやすくなる病気。いまのところ有効な治療法はないが、2017年に遺伝子組み換え技術を用いた皮膚移植が成功しており、新しい治療につながるかもしれない。

ビリルビン　赤血球の分解によりできる黄色の物質。黄疸で皮膚が黄色く変色するときの原因物質としてよく知られているが、打撲傷（あざ）が数日たつと黄色くなるのもビリルビンの色である。

フィラグリン　表皮の健康なバリア機能のために欠かせないタンパク質。湿疹（アトピー性皮膚炎）の一部はフィラグリンを発現する遺伝子の変異が原因となっている。

ブドウ球菌性熱傷様皮膚症候群　黄色ブドウ球菌の外毒素（細胞の外に放出される毒素）によって起こる疾患で、皮膚がやけどのように赤くなり、水疱ができる。毒素はデスモソーム（皮膚細胞間の結合を維持するタンパク質）を損傷するため、皮膚がただれ、剝離する。5歳以下の乳幼児に多いが、これは子どもの時期に体内で外毒素に対する抗体がつくられるためである。抗生物質で速やかに治療できる。

フラノクマリン類　セロリやヤマニンジンなどの植物に含まれる化合物で、紫外線にさらされると皮膚細胞のDNAを損傷する。フラノクマリン類が皮膚についた状態で日光を浴びると、水疱をともなう激しい炎症が生じる。植物がフラノクマリン類を生合成することは、捕食者に対する防御のメカニズムとして機能していると考えられる。

プロスタグランジン　人体に広く分布する脂質。多彩な作用をもつが、特に血管の拡張、炎症や発熱にかかわる。

βエンドルフィン　体内で生成され、オピオイド（モルヒネ）と同じ受容体に作用する物質。快感・報酬行動と依存に重要な役割を果たしている。

ベクター　感染症の病原体を生きた宿主へ運ぶ媒介者（生物または無生物）。

片利共生　複数の生物種の関係において、一方の生物は利益を得るが、もう一方は利益も害も受けないこと。

ホスホリパーゼ　リン脂質を脂肪酸とその他の脂質に分解する酵素。外的刺激などにより誘導され、炎症などをひきおこす。

ボルバキア　昆虫や寄生蠕虫に共生する細菌の一種。オンコセルカ症（河川盲目症）やリンパ系フィラリア症（象皮症）を引き起こす寄生虫の体内に生息する。現在、熱帯

病のひとつデング熱の予防策として、媒介生物の蚊にボルバキアを感染させ、病因であるデングウイルスが蚊の体内で増殖しないようにする試みが行われている（この細菌はデングウイルスの複製を防ぐ）。蚊が交尾してボルバキアとの共生が集団に受け継がれていけば、最終的に蚊によるデング熱の蔓延を抑えられると期待されている。

マ

マイクロバイオーム　私たちの体内や体表に定着している無数の微生物のまとまり。ヒトのマイクロバイオームは身体の部位ごとに異なり、「皮膚マイクロバイオーム」「腸マイクロバイオーム」などと区別される。

マクロファージ　大食細胞とも呼ばれる。この免疫細胞は全身に広く分布し、細菌などの異物やその破片を貪食、消化する。体内への侵入者を直接攻撃する以外に、取り込んだ異物の情報をほかの免疫細胞に伝えることもできる。

マトリックスメタロプロテアーゼ　細胞外マトリックスのタンパク質を分解する作用をもつ酵素。

マラセチア　哺乳動物の皮膚表面に常在する真菌（カビ）の一種。

無毛皮膚　毛のない皮膚。一般的には手のひらや足の裏の皮膚を指す。

メカノレセプター　皮膚の物理的なゆがみや圧力（機械的刺激）の情報を脳に伝達する感覚受容器。

免疫寛容　特定の組織や物質に対して免疫システムが反応しないメカニズム。自己を構成する組織に対して免疫反応を示さないことはきわめて重要で、免疫寛容が破綻すると自己免疫疾患が現れることが多い。

ヤ

有棘細胞がん　主な皮膚がんの3タイプのひとつ（あとの2つは基底細胞がんと悪性黒色腫）。日光曝露などを誘引として皮膚に出現し、かさぶたに覆われたり、潰瘍となることが多いが、外観はさまざまである。最大のリスク因子は日光を浴びることだが、免疫反応が抑制されている人（特に臓器移植後に免疫反応抑制薬を服用している場合）も発症リスクが上昇する。

ラ

ランゲルハンス細胞　表皮中に存在する免疫細胞で、外部から侵入する細菌などの異物（抗原）を取り込んで分解し、細かくした抗原を免疫システムのエフェクター細胞（実際に仕事をする細胞で、主にT細胞）に提示する。

リーシュマニア症　寄生虫リーシュマニアによる感染症。サシチョウバエに刺されることで感染する。皮膚リーシュマニア症では皮膚に浅く広い潰瘍が形成される。

立毛筋　毛根にある小さな筋肉。収縮すると毛が逆立ち、鳥肌となる。

参考文献

名称と用語について

1) Edelstein, L., 'The Hippocratic Oath: text, translation and interpretation', *Ancient Medicine: Selected Papers of Ludwig Edelstein*, 1943, pp. 3-63.

第1章　マルチツールのような臓器

1) Waring, J. I., 'Early mention of a harlequin fetus in America', *American Journal of Diseases of Children*, 43 (2), 1932, p. 442.
2) Hovnanian, A., 'Harlequin ichthyosis unmasked: a defect of lipid transport', *The Journal of Clinical Investigation*, 115 (7), 2005, pp. 1708-10.
3) Rajpopat, S., Moss, C., Mellerio, J., Vahlquist, A., Gånemo, A., Hellstrom-Pigg, M., Ilchyshyn, A., Burrows, N., Lestringant, G., Taylor, A. and Kennedy, C., 'Harlequin ichthyosis: a review of clinical and molecular findings in 45 cases', *Archives of Dermatology*, 147 (6), 2011, pp. 681-6.
4) Griffiths, C., Barker, J., Bleiker, T., Chalmers, R. and Creamer, D. (eds), *Rook's Textbook of Dermatology*, Vols 1-4, 2016, John Wiley & Sons.
5) Layton, D. W. and Beamer, P. I., 'Migration of contaminated soil and airborne particulates to indoor dust', *Environmental Science & Technology*, 43 (21), 2009, pp. 8199-205.
6) Weaire, D., 'Kelvin's foam structure: a commentary', *Philosophical Magazine Letters*, 88 (2), 2008, pp. 91-102.
7) Yokouchi, M., Atsugi, T., Van Logtestijn, M., Tanaka, R. J., Kajimura, M., Suematsu, M., Furuse, M., Amagai, M. and Kubo, A., 'Epidermal cell turnover across tight junctions based on Kelvin's tetrakaidecahedron cell shape', *Elife*, 5, 2016.
8) Hwang, S. and Schwartz, R. A., 'Keratosis pilaris: a common follicular hyperkeratosis', *Cutis*, 82 (3), 2008, pp. 177-80.
9) Hanifin, J. M., Reed, M. L. and Eczema Prevalance and Impact Working Group, 'A population-based survey of eczema prevalence in the United States', *Dermatitis*, 18 (2), 2007, pp. 82-91.
10) Maintz, L. and Novak, N., 'Getting more and more complex: the pathophysiology of atopic eczema', *European Journal of Dermatology*, 17 (4), 2007, pp. 267-83.
11) Palmer, C. N., Irvine, A. D., Terron-Kwiatkowski, A., Zhao, Y., Liao, H., Lee, S. P., Goudie, D. R., Sandilands, A., Campbell, L. E., Smith, F. J. and O'Regan, G. M., 'Common loss-of-function variants of the epidermal barrier protein filaggrin are a major predisposing factor for atopic dermatitis', *Nature Genetics*, 38 (4), 2006.
12) Engebretsen, K. A., Kezic, S., Riethmüller, C., Franz, J., Jakasa, I., Hedengran, A., Linneberg, A., Johansen, J. D. and Thyssen, J. P., 'Changes in filaggrin degradation products and corneocyte surface texture by season', *British Journal of Dermatology*, 178 (5), 2018, pp. 1143-50.
13) Janich, P., Toufighi, K., Solanas, G., Luis, N. M., Minkwitz, S., Serrano, L., Lehner, B. and Benitah, S. A., 'Human epidermal stem cell function is regulated by circadian oscillations', *Cell Stem Cell*, 13 (6), 2013, pp. 745-53.
14) Wang, H., van Spyk, E., Liu, Q., Geyfman, M., Salmans, M. L., Kumar, V., Ihler, A., Li, N., Takahashi, J. S. and Andersen, B., 'Time-restricted feeding shifts the skin circadian clock and alters UVB-induced DNA damage', *Cell Reports*, 20 (5), 2017, pp. 1061-72.
15) Hofer, M. K., Collins, H. K., Whillans, A. V. and Chen, F. S., 'Olfactory cues from romantic partners and strangers influence women's responses to stress', *Journal of Personality and Social Psychology*, 114 (1), 2018, p. 1.
16) Miller, S. L. and Maner, J. K., 'Scent of a woman: Men's testosterone responses to olfactory ovulation cues', *Psychological Science*, 21 (2), 2010, pp. 276-83.

17) Wedekind, C., Seebeck, T., Bettens, F. and Paepke, A. J., 'MHC-dependent mate preferences in humans', *Proceedings of the Royal Society of London, Series B, Biological Sciences*, 260 (1359), 1995, pp. 245-9.

18) Kromer, J., Hummel, T., Pietrowski, D., Giani, A. S., Sauter, J., Ehninger, G., Schmidt, A. H. and Croy, I., 'Influence of HLA on human partnership and sexual satisfaction', *Scientific Reports*, 6, 2016, p. 32550.

19) Cowburn, A. S., Macias, D., Summers, C., Chilvers, E. R. and Johnson, R. S., 'Cardiovascular adaptation to hypoxia and the role of peripheral resistance', *eLife*, 6, 2017.

20) Carretero, O. A. and Oparil, S., 'Essential hypertension: part I: definition and etiology', *Circulation*, 101 (3), 2000, pp. 329-35.

21) Langerhans P., 'Über die Nerven der menschlichen Haut', *Archiv für pathologische Anatomie und Physiologie und für klinische Medicin*, 44 (2-3), 1868, pp. 325-37.

22) Pasparakis, M., Haase, I. and Nestle, F. O., 'Mechanisms regulating skin immunity and inflammation', *Nature Reviews Immunology*, 14 (5), 2014, pp. 289-301.

23) Mlynek, A., Vieira dos Santos, R., Ardelean, E., Weller, K., Magerl, M., Church, M. K. and Maurer, M., 'A novel, simple, validated and reproducible instrument for assessing provocation threshold levels in patients with symptomatic dermographism', *Clinical and Experimental Dermatology*, 38 (4), 2013, pp. 60-6.

24) Salimi, M., Barlow, J. L., Saunders, S. P., Xue, L., Gutowska-Owsiak, D., Wang, X., Huang, L. C., Johnson, D., Scanlon, S. T., McKenzie, A. N., Fallon, P. G. and Ogg, G., 'A role for IL-25 and IL-33- driven type-2 innate lymphoid cells in atopic dermatitis', *Journal of Experimental Medicine*, 210 (13), 2013, pp. 2939-50.

25) Jabbar-Lopez, Z. K., Yiu, Z. Z., Ward, V., Exton, L. S., Mustapa, M. F. M., Samarasekera, E., Burden, A. D., Murphy, R., Owen, C. M., Parslew, R. and Venning, V., 'Quantitative evaluation of biologic therapy options for psoriasis: a systematic review and network meta-analysis', *Journal of Investigative Dermatology*, 137 (8), 2017, pp. 1646-54.

26) Warman, P. H. and Ennos, A. R., 'Fingerprints are unlikely to increase the friction of primate fingerpads', *Journal of Experimental Biology*, 212 (13), 2009, pp. 2016-22.

27) Hirsch, T., Rothoeft, T., Teig, N., Bauer, J. W., Pellegrini, G., De Rosa, L., Scaglione, D., Reichelt, J., Klausegger, A., Kneisz, D. and Romano, O., 'Regeneration of the entire human epidermis using transgenic stem cells', *Nature*, 551(7680), 2017, pp. 327-32.

第2章　皮膚をめぐるサファリ

1) Grice, E. A., Kong, H. H., Conlan, S., Deming, C. B., Davis, J., Young, A. C., Bouffard, G. G., Blakesley, R. W., Murray, P. R., Green, E. D. and Turner, M. L., 'Topographical and temporal diversity of the human skin microbiome', *Science*, 324(5931), 2009, pp. 1190-92.

2) Human Microbiome Project Consortium, 'Structure, function and diversity of the healthy human microbiome', *Nature*, 486(7402), 2012, pp. 207-14.

3) Sender, R., Fuchs, S. and Milo, R., 'Are we really vastly outnumbered? Revisiting the ratio of bacterial to host cells in humans', *Cell*, 164 (3), 2016, pp. 337-40.

4) Sender, R., Fuchs, S. and Milo, R., 'Revised estimates for the number of human and bacteria cells in the body', *Public Library of Science, Biology*, 14 (8), 2016, p.e 1002533.

5) Arsenijevic, V. S. A., Milobratovic, D., Barac, A. M., Vekic, B., Marinkovic, J. and Kostic, V. S., 'A laboratory-based study on patients with Parkinson's disease and seborrheic dermatitis: the presence and density of Malassezia yeasts, their different species and enzymes production', *BMC Dermatology*, 14 (1), 2014, p. 5.

6) Beylot, C., Auffret, N., Poli, F., Claudel, J. P., Leccia, M. T., Del Giudice, P. and Dreno, B., 'Propionibacterium acnes: an update on its role in the pathogenesis of acne', *Journal of the European Academy of Dermatology and Venereology*, 28(3), 2014, pp. 271-8.

7) Campisano, A., Ometto, L., Compant, S., Pancher, M., Antonielli, L., Yousaf, S., Varotto, C., Anfora, G., Pertot, I., Sessitsch, A. and Rota-Stabelli, O., 'Interkingdom transfer of the acne-causing agent, Propionibacterium acnes, from human to grapevine', *Molecular Biology and Evolution*, 31(5), 2014, pp. 1059-65.

8) Kobayashi, T., Glatz, M., Horiuchi, K., Kawasaki, H., Akiyama, H., Kaplan, D. H., Kong, H. H., Amagai, M. and Nagao, K., 'Dysbiosis and Staphylococcus aureus colonization drives inflammation in atopic dermatitis', *Immunity*, 42(4), 2015, pp. 756-66.

9) Surdel, M. C., Horvath, D. J., Lojek, L. J., Fullen, A. R., Simpson, J., Dutter, B. F., Salleng, K. J., Ford, J. B., Jenkins, J. L., Nagarajan, R. and Teixeira, P. L., 'Antibacterial photosensitization through activation of coproporphyrinogen oxidase', *Proceedings of the National Academy of Sciences of the United States of America*, 114(32), 2017, pp. e6652-59.

10) Nakatsuji, T., Chen, T. H., Butcher, A. M., Trzoss, L. L., Nam, S. J., Shirakawa, K. T., Zhou, W., Oh, J., Otto, M., Fenical, W. and Gallo, R. L., 'A commensal strain of Staphylococcus epidermidis protects against skin neoplasia', *Science Advances*, 4(2), 2018, p. eaao4502.

11) Doroshenko, N., Tseng, B. S., Howlin, R. P., Deacon, J., Wharton, J. A., Thurner, P. J., Gilmore, B. F., Parsek, M. R. and Stoodley, P., 'Extracellular DNA impedes the transport of vancomycin in Staphylococcus epidermidis biofilms preexposed to subinhibitory concentrations of vancomycin', *Antimicrobial Agents and Chemotherapy*, 58(12), 2014, pp. 7273-82.

12) Murdoch, D. R., Corey, G. R., Hoen, B., Miró, J. M., Fowler, V. G., Bayer, A. S., Karchmer, A. W., Olaison, L., Pappas, P. A., Moreillon, P. and Chambers, S. T., 'Clinical presentation, etiology, and outcome of infective endocarditis in the 21st century: the International Collaboration on Endocarditis- Prospective Cohort Study', *Archives of internal medicine*, 169(5), 2009, pp. 463-73.

13) Silver, B., Behrouz, R. and Silliman, S., 'Bacterial endocarditis and cerebrovascular disease', *Current Neurology and Neuroscience Reports*, 16(12), 2016, p. 104.

14) Blöchl, E., Rachel, R., Burggraf, S., Hafenbradl, D., Jannasch, H. W. and Stetter, K. O., 'Pyrolobus fumarii, gen. and sp. nov., represents a novel group of archaea, extending the upper temperature limit for life to 113 degrees C', *Extremophiles*, 1(1), 1997, pp. 14-21.

15) Moissl-Eichinger, C., Probst, A. J., Birarda, G., Auerbach, A., Koskinen, K., Wolf, P. and Holman, H. Y. N., 'Human age and skin physiology shape diversity and abundance of Archaea on skin', *Scientific Reports*, 7(1), 2017, article 4039.

16) Turgut Erdemir, A., Gurel, M. S., Koku Aksu, A. E., Falay, T., Inan Yuksel, E. and Sarikaya, E., 'Demodex mites in acne rosacea: reflectance confocal microscopic study', *Australasian Journal of Dermatology*, 58(2), 2017.

17) Palopoli, M. F., Fergus, D. J., Minot, S., Pei, D.T., Simison, W. B., Fernandez-Silva, I., Thoemmes, M. S., Dunn, R. R. and Trautwein, M., 'Global divergence of the human follicle mite Demodex folliculorum: Persistent associations between host ancestry and mite lineages', *Proceedings of the National Academy of Sciences of the United States of America*, 112(52), 2015, pp. 15958-63.

18) Roberts, R. J., 'Head lice', *New England Journal of Medicine*, 346(21), 2002, pp. 1645-50.

19) Gellatly, K. J., Krim, S., Palenchar, D. J., Shepherd, K., Yoon, K. S., Rhodes, C. J., Lee, S. H. and Marshall Clark, J., 'Expansion of the knockdown resistance frequency map for human head lice (Phthiraptera: Pediculidae) in the

United States using quantitative sequencing', *Journal of Medical Entomology*, 53 (3), 2016, pp. 653–9.

20) Rozsa, L. and Apari, P., 'Why infest the loved ones – inherent human behaviour indicates former mutualism with head lice', *Parasitology*, 139(6), 2012, pp. 696–700.

21) Olds, B. P., Coates, B. S., Steele, L. D., Sun, W., Agunbiade, T. A., Yoon, K. S., Strycharz, J. P., Lee, S. H., Paige, K. N., Clark, J. M. and Pittendrigh, B. R., 'Comparison of the transcriptional profiles of head and body lice', *Insect Molecular Biology*, 21 (2), 2012, pp. 257–68.

22) Welford, M. and Bossak, B., 'Body lice, yersinia pestis orientalis, and black death', *Emerging Infectious Diseases*, 16(10), 2010, p. 1649.

23) Armstrong, N. R. and Wilson, J. D., 'Did the "Brazilian" kill the pubic louse?', *Sexually Transmitted Infections*, 82(3), 2006, pp. 265–6.

24) Baldo, L., Desjardins, C. A., Russell, J. A., Stahlhut, J. K. and Werren, J. H., 'Accelerated microevolution in an outer membrane protein (OMP) of the intracellular bacteria Wolbachia', *BMC Evolutionary Biology*, 10(1), 2010, p. 48.

25) Savioli, L., Daumerie, D. and World Health Organization, 'First WHO report on neglected tropical diseases: working to overcome the global impact of neglected tropical diseases', *Geneva: World Health Organization*, 2010, pp. 1–184.

26) Jarrett, R., Salio, M., Lloyd-Lavery, A., Subramaniam, S., Bourgeois, E., Archer, C., Cheung, K. L., Hardman, C., Chandler, D., Salimi, M., Gutowska-Owsiak, D., Bernadino de la Serna, J., Fallon, P. G., Jolin, H., Mckenzie, A., Dziembowski, A., Podobas, E. I., Bal, W., Johnson, J., Moody, D. B., Cerundolo, V. and Ogg, G., 'Filaggrin inhibits generation of CD1a neolipid antigens by house dust mite-derived phospholipase', *Science Translational Medicine*, 8(325), 2016, p. 325ra18.

27) Singh, K., Davies, G., Alenazi, Y., Eaton, J. R., Kawamura, A. and Bhattacharya, S., 'Yeast surface display identifies a family of evasins from ticks with novel polyvalent CC chemokine-binding activities', *Scientific Reports*, 7(1), 2017, article 4267.

28) Szabó, K., Erdei, L., Bolla, B. S., Tax, G., Bíró, T. and Kemény, L., 'Factors shaping the composition of the cutaneous microbiota', *British Journal of Dermatology*, 176(2), 2017, pp. 344–51.

29) Haahr, T., Glavind, J., Axelsson, P., Bistrup Fischer, M., Bjurström, J., Andrésdóttir, G., Teilmann-Jørgensen, D., Bonde, U., Olsén Sørensen, N., Møller, M. and Fuglsang, J., 'Vaginal seeding or vaginal microbial transfer from the mother to the caesarean-born neonate: a commentary regarding clinical management', *BJOG: An International Journal of Obstetrics and Gynaecology*, 125(5), 2018, pp. 533–6.

30) Cunnington, A. J., Sim, K., Deierl, A., Kroll, J. S., Brannigan, E. and Darby, J., 'Vaginal seeding of infants born by caesarean section', *British Medical Journal*, 2016, p. i227.

31) Mueller, N. T., Bakacs, E., Combellick, J., Grigoryan, Z. and Dominguez-Bello, M. G., 'The infant microbiome development: mom matters', *Trends in molecular medicine*, 21 (2), 2015, pp. 109–117.

32) Oh, J., Freeman, A. F., Park, M., Sokolic, R., Candotti, F., Holland, S. M., Segre, J. A., Kong, H. H. and NISC Comparative Sequencing Program, 'The altered landscape of the human skin microbiome in patients with primary immunodeficiencies', *Genome Research*, 23 (12), 2013, pp. 2103–14.

33) Oh, J., Byrd, A. L., Park, M., Kong, H. H., Segre, J. A. and NISC Comparative Sequencing Program, 'Temporal stability of the human skin microbiome', *Cell*, 165(4), 2016, pp. 854–66.

34) Meadow, J. F., Bateman, A. C., Herkert, K. M., O'Connor, T. K. and Green, J. L., 'Significant changes in the skin microbiome mediated by the sport of roller derby', *PeerJ – Life and Environment*, 1, 2013, p. e53.

35) Abeles, S. R., Jones, M. B., Santiago-Rodriguez, T. M., Ly, M., Klitgord, N., Yooseph, S., Nelson, K.

E. and Pride, D. T., 'Microbial diversity in individuals and their household contacts following typical antibiotic courses', *Microbiome*, 4(1), 2016, p. 39.

36) Ross, A. A., Doxey, A. C. and Neufeld, J. D., 'The skin microbiome of cohabiting couples', *MSystems*, 2(4), 2017, pp. e00043-17.

37) Chase, J., Fouquier, J., Zare, M., Sonderegger, D. L., Knight, R., Kelley, S. T., Siegel, J. and Caporaso, J. G., 'Geography and location are the primary drivers of office microbiome composition', *MSystems*, 1(2), 2016, pp. e00022-16.

38) Gimblet, C., Meisel, J. S., Loesche, M. A., Cole, S. D., Horwinski, J., Novais, F. O., Misic, A. M., Bradley, C. W., Beiting, D. P., Rankin, S. C. and Carvalho, L. P., 'Cutaneous Leishmaniasis induces a transmissible dysbiotic skin microbiota that promotes skin inflammation', *Cell Host & Microbe*, 22(1), 2017, pp. 13-24.

39) Scharschmidt, T. C., Vasquez, K. S., Truong, H. A., Gearty, S. V., Pauli, M. L., Nosbaum, A., Gratz, I. K., Otto, M., Moon, J. J., Liese, J. and Abbas, A. K., 'A wave of regulatory T cells into neonatal skin mediates tolerance to commensal microbes', *Immunity*, 43(5), 2015, pp. 1011-21.

40) Lambrecht, B. N. and Hammad, H., 'The immunology of the allergy epidemic and the hygiene hypothesis', *Nature Immunology*, 18(10), 2017, pp. 1076-83.

41) Volz, T., Skabytska, Y., Guenova, E., Chen, K. M., Frick, J. S., Kirschning, C. J., Kaesler, S., Röcken, M. and Biedermann, T., 'Nonpathogenic bacteria alleviating atopic dermatitis inflammation induce IL-10-producing dendritic cells and regulatory Tr1 cells', *Journal of Investigative Dermatology*, 134(1), 2014, pp. 96-104.

42) Kassam, Z., Lee, C. H., Yuan, Y. and Hunt, R. H., 'Fecal microbiota transplantation for Clostridium difficile infection: systematic review and meta-analysis', *The American Journal of Gastroenterology*, 108(4), 2013, p. 500.

43) Jeong, J. H., Lee, C. Y. and Chung, D. K., 'Probiotic lactic acid bacteria and skin health', *Critical Reviews in Food Science and Nutrition*, 56(14), 2016, pp. 2331-7.

44) Holz, C., Benning, J., Schaudt, M., Heilmann, A., Schultchen, J., Goelling, D. and Lang, C., 'Novel bioactive from Lactobacillus brevis DSM17250 to stimulate the growth of Staphylococcus epidermidis: a pilot study', *Beneficial Microbes*, 8(1), 2017, pp. 121-31.

45) Coughlin, C. C., Swink, S. M., Horwinski, J., Sfyroera, G., Bugayev, J., Grice, E. A. and Yan, A. C., 'The preadolescent acne microbiome: A prospective, randomized, pilot study investigating characterization and effects of acne therapy', *Pediatric Dermatology*, 34(6), 2017, pp. 661-4.

46) Callewaert, C., Kerckhof, F. M., Granitsiotis, M. S., Van Gele, M., Van de Wiele, T. and Boon, N., 'Characterization of Staphylococcus and Corynebacterium clusters in the human axillary region', *PLOS ONE*, 8(8), 2013, p. e70538.

47) Callewaert, C., Lambert, J. and Van de Wiele, T., 'Towards a bacterial treatment for armpit malodour', *Experimental Dermatology*, 26(5), 2017, pp. 388-91.

第3章　腸感覚

1) Çerman, A. A., Aktaş,, E., Altunay, İ. K., Arıcı, J. E., Tulunay, A. and Ozturk, F. Y., 'Dietary glycemic factors, insulin resistance, and adiponectin levels in acne vulgaris', *Journal of the American Academy of Dermatology*, 75(1), 2016, pp. 155-62.

2) Smith, R. N., Mann, N. J., Braue, A., Mäkeläinen, H. and Varigos, G. A., 'A low-glycemic-load diet improves symptoms in acne vulgaris patients: a randomized controlled trial', *The American Journal of Clinical Nutrition*, 86(1), 2007, pp. 107-15.

3) Williams, S. in 'How the derms do it: 4 expert dermatologists on their daily skincare routines', *Get the Gloss*, 10 November 2017.

4) Fulton, J. E., Plewig, G. and Kligman, A. M.,

'Effect of Chocolate on Acne Vulgaris', *JAMA Network*, 210(11), 1969, pp. 2071-4.

5) Davidovici, B. B. and Wolf, R., 'The role of diet in acne: facts and controversies', *Clinics in Dermatology*, 28(1), 2010, pp. 12-16.

6) Caperton, C., Block, S., Viera, M., Keri, J. and Berman, B., 'Double-blind, placebo-controlled study assessing the effect of chocolate consumption in subjects with a history of acne vulgaris', *The Journal of Clinical and Aesthetic Dermatology*, 7 (5), 2014, p. 19.

7) Fialová, J., Roberts, S. C. and Havlíček, J., 'Consumption of garlic positively affects hedonic perception of axillary body odour', *Appetite*, 97, 2016, pp. 8-15.

8) Havlicek, J. and Lenochova, P., 'The effect of meat consumption on body odor attractiveness', *Chemical senses*, 31(8), 2006, pp. 747-52.

9) Bronsnick, T., Murzaku, E. C. and Rao, B. K., 'Diet in dermatology: Part I. Atopic dermatitis, acne, and nonmelanoma skin cancer', *Journal of the American Academy of Dermatology*, 71(6), 2014, p. 1039.

10) Clarke, K. A., Dew, T. P., Watson, R. E., Farrar, M. D., Osman, J. E., Nicolaou, A., Rhodes, L. E. and Williamson, G., 'Green tea catechins and their metabolites in human skin before and after exposure to ultraviolet radiation', *The Journal of Nutritional Biochemistry*, 27, 2016, pp. 203-10.

11) Moon, T. E., Levine, N., Cartmel, B., Bangert, J. L., Rodney, S., Dong, Q., Peng, Y. M. and Alberts, D. S., 'Effect of retinol in preventing squamous cell skin cancer in moderate-risk subjects: a randomized, double-blind, controlled trial. Southwest Skin Cancer Prevention Study Group', *Cancer Epidemiology and Prevention Biomarkers*, 6 (11), 1997, pp. 949-56.

12) Cooperstone, J. L., Tober, K. L., Riedl, K. M., Teegarden, M. D., Cichon, M. J., Francis, D. M., Schwartz, S. J. and Oberyszyn, T. M., 'Tomatoes protect against development of UV-induced keratinocyte carcinoma via metabolomic alterations', *Scientific Reports*, 7(1), 2017, article 5106.

13) Foo, Y. Z., Rhodes, G. and Simmons, L. W., 'The carotenoid beta-carotene enhances facial color, attractiveness and perceived health, but not actual health, in humans', *Behavioral Ecology*, 28 (2), 2017, pp. 570-78.

14) Lefevre, C. E. and Perrett, D. I., 'Fruit over sunbed: carotenoid skin colouration is found more attractive than melanin colouration', *The Quarterly Journal of Experimental Psychology*, 68(2), 2015, pp. 284-93.

15) Stephen, I. D., Coetzee, V. and Perrett, D. I., 'Carotenoid and melanin pigment coloration affect perceived human health', *Evolution and Human Behavior*, 32(3), 2011, pp. 216-27.

16) Watson, J., 'Oxidants, antioxidants and the current incurability of metastatic cancers', *Open Biology*, 3(1), 2013, p. 120144.

17) Sidbury, R., Tom, W. L., Bergman, J. N., Cooper, K. D., Silverman, R. A., Berger, T. G., Chamlin, S. L., Cohen, D. E., Cordoro, K. M., Davis, D. M. and Feldman, S. R., 'Guidelines of care for the management of atopic dermatitis: Section 4. Prevention of disease flares and use of adjunctive therapies and approaches', *Journal of the American Academy of Dermatology*, 71 (6), 2014, pp. 1218-33.

18) Hata, T. R., Audish, D., Kotol, P., Coda, A., Kabigting, F., Miller, J., Alexandrescu, D., Boguniewicz, M., Taylor, P., Aertker, L. and Kesler, K., 'A randomized controlled double-blind investigation of the effects of vitamin D dietary supplementation in subjects with atopic dermatitis', *Journal of The European Academy of Dermatology and Venereology*, 28 (6), 2014, pp. 781-9.

19) Amestejani, M., Salehi, B. S., Vasigh, M., Sobhkhiz, A., Karami, M., Alinia, H., Kamrava, S. K., Shamspour, N., Ghalehbaghi, B. and Behzadi, A. H., 'Vitamin D supplementation in the treatment of atopic dermatitis: a clinical trial study', *Journal of Drugs in Dermatology*, 11 (3), 2012, pp. 327-30.

20) Ma, C. A., Stinson, J. R., Zhang, Y., Abbott, J. K.,

Weinreich, M. A., Hauk, P. J., Reynolds, P. R., Lyons, J. J., Nelson, C. G., Ruffo, E. and Dorjbal, B., 'Germline hypomorphic CARD11 mutations in severe atopic disease', *Nature Genetics*, 49 (8), 2017, p. 1192.

21) Jensen, P., Zachariae, C., Christensen, R., Geiker, N. R., Schaadt, B. K., Stender, S., Hansen, P. R., Astrup, A. and Skov, L., 'Effect of weight loss on the severity of psoriasis: a randomized clinical study', *JAMA Dermatology*, 149 (7), 2013, pp. 795-801.

22) Singh, S., Sonkar, G. K. and Singh, S., 'Celiac disease-associated antibodies in patients with psoriasis and correlation with HLA Cw6', *Journal of Clinical Laboratory Analysis*, 24 (4), 2010, pp. 269-72.

23) Wolf, R., Wolf, D., Rudikoff, D. and Parish, L. C., 'Nutrition and water: drinking eight glasses of water a day ensures proper skin hydration - myth or reality?', *Clinics in Dermatology*, 28 (4), 2010, pp. 380-83.

24) Negoianu, D. and Goldfarb, S., 'Just add water', *Journal of the American Society of Nephrology*, 19 (6), 2008, pp. 1041-3.

25) Rota, M., Pasquali, E., Bellocco, R., Bagnardi, V., Scotti, L., Islami, F., Negri, E., Boffetta, P., Pelucchi, C., Corrao, G. and La Vecchia, C., 'Alcohol drinking and cutaneous melanoma risk: a systematic review and dose-risk meta-analysis', *British Journal of Dermatology*, 170 (5), 2014, pp. 1021-28.

26) Transparency Market Research, 'Nutricosmetics Market - Global Industry Analysis, Size, Share, Growth, Trends and Forecast 2014-2020', 2015.

27) Borumand, M. and Sibilla, S., 'Effects of a nutritional supplement containing collagen peptides on skin elasticity, hydration and wrinkles', *Journal of Medical Nutrition and Nutraceuticals*, 4 (1), 2015, pp. 47-53.

28) Borumand, M. and Sibilla, S., 'Daily consumption of the collagen supplement Pure Gold Collagen® reduces visible signs of aging', *Clinical Interventions in Aging*, 9, 2014, p. 1747.

29) Etheridge, E. W., *The Butterfly Caste: A Social History of Pellagra in the South*, Greenwood, 1972.

30) Clay, K., Schmick, E. and Troesken, W., 'The Rise and Fall of Pellagra in the American South', *National Bureau of Economic Research*, 2017, p. w23730.

31) Werfel, T., Heratizadeh, A., Aberer, W., Ahrens, F., Augustin, M., Biedermann, T., Diepgen, T., Fölster-Holst, R., Gieler, U., Kahle, J. and Kapp, A., 'S2k guideline on diagnosis and treatment of atopic dermatitis - short version', *Allergo Journal International*, 25 (3), 2016, pp. 82-95.

32) Zuberbier, T., Aberer, W., Asero, R., Bindslev-Jensen, C., Brzoza, Z., Canonica, G. W., Church, M. K., Ensina, L. F., Giménez-Arnau, A., Godse, K. and Gonçalo, M., 'The EAACI/GA (2) LEN/EDF/WAO Guideline for the definition, classification, diagnosis, and management of urticaria: the 2013 revision and update', *Allergy*, 69 (7), 2014, pp. 868-87.

33) Zuberbier, T., Chantraine-Hess, S., Hartmann, K. and Czarnetzki, B. M., 'Pseudoallergen-free diet in the treatment of chronic urticaria. A prospective study', *Acta Dermato-venereologica*, 75 (6), 1995, pp. 484-7.

34) Parodi, A., Paolino, S., Greco, A., Drago, F., Mansi, C., Rebora, A., Parodi, A. and Savarino, V., 'Small intestinal bacterial overgrowth in rosacea: clinical effectiveness of its eradication', *Clinical Gastroenterology and Hepatology*, 6 (7), 2008, pp. 759-64.

35) Jeong, J. H., Lee, C. Y. and Chung, D. K., 'Probiotic lactic acid bacteria and skin health', *Critical Reviews in Food Science and Nutrition*, 56 (14), 2016, pp. 2331-7.

36) Meneghin, F., Fabiano, V., Mameli, C. and Zuccotti, G. V., 'Probiotics and atopic dermatitis in children', *Pharmaceuticals*, 5 (7), 2012, pp. 727-44.

37) Chang, Y. S., Trivedi, M. K., Jha, A., Lin, Y. F., Dimaano, L. and García-Romero, M. T., 'Synbiotics for prevention and treatment of atopic dermatitis: a meta-analysis of randomized clinical

trials', *JAMA Pediatrics*, 170 (3), 2016, pp. 236-42.

38) Smits, H. H., Engering, A., van der Kleij, D., de Jong, E. C., Schipper, K., van Capel, T. M., Zaat, B. A., Yazdanbakhsh, M., Wierenga, E. A., van Kooyk, Y. and Kapsenberg, M. L., 'Selective probiotic bacteria induce IL-10-producing regulatory T cells in vitro by modulating dendritic cell function through dendritic cell-specific intercellular adhesion molecule 3-grabbing nonintegrin', *Journal of Allergy and Clinical Immunology*, 115 (6), 2005, pp. 1260-7.

39) O'Neill, C.A., Monteleone, G., McLaughlin, J. T. and Paus, R., 'The gut-skin axis in health and disease: A paradigm with therapeutic implications', *BioEssays*, 38 (11), 2016, pp. 1167-76.

40) Zákostelská, Z., Málková, J., Klimešová, K., Rossmann, P., Hornová, M., Novosádová, I., Stehlíková, Z., Kostovčík, M., Hudcovic, T., Štepánková, R. and Jů zlová, K., 'Intestinal microbiota promotes psoriasis-like skin inflammation by enhancing Th17 response', *PLOS ONE*, 11 (7), 2016, p. e0159539.

41) Zanvit, P., Konkel, J. E., Jiao, X., Kasagi, S., Zhang, D., Wu, R., Chia, C., Ajami, N. J., Smith, D. P., Petrosino, J. F. and Abbatiello, B., 'Antibiotics in neonatal life increase murine susceptibility to experimental psoriasis', *Nature Communications*, 6, 2015.

42) Plantamura, E., Dzutsev, A., Chamaillard, M., Djebali, S., Moudombi, L., Boucinha, L., Grau, M., Macari, C., Bauché, D., Dumitrescu, O. and Rasigade, J. P., 'MAVS deficiency induces gut dysbiotic microbiota conferring a proallergic phenotype', *Proceedings of the National Academy of Sciences of the United States of America*, 115 (41), 2018, pp. 10404-9.

43) Stokes, J. H. and Pillsbury, D. M., 'The effect on the skin of emotional and nervous states. III: Theoretical and practical consideration of a gastro-intestinal mechanism', *Archives of Dermatology and Syphilology*, 22 (6), 1930, pp. 962-93.

44) Kelly, J. R., Kennedy, P. J., Cryan, J. F., Dinan, T. G., Clarke, G. and Hyland, N. P., 'Breaking down the barriers: the gut microbiome, intestinal permeability and stress-related psychiatric disorders', *Frontiers in Cellular Neuroscience*, 9, 2015, p. 392.

45) Bailey, M. T., Dowd, S. E., Galley, J. D., Hufnagle, A. R., Allen, R. G. and Lyte, M., 'Exposure to a social stressor alters the structure of the intestinal microbiota: implications for stressor-induced immunomodulation', *Brain, Behavior, and Immunity*, 25 (3), 2011, pp. 397-407.

46) Savignac, H. M., Kiely, B., Dinan, T. G. and Cryan, J. F., 'Bifidobacteria exert strain-specific effects on stress-related behavior and physiology in BALB/c mice', *Neurogastroenterology & Motility*, 26 (11), 2014, pp. 1615-27.

47) Kelly, J. R., Kennedy, P. J., Cryan, J. F., Dinan, T. G., Clarke, G. and Hyland, N. P., 'Breaking down the barriers: the gut microbiome, intestinal permeability and stress-related psychiatric disorders', *Frontiers in Cellular Neuroscience*, 9, 2015.

48) Du Toit, G., Roberts, G., Sayre, P. H., Plaut, M., Bahnson, H. T., Mitchell, H., Radulovic, S., Chan, S., Fox, A., Turcanu, V. and Lack, G., 'Identifying infants at high risk of peanut allergy: the Learning Early About Peanut Allergy (LEAP) screening study,' *The Journal of Allergy and Clinical Immunology*, 131 (1), 2013, pp. 135-43.

49) Kelleher, M. M., Dunn-Galvin, A., Gray, C., Murray, D. M., Kiely, M., Kenny, L., McLean, W. I., Irvine, A. D. and Hourihane, J. O. B., 'Skin barrier impairment at birth predicts food allergy at 2 years of age', *The Journal of Allergy and Clinical Immunology*, 137 (4), 2016, pp. 1111-6.

50) Flohr, C., Perkin, M., Logan, K., Marrs, T., Radulovic, S., Campbell, L. E., MacCallum, S. F., McLean, W. I. and Lack, G., 'Atopic dermatitis and disease severity are the main risk factors for food sensitization in exclusively breastfed infants', *Journal of Investigative Dermatology*, 134 (2), 2014, pp. 345-50.

51) Walker, M. T., Green, J. E., Ferrie, R. P., Queener,

A. M., Kaplan, M. H. and Cook-Mills, J. M., 'Mechanism for initiation of food allergy: dependence on skin barrier mutations and environmental allergen costimulation', *Journal of Allergy and Clinical Immunology*, 141 (5), 2018, pp. 1711-25.

第4章　光に向かって

1) Driver, S. P., Andrews, S. K., Davies, L. J., Robotham, A. S., Wright, A. H., Windhorst, R. A., Cohen, S., Emig, K., Jansen, R. A. and Dunne, L., 'Measurements of extragalactic background light from the far UV to the Far IR from deep ground- and space-based galaxy counts', *The Astrophysical Journal*, 827 (2), 2016, p. 108.
2) Corani, A., Huijser, A., Gustavsson, T., Markovitsi, D., Malmqvist, P. Å., Pezzella, A., d'Ischia, M. and Sundström, V., 'Superior photoprotective motifs and mechanisms in eumelanins uncovered', *Journal of the American Chemical Society*, 136 (33), 2014, pp. 11626-35.
3) Dennis, L. K., Vanbeek, M. J., Freeman. L. E. B., Smith, B. J., Dawson, D. V. and Coughlin, J. A., 'Sunburns and risk of cutaneous melanoma: does age matter? A comprehensive meta-analysis', *Annals of Epidemiology*, 18 (8), 2008, pp. 614-27.
4) Wu, S., Han, J., Laden, F. and Qureshi, A. A., 'Long-term ultraviolet flux, other potential risk factors, and skin cancer risk: a cohort study', *Cancer Epidemiology and Prevention Biomarkers*, 23 (6), 2014, pp. 1080-9.
5) Guy, G. P. Jnr, Machlin, S. R., Ekwueme, D. U. and Yabroff, K. R., 'Prevalence and costs of skin cancer treatment in the US, 2002-2006 and 2007-2011', *American Journal of Preventive Medicine*, 48 (2), 2015, pp. 183-7.
6) Australian Institute of Health and Welfare & Australasian Association of Cancer, 'Cancer in Australia: in brief 2017', Cancer series no. 102. Cat. no. CAN 101.
7) Muzic, J. G., Schmitt, A. R., Wright, A. C., Alniemi, D. T., Zubair, A. S., Lourido, J. M. O., Seda, I. M. S., Weaver, A. L. and Baum, C. L., 'Incidence and trends of basal cell carcinoma and cutaneous squamous cell carcinoma: a population-based study in Olmsted County, Minnesota, 2000 to 2010', *Mayo Clinic Proceedings*, 92 (6), 2017, pp. 890-8.
8) Karimkhani, C., Green, A. C., Nijsten, T., Weinstock, M. A., Dellavalle, R. P., Naghavi, M. and Fitzmaurice, C., 'The global burden of melanoma: results from the Global Burden of Disease Study 2015', *British Journal of Dermatology*, 177 (1), 2017, pp. 134-40.
9) Smittenaar, C. R., Petersen, K. A., Stewart, K., Moitt, N., 'Cancer incidence and mortality projections in the UK until 2035', *British Journal of Cancer*, 115, 2016, pp. 1147-55.
10) Conic, R. Z., Cabrera, C. I., Khorana, A. A. and Gastman, B. R., 'Determination of the impact of melanoma surgical timing on survival using the National Cancer Database', *Journal of the American Academy of Dermatology*, 78 (1), 2018, pp. 40-46.
11) Cymerman, R. M., Wang, K., Murzaku, E. C., Penn, L. A., Osman, I., Shao, Y. and Polsky, D., 'De novo versus nevus-associated melanomas: differences in associations with prognostic indicators and survival', *American Society of Clinical Oncology*, 2015.
12) Dinnes, J., Deeks, J. J., Grainge, M. J., Chuchu, N., di Ruffano, L. F., Matin, R. N., Thomson, D. R., Wong, K. Y., Aldridge, R. B., Abbott, R. and Fawzy, M., 'Visual inspection for diagnosing cutaneous melanoma in adults', *Cochrane Database of Systematic Reviews*, 12, 2018.
13) Pathak, M. A., Jimbow, K., Szabo, G. and Fitzpatrick, T. B., 'Sunlight and melanin pigmentation', *Photochemical and Photobiological Reviews*, 1, 1976, pp. 211-39.
14) Ljubešic, N. and Fišer, D., 'A global analysis of emoji usage', *Proceedings of the 10th Web As Corpus Workshop, Association for Computational Linguistics*, 2016, p. 82.

15) Lyman, M., Mills, J. O. and Shipman, A. R., 'A dermatological questionnaire for general practitioners in England with a focus on melanoma; misdiagnosis in black patients compared to white patients', *Journal of The European Academy of Dermatology and Venereology*, 31 (4), 2017, pp. 625-8.

16) Royal Pharmaceutical Society press release, 'RPS calls for clearer labelling on sunscreens after survey reveals confusion', 2015.

17) Corbyn, Z., 'Prevention: lessons from a sunburnt country', *Nature*, 515, 2014, pp. S114-6.

18) British Association of Dermatologists, 'Brits burying their heads in the sand over UK's most common cancer, survey finds', *BAD Press Releases*, 4/5/15.

19) Seité, S., Del Marmol, V., Moyal, D. and Friedman, A. J., 'Public primary and secondary skin cancer prevention, perceptions and knowledge: an international cross-sectional survey', *Journal of the European Academy of Dermatology and Venereology*, 31 (5), 2017, pp. 815-20.

20) Fell, G. L., Robinson, K. C., Mao, J., Woolf, C. J. and Fisher, D. E., 'Skin β-endorphin mediates addiction to UV light', *Cell*, 157 (7), 2014, pp. 1527-34.

21) Pezdirc, K., Hutchesson, M. J., Whitehead, R., Ozakinci, G., Perrett, D. and Collins, C. E., 'Fruit, vegetable and dietary carotenoid intakes explain variation in skin-color in young Caucasian women: a cross-sectional study', *Nutrients*, 7 (7), 2015, pp. 5800-15.

22) Mujahid, N., Liang, Y., Murakami, R., Choi, H. G., Dobry, A. S., Wang, J., Suita, Y., Weng, Q. Y., Allouche, J., Kemeny, L. V. and Hermann, A. L., 'A UV-independent topical small-molecule approach for melanin production in human skin', *Cell Reports*, 19 (11), 2017, pp. 2177-84.

23) Cleaver, J. E., 'Common pathways for ultraviolet skin carcinogenesis in the repair and replication defective groups of xeroderma pigmentosum', *Journal of Dermatological Science*, 23 (1), 2000, pp. 1-11.

24) Cleaver, J. E., 'Defective repair replication of DNA in xeroderma pigmentosum', *Nature*, 218, 1968, pp. 652-6.

25) Bailey, L. R., *The Long Walk: A History of the Navajo Wars, 1846*-68, Westernlore Press, 1964.

26) Rashighi, M. and Harris, J. E., 'Vitiligo pathogenesis and emerging treatments', *Dermatologic Clinics*, 35 (2), 2017, pp. 257-65.

27) Grzybowski, A. and Pietrzak, K., 'From patient to discoverer - Niels Ryberg Finsen (1860-1904) - the founder of phototherapy in dermatology', *Clinics in Dermatology*, 30 (4), 2012, pp. 451-5.

28) Watts, G., 'Richard John Cremer', *The Lancet*, 383 (9931), 2014, p. 1800.

29) Lucey, J. F., 'Neonatal jaundice and phototherapy', *Pediatric Clinics of North America*, 19 (4), 1972, pp. 827-39.

30) Quandt, B. M., Pfister, M. S., Lübben, J. F., Spano, F., Rossi, R. M., Bona, G. L. and Boesel, L. F., 'POF-yarn weaves: controlling the light out-coupling of wearable phototherapy devices', *Biomedical Optics Express*, 8 (10), 2017, pp. 4316-30.

31) Car, J., Car, M., Hamilton, F., Layton, A., Lyons, C. and Majeed, A., 'Light therapies for acne', *Cochrane Library*, 2009.

32) Ondrusova, K., Fatehi, M., Barr, A., Czarnecka, Z., Long, W., Suzuki, K., Campbell, S., Philippaert, K., Hubert, M., Tredget, E. and Kwan, P., 'Subcutaneous white adipocytes express a light sensitive signaling pathway mediated via a melanopsin/TRPC channel axis', *Scientific Reports*, 7, 2017, article 16332.

33) Mohammad, K. I., Kassab, M., Shaban, I., Creedy, D. K. and Gamble, J., 'Postpartum evaluation of vitamin D among a sample of Jordanian women', *Journal of Obstetrics and Gynaecology*, 37 (2), 2017, pp. 200-4.

34) Wolpowitz, D. and Gilchrest, B. A., 'The vitamin D questions: how much do you need and how should you get it?', *Journal of the American Academy of Dermatology*, 54 (2), 2006, pp. 301-17.

35) Petersen, B., Wulf, H. C., Triguero-Mas, M., Philipsen, P. A., Thieden, E., Olsen, P., Heydenreich, J., Dadvand, P., Basagana, X., Liljendahl, T. S. and Harrison, G. I., 'Sun and ski holidays improve vitamin D status, but are associated with high levels of DNA damage', *Journal of Investigative Dermatology*, 134 (11), 2014, pp. 2806–13.

36) American Academy of Dermatology 2010 Position Statement: https://www.aad.org/Forms/Policies/Uploads/PS/PS-Vitamin%20D%20 Position %20Statement.pdf.

第5章　老化する皮膚

1) Dealey, C., Posnett, J. and Walker, A., 'The cost of pressure ulcers in the United Kingdom', *Journal of Wound Care*, 21 (6), 2012.

2) Huxley, A., *Brave New World*, Vintage Classics, 2007〔『すばらしい新世界』大森望訳、早川書房など〕.

3) Kaidbey, K. H., Agin, P. P., Sayre, R. M. and Kligman, A. M., 'Photoprotection by melanin – a comparison of black and Caucasian skin', *Journal of the American Academy of Dermatology*, 1 (3), 1979, pp. 249–60.

4) Zhang, L., Xiang Chen, S., Guerrero-Juarez, G. F., Li, F., Tong, Y., Liang, Y., Liggins, M., Chen, X., Chen, H., Li, M., Hata, T., Zheng, Y., Plikus, M. V., Gallo, R. L., 'Age-related loss of innate immune antimicrobial function of dermal fat is mediated by transforming growth factor beta', *Immunity*, 2018; DOI: 10.1016/j.immuni.2018.11.003.

5) Brennan, M., Bhatti, H., Nerusu, K. C., Bhagavathula, N., Kang, S., Fisher, G. J., Varani, J. and Voorhees, J. J., 'Matrix metalloproteinase-1 is the major collagenolytic enzyme responsible for collagen damage in UV-irradiated human skin', *Photochemistry and Photobiology*, 78 (1), 2003, pp. 43–8.

6) Liebel, F., Kaur, S., Ruvolo, E., Kollias, N. and Southall, M. D., 'Irradiation of skin with visible light induces reactive oxygen species and matrix-degrading enzymes', *Journal of Investigative Dermatology*, 132 (7), 2012, pp. 1901–7.

7) Lee, E. J., Kim, J. Y. and Oh, S. H., 'Advanced glycation end products (AGEs) promote melanogenesis through receptor for AGEs', *Scientific Reports*, 6, 2016, article 27848.

8) Morita, A., 'Tobacco smoke causes premature skin aging', *Journal of Dermatological Science*, 48 (3), 2007, pp. 169–5.

9) Buffet. J., 'Barefoot Children', *Barometer Soup*, Universal Music Catalogue, 2000.

10) Vierkötter, A., Schikowski, T., Ranft, U., Sugiri, D., Matsui, M., Krämer, U. and Krutmann, J., 'Airborne particle exposure and extrinsic skin aging', *Journal of Investigative Dermatology*, 130 (12), 2010, pp. 2719–26.

11) London Air Quality Network (LAQN), 'London air data from the first week of 2017', King's College London Environmental Research Group, 2017.

12) Jaliman, D., *Skin Rules*, St Martin's Press, 2013.

13) Axelsson, J., Sundelin, T., Ingre, M., Van Someren, E. J., Olsson, A. and Lekander, M., 'Beauty sleep: experimental study on the perceived health and attractiveness of sleep deprived people', *BMJ*, 341, 2010, p. c6614.

14) Sundelin, T., Lekander, M., Kecklund, G., Van Someren, E. J., Olsson, A. and Axelsson, J., 'Cues of fatigue: effects of sleep deprivation on facial appearance', *Sleep*, 36 (9), 2013, pp. 1355–60.

15) Oyetakin-White, P., Suggs, A., Koo, B., Matsui, M. S., Yarosh, D., Cooper, K. D. and Baron, E. D., 'Does poor sleep quality affect skin ageing?', *Clinical and Experimental Dermatology*, 40 (1), 2015, pp. 17–22.

16) Danby, S., Study at the University of Sheffield on BBC's *The Truth About . . . Looking Good*, 2018.

17) Kligman, A. M., Mills, O. H., Leyden, J. J., Gross, P. R., Allen, H. B. and Rudolph, R. I., 'Oral vitamin A in acne vulgaris Preliminary report', *International Journal of Dermatology*, 20 (4), 1981, pp. 278–85.

18) Hornblum, A. M., *Acres of skin: Human Experiments at Holmesburg Prison*, Routledge, 2013.

19) Boudreau, M. D., Beland, F. A., Felton, R. P., Fu, P. P., Howard, P. C., Mellick, P. W., Thorn, B. T. and Olson, G. R., 'Photo-co-carcinogenesis of Topically Applied Retinyl Palmitate in SKH-1 Hairless Mice', *Photochemistry and Photobiology*, 94 (4), 2017, pp. 1096-114.

20) Wang, S. Q., Dusza, S. W. and Lim, H. W., 'Safety of retinyl palmitate in sunscreens: a critical analysis', *Journal of the American Academy of Dermatology*, 63 (5), 2010, pp. 903-90.

21) Leslie Baumann in 'Skincare: The Vitamin A Controversy', *youbeauty*, 2011.

22) Jones, R. R., Castelletto, V., Connon, C. J. and Hamley, I. W., 'Collagen stimulating effect of peptide amphiphile C16-KTTKS on human fibroblasts', *Molecular Pharmaceutics*, 10 (3), 2013, pp. 1063-69.

23) Watson, R. E. B., Ogden, S., Cotterell, L. F., Bowden, J. J., Bastrilles, J. Y., Long, S. P. and Griffiths, C. E. M., 'A cosmetic "anti-ageing" product improves photoaged skin: a double-blind, randomized controlled trial', *British Journal of Dermatology*, 161 (2), 2009, pp. 419-26.

24) Van Ermengem, É., 'A new anaerobic bacillus and its relation to botulism', *Reviews of Infectious Diseases*, 1 (4), 1979, pp. 701-19.

25) Carruthers, J. D. and Carruthers, J. A., 'Treatment of glabellar frown lines with C. botulinum-A exotoxin', *Journal of Dermatologic Surgery and Oncology*, 18 (1), 1992, pp. 17-21.

26) Yu, B., Kang, S. Y., Akthakul, A., Ramadurai, N., Pilkenton, M., Patel, A., Nashat, A., Anderson, D. G., Sakamoto, F. H., Gilchrest, B. A. and Anderson, R. R., 'An elastic second skin', *Nature Materials*, 15 (8), 2016. pp. 911-18.

第6章　第一の感覚

1) Abraira, V. E. and Ginty, D. D., 'The sensory neurons of touch', *Neuron*, 79 (4), 2013. pp. 618-39.

2) Woo, S. H., Ranade, S., Weyer, A. D., Dubin, A. E., Baba, Y., Qiu, Z., Petrus, M., Miyamoto, T., Reddy, K., Lumpkin, E. A. and Stucky, C. L., 'Piezo2 is required for Merkel-cell mechanotransduction', *Nature*, 509, 2014, pp. 622-6.

3) 本章の参考文献（17）の書籍に触発された思考実験である。

4) Penfield, W., and Jasper, H., *Epilepsy and the Functional Anatomy of the Human Brain*, Little, Brown, 1954.

5) Cohen, L. G., Celnik, P., Pascual-Leone, A., Corwell, B., Faiz, L., Dambrosia, J., Honda, M., Sadato, N., Gerloff, C., Catalá, M. D. and Hallett, M., 'Functional relevance of cross-modal plasticity in blind humans', *Nature*, 389, 1997, pp. 180-83.

6) Ro, T., Farnè, A., Johnson, R. M., Wedeen, V., Chu, Z., Wang, Z. J., Hunter, J. V. and Beauchamp, M. S., 'Feeling sounds after a thalamic lesion', *Annals of Neurology*, 62 (5), 2007, pp. 433-41.

7) Changizi, M., Weber, R., Kotecha, R. and Palazzo, J., 'Are wet-induced wrinkled fingers primate rain treads?' *Brain, Behavior and Evolution*, 77 (4), 2011, pp. 286-90.

8) Kareklas, K., Nettle, D. and Smulders, T. V., 'Water-induced finger wrinkles improve handling of wet objects', *Biology Letters*, 9 (2), 2013, p. 20120999.

9) Haseleu, J., Omerbašić, D., Frenzel, H., Gross, M. and Lewin, G. R., 'Water-induced finger wrinkles do not affect touch acuity or dexterity in handling wet objects', *PLOS ONE*, 9 (1), 2014, p.e84949.

10) Hertenstein, M. J., Holmes, R., McCullough, M. and Keltner, D., 'The communication of emotion via touch', *Emotion*, 9 (4), 2009, p. 566.

11) Liljencrantz, J. and Olausson, H., 'Tactile C fibers and their contributions to pleasant sensations and to tactile allodynia', *Frontiers in Behavioral Neuroscience*, 8, 2014.

12) Brauer, J., Xiao, Y., Poulain, T., Friederici, A. D. and Schirmer, A., 'Frequency of maternal touch

predicts resting activity and connectivity of the developing social brain', *Cerebral Cortex*, 26 (8), 2016, pp. 3544-52.

13) Walker, S. C., Trotter, P. D., Woods, A. and McGlone, F., 'Vicarious ratings of social touch reflect the anatomical distribution & velocity tuning of C-tactile afferents: a hedonic homunculus?', *Behavioural Brain Research*, 320, 2017, pp. 91-6.

14) Suvilehto, J. T., Glerean, E., Dunbar, R. I., Hari, R. and Nummenmaa, L., 'Topography of social touching depends on emotional bonds between humans', *Proceedings of the National Academy of Sciences*, 112 (45), 2015, pp. 13811-6.

15) van Stralen, H. E., van Zandvoort, M. J., Hoppenbrouwers, S. S., Vissers, L. M., Kappelle, L. J. and Dijkerman, H. C., 'Affective touch modulates the rubber hand illusion', *Cognition*, 131 (1), 2014, pp. 147-58.

16) Blakemore, S. J., Wolpert, D. M. and Frith, C. D., 'Central cancellation of self-produced tickle sensation', *Nature Neuroscience*, 1 (7), 1998, pp. 635-40.

17) Linden, D. J., *Touch: The Science of Hand, Heart and Mind*, Penguin, 2016〔『触れることの科学――なぜ感じるのか　どう感じるのか』岩坂彰訳、河出文庫、ほかの版あり〕.

18) Cox, J. J., Reimann, F., Nicholas, A. K., Thornton, G., Roberts, E., Springell, K., Karbani, G., Jafri, H., Mannan, J., Raashid, Y. and Al-Gazali, L., 'An SCN9A channelopathy causes congenital inability to experience pain', *Nature*, 444, 2006, pp. 894-8.

19) Andresen, T., Lunden, D., Drewes, A. M. and Arendt-Nielsen, L., 'Pain sensitivity and experimentally induced sensitisation in red haired females', *Scandinavian Journal of Pain*, 2 (1), 2011, pp. 3-6.

20) 'Paget, Henry William, first Marquis of Anglesey (1768-1854)', *Oxford Dictionary of National Biography*, Oxford University Press, 2004 (online edition).

21) Titus Lucretius Carus, *Lucretius: The Nature of Things*, trans. Stallings, A. E., Penguin Classics, 2007〔邦訳は『物の本質について』樋口勝彦訳、岩波書店、など〕.

22) Denk, F., Crow, M., Didangelos, A., Lopes, D. M. and McMahon, S. B., 'Persistent alterations in microglial enhancers in a model of chronic pain', *Cell Reports*, 15 (8), 2016, pp. 1771-81.

23) de Montaigne, Michel, *The Complete Essays*, trans. Screech, M. A., Penguin Classics, 1993, Book 3, Chapter 13〔邦訳は『エセー』(全7巻) 宮下志朗訳、白水社、など〕.

24) Handwerker, H. O., Magerl, W., Klemm, F., Lang, E. and Westerman, R. A., 'Quantitative evaluation of itch sensation', *Fine Afferent Nerve Fibers and Pain*, eds. Schmidt, R. F., Schaible, H.-G., Vahle-Hinz, C., VCH Verlagsgesellschaft, Weinheim, 1987, pp. 462-73.

25) Pitake, S., DeBrecht, J. and Mishra, S. K., 'Brain natriuretic peptide-expressing sensory neurons are not involved in acute, inflammatory, or neuropathic pain', *Molecular Pain*, 13, 2017.

26) Holle, H., Warne, K., Seth, A. K., Critchley, H. D. and Ward, J., 'Neural basis of contagious itch and why some people are more prone to it', *Proceedings of the National Academy of Sciences*, 109 (48), 2012, pp. 19816-21.

27) Lloyd, D. M., Hall, E., Hall, S. and McGlone, F. P., 'Can itch-related visual stimuli alone provoke a scratch response in healthy individuals?', *British Journal of Dermatology*, 168 (1), 2013, pp. 106-11.

28) Yu, Y. Q., Barry, D. M., Hao, Y., Liu, X. T. and Chen, Z. F., 'Molecular and neural basis of contagious itch behavior in mice', *Science*, 355 (6329), 2017, pp. 1072-6.

29) Jourard, S. M., 'An exploratory study of body-accessibility', *British Journal of Clinical Psychology*, 5 (3), 1966, pp. 221-31.

30) Ackerman, J. M., Nocera, C. C. and Bargh, J. A., 'Incidental haptic sensations influence social judgments and decisions', *Science*, 328 (5986), 2010, pp. 1712-5.

31) Levav, J. and Argo, J. J., 'Physical contact and financial risk taking', *Psychological Science*, 21 (6),

2010, pp. 804-10.

32) Ackerman, J. M., Nocera, C. C. and Bargh, J. A., 'Incidental haptic sensations influence social judgments and decisions', *Science*, 328 (5986), 2010, pp. 1712-15.

33) Kraus, M. W., Huang, C. and Keltner, D., 'Tactile communication, cooperation, and performance: an ethological study of the NBA', *Emotion*, 10(5), 2010, p. 745.

34) Hertenstein, M. J., Holmes, R., McCullough, M. and Keltner, D., 'The communication of emotion via touch', *Emotion*, 9(4), 2009, p. 566.

35) Brentano, R., 'Reviewed Work: *The Chronicle of Salimbene de Adam* by Salimbene de Adam, Joseph L. Baird, Giuseppe Baglivi, John Robert Kane', *The Catholic Historical Review*, 74 (3), 1988, pp. 466-7.

36) Field, T. M., *Touch in Early Development*, Psychology Press, 2014.

37) Pollak, S. D., Nelson, C. A., Schlaak, M. F., Roeber, B. J., Wewerka, S. S., Wiik, K. L., Frenn, K. A., Loman, M. M. and Gunnar, M. R., 'Neurodevelopmental effects of early deprivation in postinstitutionalized children', *Child Development*, 81(1), 2010, pp. 224-36.

38) Rey Sanabria, E. and Gómez, H. M., 'Manejo Racional del Niño Prematuro [Rational management of the premature child]', *Fundación Vivir*, Bogotá, Colombia, 1983, pp. 137-51.

39) Lawn, J. E., Mwansa-Kambafwile, J., Horta, B. L., Barros, F. C. and Cousens, S., '"Kangaroo mother care" to prevent neonatal deaths due to preterm birth complications', *International Journal of Epidemiology*, 39 (Supplement 1), 2010, pp. i144-54.

40) Charpak, N., Tessier, R., Ruiz, J. G., Hernandez, J. T., Uriza, F., Villegas, J., Nadeau, L., Mercier, C., Maheu, F., Marin, J. and Cortes, D., 'Twenty-year follow-up of kangaroo mother care versus traditional care', *Pediatrics*, 2016, p. e20162063.

41) Sloan, N. L., Ahmed, S., Mitra, S. N., Choudhury, N., Chowdhury, M., Rob, U. and Winikoff, B., 'Community-based kangaroo mother care to prevent neonatal and infant mortality: a randomized, controlled cluster trial', *Pediatrics*, 121(5), 2008, pp. e1047-59.

42) Coan, J. A., Schaefer, H. S. and Davidson, R. J., 'Lending a hand: social regulation of the neural response to threat', *Psychological Science*, 17(12), 2006, pp. 1032-9.

43) Holt-Lunstad, J., Birmingham, W. A. and Light, K. C., 'Influence of a "warm touch" support enhancement intervention among married couples on ambulatory blood pressure, oxytocin, alpha amylase, and cortisol', *Psychosomatic Medicine*, 70(9), 2008, pp. 976-85.

44) Field, T. M., 'Massage therapy research review', *Complementary Therapies in Clinical Practice*, 20(4), 2014, pp. 224-9.

45) Kim, H. K., Lee, S. and Yun, K. S., 'Capacitive tactile sensor array for touch screen application', *Sensors and Actuators A: Physical*, 165(1), 2011, pp. 2-7.

46) Jiménez, J., Olea, J., Torres, J., Alonso, I., Harder, D. and Fischer, K., 'Biography of Louis Braille and invention of the Braille alphabet', *Survey of Ophthalmology*, 54(1), 2009, pp. 142-9.

47) Choi, S. and Kuchenbecker, K. J., 'Vibrotactile display: Perception, technology, and applications', *Proceedings of the IEEE*, 101(9), 2013, pp. 2093-104.

48) Culbertson, H. and Kuchenbecker, K. J., 'Importance of Matching Physical Friction, Hardness, and Texture in Creating Realistic Haptic Virtual Surfaces', *IEEE Transactions on Haptics*, 10 (1), 2017, pp. 63-74.

49) Saal, H. P., Delhaye, B. P., Rayhaun, B. C. and Bensmaia, S. J., 'Simulating tactile signals from the whole hand with millisecond precision', *Proceedings of the National Academy of Sciences*, 114 (28), 2017, pp. E5693-E5702.

50) Wu, W., Wen, X. and Wang, Z. L., 'Taxel-addressable matrix of vertical-nanowire piezotronic transistors for active and adaptive tactile imaging', *Science*, 340 (6135), 2013, pp. 952-7.

51) Yin, J., Santos, V. J. and Posner, J. D., 'Bioins-

pired flexible microfluidic shear force sensor skin', *Sensors and Actuators A: Physical*, 264, 2017, pp. 289-97.

第7章　心理的な皮膚

1) Koblenzer, C. S., 'Dermatitis artefacta: clinical features and approaches to treatment', *American Journal of Clinical Dermatology*, 1 (1), 2000, pp. 47-55.
2) Deweerdt, S., 'Psychodermatology: an emotional response', *Nature*, 492(7429), 2012, pp. S62-3.
3) Evers, A. W. M., Verhoeven, E. W. M., Kraaimaat, F. W., De Jong, E. M. G. J., De Brouwer, S. J. M., Schalkwijk, J., Sweep, F. C. G. J. and Van De Kerkhof, P. C. M., 'How stress gets under the skin: cortisol and stress reactivity in psoriasis', *British Journal of Dermatology*, 163 (5), 2010, pp. 986-91.
4) Pavlovic, S., Daniltchenko, M., Tobin, D. J., Hagen, E., Hunt, S. P., Klapp, B.F., Arck, P. C. and Peters, E. M., 'Further exploring the brain-skin connection: stress worsens dermatitis via substance P-dependent neurogenic inflammation in mice', *Journal of Investigative Dermatology*, 128 (2), 2008, pp. 434-46.
5) Peters, E. M., 'Stressed skin? - a molecular psychosomatic update on stress - causes and effects in dermatologic diseases', *Journal der Deutschen Dermatologischen Gesellschaft*, 14 (3), 2016, pp. 233-52.
6) Naik, S., Larsen, S. B., Gomez, N. C., Alaverdyan, K., Sendoel, A., Yuan, S., Polak, L., Kulukian, A., Chai, S. and Fuchs, E., 'Inflammatory memory sensitizes skin epithelial stem cells to tissue damage', *Nature*, 550 (7677), 2017, p. 475.
7) Felice, C., *Here Are the Young Men* (photography series), 2009-2010.
8) Schwartz, J., Evers, A. W., Bundy, C. and Kimball, A. B., 'Getting under the skin: report from the International Psoriasis Council Workshop on the role of stress in psoriasis', *Frontiers in Psychology*, 7, 2016, p. 87.
9) Bewley, A. P., 'Snapshot survey of dermatologists' reports of skin disease following the financial crisis of 2007-2008', *British Skin Foundation*, 2012.
10) Dhabhar, F. S., 'Acute stress enhances while chronic stress suppresses skin immunity: the role of stress hormones and leukocyte trafficking', *Annals of the New York Academy of Sciences*, 917 (1), 2000, pp. 876-93.
11) Kabat-Zinn, J., Wheeler, E., Light, T., Skillings, A., Scharf, M. J., Cropley, T. G., Hosmer, D. and Bernhard, J. D., 'Influence of a mindfulness meditation-based stress reduction intervention on rates of skin clearing in patients with moderate to severe psoriasis undergoing photo therapy (UVB) and photochemotherapy (PUVA)', *Psychosomatic Medicine*, 60 (5), 1998, pp. 625-32.
12) Dijk, C., Voncken, M. J. and de Jong, P. J., 'I blush, therefore I will be judged negatively: influence of false blush feedback on anticipated others' judgments and facial coloration in high and low blushing-fearfuls', *Behaviour Research and Therapy*, 47 (7), 2009, pp. 541-7.
13) Dijk, C., de Jong, P. J. and Peters, M. L., 'The remedial value of blushing in the context of transgressions and mishaps', *Emotion*, 9 (2), 2009, p. 287.
14) Dijk, C. and de Jong, P. J., 'Blushing-fearful individuals overestimate the costs and probability of their blushing', *Behaviour Research and Therapy*, 50 (2), 2012, pp. 158-62.
15) Mirick, D. K., Davis, S. and Thomas, D. B., 'Antiperspirant use and the risk of breast cancer', *Journal of the National Cancer Institute*, 94 (20), 2002, pp. 1578-80.
16) Willhite, C. C., Karyakina, N. A., Yokel, R. A., Yenugadhati, N., Wisniewski, T. M., Arnold, I. M., Momoli, F. and Krewski, D., 'Systematic review of potential health risks posed by pharmaceutical, occupational and consumer exposures to metallic and nanoscale aluminum, aluminum oxides, aluminum hydroxide and its

soluble salts', *Critical Reviews in Toxicology*, 44 (sup4), 2014, pp. 1-80.

17) Hermann, L. and Luchsinger, B., 'Über die Secretionsströme der Haut bei der Katze [On the sweat currents on the skin of cats]', *Pflügers Archiv European Journal of Physiology*, 17 (1), 1878, pp. 310-19.

18) *Idaho State Journal*, 9 November 1977, p. 32.

19) Larson, J. A., Haney, G. W. and Keeler, L., *Lying and its detection: A study of deception and deception tests*, University of Chicago Press, 1932, p. 99.

20) Inbau, F. E., 'Detection of deception technique admitted as evidence', *Journal of Criminal Law and Criminology (1931-51)*, 26 (2), 1935, pp. 262-70.

21) Santos, F., 'DNA evidence frees a man imprisoned for half his life', *New York Times*, 1 September 2006.

22) Goldstein, A., 'Thrills in response to music and other stimuli', *Physiological Psychology*, 8 (1), 1980, pp. 126-9.

23) Timmers, R. and Loui, P., 'Music and Emotion', *Foundations in Music Psychology*, eds. Rentfrow, P. J. and Levitin, D. J., MIT Press, 2019, pp. 783-826.

24) Blood, A. J. and Zatorre, R. J., 'Intensely pleasurable responses to music correlate with activity in brain regions implicated in reward and emotion', *Proceedings of the National Academy of Sciences*, 98 (20), 2001, pp. 11818-23.

25) Hongbo, Y., Thomas, C. L., Harrison, M. A., Salek, M. S. and Finlay, A. Y., 'Translating the science of quality of life into practice: what do dermatology life quality index scores mean?', *Journal of Investigative Dermatology*, 125 (4), 2005, pp. 659-64.

26) Ramrakha, S., Fergusson, D. M., Horwood, L. J., Dalgard, F., Ambler, A., Kokaua, J., Milne, B. J. and Poulton, R., 'Cumulative mental health consequences of acne: 23-year follow-up in a general population birth cohort study', *The British Journal of Dermatology*, 2015.

27) British Skin Foundation Teenage Acne Survey 2014-2017 press release, '3 in 5 teenagers say acne affects self confidence', 2017.

28) Chiu, A., Chon, S. Y. and Kimball, A. B., 'The response of skin disease to stress: changes in the severity of acne vulgaris as affected by examination stress', *Archives of Dermatology*, 139(7), 2003, pp. 897-900.

29) Böhm, D., Schwanitz, P., Stock Gissendanner, S., Schmid-Ott, G. and Schulz, W., 'Symptom severity and psychological sequelae in rosacea: results of a survey', *Psychology, Health & Medicine*, 19 (5), 2014, pp. 586-91.

30) Sharma, N., Koranne, R. V. and Singh, R. K., 'Psychiatric morbidity in psoriasis and vitiligo: a comparative study', *The Journal of Dermatology*, 28 (8), 2001, pp. 419-23.

31) Tsakiris, M. and Haggard, P., 'The rubber hand illusion revisited: visuotactile integration and self-attribution', *Journal of Experimental Psychology: Human Perception and Performance*, 31 (1), 2005, p. 80.

32) Lovato, L., Ferrão, Y. A., Stein, D. J., Shavitt, R. G., Fontenelle, L. F., Vivan, A., Miguel, E. C. and Cordioli, A. V., 'Skin picking and trichotillomania in adults with obsessive-compulsive disorder', *Comprehensive Psychiatry*, 53 (5), 2012, pp. 562-68.

33) Bjornsson, A. S., Didie, E. R. and Phillips, K. A., 'Body dysmorphic disorder', *Dialogues in Clinical Neuroscience*, 12 (2), 2010, p. 221.

34) Kim, D. I., Garrison, R. C. and Thompson, G., 'A near fatal case of pathological skin picking', *The American Journal of Case Reports*, 14, 2013, pp. 284-7.

第８章　社会の皮膚

1) Orange, C., *The Treaty of Waitangi*, Bridget Williams Books, 2015.

2) Cook, J., *Captain Cook's Journal During His First Voyage Round the World, Made in HM Bark Endeavour, 1768-71*, Cambridge University Press,

2014.

3) News stories from the universities of Birmingham and Oxford regarding the return of Maori heads: www.birmingham.ac.uk/news/latest/2013/10/Maori-remains-make-the-long-journey-to-their-ancestral-home; www.glam.ox.ac.uk/article/repatriation-maori-ancestral-remains.

4) Samuel O'Reilly's patent for a tattoo machine: *S. F. O'Reilly, Tattooing Machine, No. 464, 801, Patented Dec. 8, 1891.*

5) Othman, J., Robbins, E., Lau, E. M., Mak, C. and Bryant, C., 'Tattoo pigment-induced granulomatous lymphadenopathy mimicking lymphoma', *Annals of Internal Medicine*, 2017.

6) Huq, R., Samuel, E. L., Sikkema, W. K., Nilewski, L. G., Lee, T., Tanner, M. R., Khan, F. S., Porter, P. C., Tajhya, R. B., Patel, R. S. and Inoue, T., 'Preferential uptake of antioxidant carbon nanoparticles by T lymphocytes for immunomodulation', *Scientific Reports*, 6, 2016, article 33808.

7) Brady, B. G., Gold, H., Leger, E. A. and Leger, M. C., 'Self-reported adverse tattoo reactions: a New York City Central Park study', *Contact Dermatitis*, 73(2), 2015, pp. 91-9.

8) Kreidstein, M. L., Giguere, D. and Freiberg, A., 'MRI interaction with tattoo pigments: case report, pathophysiology, and management', *Plastic and Reconstructive Surgery*, 99(6), 1997, pp. 1717-20.

9) Schreiver, I., Hesse, B., Seim, C., Castillo-Michel, H., Villanova, J., Laux, P., Dreiack, N., Penning, R., Tucoulou, R., Cotte, M. and Luch, A., 'Synchrotron-based ν-XRF mapping and μ-FTIR microscopy enable to look into the fate and effects of tattoo pigments in human skin', *Scientific Reports*, 7(1), 2017, article 11395.

10) Laux, P., Tralau, T., Tentschert, J., Blume, A., Al Dahouk, S., Bäumler, W., Bernstein, E., Bocca, B., Alimonti, A., Colebrook, H. and de Cuyper, C., 'A medical-toxicological view of tattooing', *The Lancet*, 387 (10016), 2016, pp. 95-402.

11) Brady, B. G., Gold, H., Leger, E. A. and Leger, M. C., 'Self-reported adverse tattoo reactions: a New York City Central Park study', *Contact Dermatitis*, 73(2), 2015, pp. 91-9.

12) Liszewski, W., Kream, E., Helland, S., Cavigli, A., Lavin, B. C. and Murina, A., 'The demographics and rates of tattoo complications, regret, and unsafe tattooing practices: a cross-sectional study', *Dermatologic Surgery*, 41 (11), 2015, pp. 1283-89.

13) Ephemeral Tattoos: www.ephemeraltattoos.com.

14) Kim, J., Jeerapan, I., Imani, S., Cho, T. N., Bandodkar, A., Cinti, S., Mercier, P. P. and Wang, J., 'Noninvasive alcohol monitoring using a wearable tattoo-based iontophoretic-biosensing system', *ACS Sensors*, 1(8), 2016, pp. 1011-19.

15) Bareket, L., Inzelberg, L., Rand, D., David-Pur, M., Rabinovich, D., Brandes, B. and Hanein, Y., 'Temporary-tattoo for long-term high fidelity biopotential recordings', *Scientific Reports*, 6, 2016, article 25727.

16) Garcia, S. O., Ulyanova, Y. V., Figueroa-Teran, R., Bhatt, K. H., Singhal, S. and Atanassov, P., 'Wearable sensor system powered by a biofuel cell for detection of lactate levels in sweat', *ECS Journal of Solid State Science and Technology*, 5(8), 2016, pp. M3075-81.

17) Liu, X., Yuk, H., Lin, S., Parada, G. A., Tang, T. C., Tham, E., de la Fuente-Nunez, C., Lu, T. K. and Zhao, X., '3D printing of living responsive materials and devices', *Advanced Materials*, 30 (4), 2018.

18) Samadelli, M., Melis, M., Miccoli, M., Vigl, E. E. and Zink, A. R., 'Complete mapping of the tattoos of the 5300-year-old Tyrolean Iceman', *Journal of Cultural Heritage*, 16(5), 2015, pp. 753-8.

19) Krutak, L. F., *Spiritual Skin* - Magical Tattoos and Scarification: Wisdom. *Healing. Shamanic power. Protection*. Edition Reuss, 2012.

20) Krutak, L., 'The cultural heritage of tattooing: a brief history', *Tattooed Skin and Health*, 48, 2015, pp. 1-5.

21) Krutak, L., 'The cultural heritage of tattooing: a brief history', *Tattooed Skin and Health*, 48, 2015,

pp. 1-5.
22) Lynn, C. D., Dominguez, J. T. and DeCaro, J. A., 'Tattooing to "toughen up": tattoo experience and secretory immunoglobulin A', *American Journal of Human Biology*, 28(5), 2016, pp. 603-9.
23) Chiu, Y. N., Sampson, J. M., Jiang, X., Zolla-Pazner, S. B. and Kong, X. P., 'Skin tattooing as a novel approach for DNA vaccine delivery', *Journal of Visualized Experiments*, 68, 2012.
24) Landeg, S. J., Kirby, A. M., Lee, S. F., Bartlett, F., Titmarsh, K., Donovan, E., Griffin, C. L., Gothard, L., Locke, I. and McNair, H. A., 'A randomized control trial evaluating fluorescent ink versus dark ink tattoos for breast radiotherapy', *British Journal of Radiology*, 89 (1068), 2016, p. 20160288.
25) Wolf, E. K. and Laumann, A. E., 'The use of blood-type tattoos during the Cold War', *Journal of the American Academy of Dermatology*, 58 (3), 2008, pp. 472-6.
26) Holt, G. E., Sarmento, B., Kett, D. and Goodman, K. W., 'An unconscious patient with a DNR tattoo', *New England Journal of Medicine*, 377 (22), 2017, pp. 2192-3.
27) Banks, J., *Journal of the Right Hon. Sir Joseph Banks: During Captain Cook's First Voyage in H. M. S. Endeavour in 1768-71*, Cambridge University Press, 2011.

第９章　分け隔てる皮膚

1) International Federation of Red Cross and Red Crescent Societies, 'Through albino eyes: the plight of albino people in Africa's Great Lakes region and a Red Cross response', 2009.
2) Jablonski, N. G. and Chaplin, G., 'Human skin pigmentation as an adaptation to UV radiation', *Proceedings of the National Academy of Sciences*, 107 (Supplement 2), 2010, pp. 8962-8.
3) Bauman, Z., 'Modernity and ambivalence', *Theory, Culture & Society*, 7(2-3), 1990, pp. 143-69.
4) Yudell, M., Roberts, D., DeSalle, R. and Tishkoff, S., 'Taking race out of human genetics', *Science*, 351(6273), 2016, pp. 564-5.
5) Crawford, N. G., Kelly, D. E., Hansen, M. E., Beltrame, M. H., Fan, S., Bowman, S. L., Jewett, E., Ranciaro, A., Thompson, S., Lo, Y. and Pfeifer, S. P., 'Loci associated with skin pigmentation identified in African populations', *Science*, 358 (6365), 2017, p. eaan8433.
6) Roncalli, R. A., 'The history of scabies in veterinary and human medicine from biblical to modern times', *Veterinary Parasitology*, 25(2), 1987, pp. 193-8.
7) Jenner, E., *An Inquiry into The Causes and Effects of the Variolae Vaccinae, A Disease Discovered in Some of the Western Counties Of England, Particularly Gloucestershire, and Known By The Name of The Cow Pox*, 1800.
8) Riedel, S., 'Edward Jenner and the history of smallpox and vaccination', *Baylor University Medical Center Proceedings*, 18(1), 2005, p. 21.
9) Kricker, A., Armstrong, B. K., English, D. R. and Heenan, P. J., 'A dose-response curve for sun exposure and basal cell carcinoma', *International Journal of Cancer*, 60(4), 1995, pp. 482-8.
10) Loewenthal, L. J. A., 'Daniel Turner and "De Morbis Cutaneis"', *Archives of Dermatology*, 85 (4), 1962, pp. 517-23.
11) Flotte, T. J. and Bell, D. A., 'Role of skin lesions in the Salem witchcraft trials', *The American Journal of Dermatopathology*, 11(6), 1989, pp. 582-7.
12) Karen Hearn, 'Why do so many people want their moles removed?', BBC News, 11 November 2015.
13) King, D. F. and Rabson, S. M., 'The discovery of Mycobacterium leprae: A medical achievement in the light of evolving scientific methods', *The American Journal of Dermatopathology*, 6(4), 1984, pp. 337-44.
14) Monot, M., Honoré, N., Garnier, T., Araoz, R., Coppée, J. Y., Lacroix, C., Sow, S., Spencer, J. S.,

Truman, R. W., Williams, D. L. and Gelber, R., 'On the origin of leprosy', *Science*, 308 (5724), 2005, pp. 104-42.
15) Fine, P. E., Sterne, J. A., Pönnighaus, J. M. and Rees, R. J., 'Delayed-type hypersensitivity, mycobacterial vaccines and protective immunity', *The Lancet*, 344 (8932), 1994, pp. 1245-9.
16) Doniger, W., *The Laws of Manu*, Penguin, 1991.
17) Wright, H. P., *Leprosy – An Imperial Danger*, Churchill, 1889.
18) Herman, R. D. K., 'Out of sight, out of mind, out of power: leprosy, race and colonization in Hawaii', *Journal of Historical Geography*, 27 (3), 2001, pp. 319-37.
19) Horman, W. *Vulgaria Puerorum*, 1519.
20) Blomfield, A., 'Rwandan police crack down on harmful skin bleaching products', *Daily Telegraph*, 10 January 2019.

第 10 章　魂の皮膚

1) Connor, S., *The Book of Skin*, Cornell University Press, 2004.
2) McNeley, J. K., *Holy Wind in Navajo Philosophy*, University of Arizona Press, 1981.
3) Tweed, T. A., *Crossing and Dwelling: A Theory of Religion*, Harvard University Press, 2009.
4) Allen, P. L., *The Wages of Sin: Sex and Disease, Past and Present*, University of Chicago Press, 2000.
5) Piper, J., *Stripped in Shame, Clothed in Grace*, 2007.
6) Lynch, P. A. and Roberts, J., *Native American Mythology A to Z*, Infobase Publishing, 2004.
7) Benthien, C., *Skin: On the Cultural Border Between Self and the World*, Columbia University Press, 2002.
8) Anzieu, D., *The Skin-Ego*, Karnac Books, 2016〔『皮膚—自我』福田素子訳、言叢社〕.
9) Bachelard, G., *The Poetics of Space*, vol. 330, Beacon Press, 1994〔『空間の詩学』岩村行雄訳、筑摩書房〕.
10) Foucault, M., 'Technologies of the Self', *Technologies of the Self: A seminar with Michel Foucault*, University of Massachusetts Press, 1988〔『自己のテクノロジー――フーコー・セミナーの記録』田村俶・雲和子訳、岩波書店〕, pp. 16-49.
11) Dudley-Edwards, O., *Burke and Hare*, Birlinn, 2014.
12) Bailey, B., *Burke and Hare: The Year of the Ghouls*, Mainstream, 2002.

著者略歴

(Monty Lyman)

オックスフォード大学医学部リサーチ・フェロー，オックスフォード大学，バーミンガム大学，インペリアル・カレッジ・ロンドンに学ぶ．タンザニアの皮膚病調査についてのレポートで2017年に Wilfred Thesiger Travel Writing Award 受賞．初の単著である本書は Royal Society Science Book Prize 最終候補作になるなど高評を得た．ほかの著書に *The Painful Truth: The New Science of Why We Hurt and How We Can Heal* (Bantam Press, 2021)〔塩﨑香織訳『痛み，人間のすべてにつながる』，みすず書房より2024年11月刊行予定〕，*The Immune Mind: The New Science of Health* (Penguin Random House, 2024) がある．オックスフォード在住．

訳者略歴

塩﨑香織〈しおざき・かおり〉 翻訳者．オランダ語からの翻訳・通訳を中心に活動．英日翻訳も手掛ける．訳書に，ピーター・ゴドフリー＝スミス『メタゾアの心身問題』(みすず書房，2023)，スクッテン／オーベレンドルフ『ふしぎの森のふしぎ』(川上紳一監修，化学同人，2022)，『アウシュヴィッツで君を想う』(早川書房，2021)，アンジェリーク・ファン・オムベルヘンほか『世界一ゆかいな脳科学講義』(河出書房新社，2020)，ほか．

モンティ・ライマン

皮膚、人間のすべてを語る

万能の臓器と巡る10章

塩﨑香織 訳

2022年5月9日　第1刷発行
2024年10月10日　第6刷発行

発行所　株式会社 みすず書房
〒113-0033　東京都文京区本郷2丁目20-7
電話　03-3814-0131(営業)　03-3815-9181(編集)
www.msz.co.jp

本文印刷所　精文堂印刷
扉・表紙・カバー印刷所　リヒトプランニング
製本所　松岳社
装丁　細野綾子

制作協力　椛島健治（京都大学医学研究科　皮膚科学教室）

ISBN 978-4-622-09092-2
［ひふにんげんのすべてをかたる］